改訂第2版
診療放射線技師
スリム・ベーシック

核医学

編集
福士政広
首都大学東京 健康福祉学部 放射線学科 教授

MEDICAL VIEW

本書では，厳密な指示・副作用・投薬スケジュール等について記載されていますが，これらは変更される可能性があります．本書で言及されている薬品については，製品に添付されている製造者による情報を十分にご参照ください．

**A Slim Basic Textbook of Nuclear Medicine Technology
for Radiological Technologists, 2nd edition**
(ISBN 978-4-7583-1919-5 C3347)

Editor : Masahiro Fukushi

2010. 4.10　1st ed
2019. 8.10　2nd ed

©MEDICAL VIEW, 2019
Printed and Bound in Japan

Medical View Co., Ltd.
2-30 Ichigayahonmuracho, Shinjyukuku, Tokyo, 162-0845, Japan
E-mail　ed@medicalview.co.jp

《編集の序》

　2010年4月に講義用テキスト『診療放射線技師　スリム・ベーシック』シリーズの1冊として本書『核医学』の初版が刊行されてから，早いもので約9年が経過しました。その間に国家試験出題基準の改定もあり，また多くの養成校でご活用いただく中で，学生がより学びやすく，かつ教員が講義でより使いやすくなるようにとの観点から，改訂第2版を刊行する運びとなりました。

　本シリーズの特徴は，初版に引き続き，先ずはとっつきやすく，楽しく学べることを基本に据え，学生の心を引きつけるための工夫として冒頭に「Introduction」を設け，それを一読することにより「これからどのようなことを学ぶのか」，また「本書の全体像を明確に把握できる」ように楽しく読み通せる内容を全巻にそれぞれ盛り込みました。

　各論では，「基本・原理」をしっかりと理解できるようストーリー性を持たせた構成とし，ビジュアル感覚豊かな学生や若手教員に敬遠されないよう，スリムだけれど内容は充実した講義用テキストとするべく心掛けてあります。学生にとって重要な「どうすれば短時間に効率良く確実に理解できるか」を追求するため，図・表・イラストや例題，欄外の解説を駆使し，また学習のモチベーションを維持するために「ここで学んだことが実際の臨床現場にどうつながっていくのか」をイメージできる記述も適宜盛り込みました。巻頭には「学習到達目標」を，各章末には「おさらい」を配置し，学生側も教員側も学習状況を把握しやすくしています。

　本書『核医学』の改訂に当たっては，全体の約80％が刷新され，最新の国家試験出題基準に基づいてアップデートされたことはもちろん，例題もさらに充実しました。

　本書の不備な点については，読者の皆様のご教示をお願いできれば幸甚であります。

　発刊に当たり，本書の編集にご協力いただいたメジカルビュー社のスタッフの方々に感謝致します。

2019年7月

首都大学東京　福士政広

《執筆者一覧》

● 編　集 ●

福士政広
首都大学東京 健康福祉学部 放射線学科 教授

● 執筆者 ●

津田啓介
順天堂大学 保健医療学部 診療放射線学科 准教授

鹿野直人
茨城県立医療大学 保健医療学部 放射線技術科学科 准教授

清水秀雄
つくば国際大学 医療保健学部 診療放射線学科 講師

小山和也
日本医療大学 保健医療学部 診療放射線学科 講師

山本智朗
杏林大学 保健学部 診療放射線技術学科 教授

● 初版執筆者（所属・肩書は初版刊行時）●

久保直樹
北海道大学大学院 保健科学研究院 医用生体理工学分野

畠山六郎
茨城県立医療大学 保健医療学部 放射線技術科学科 准教授

長町茂樹
宮崎大学 医学部附属病院 放射線部 准教授

西井龍一
滋賀県立成人病センター研究所 画像研究部門

佐藤始広
茨城県立中央病院 放射線診断部 部長

CONTENTS

学習到達目標 ……………………………………………………………………… ix
用語解説・MEMO 一覧 …………………………………………………………… xi

0章 | Introduction　　　　　　　　　　　　　　　　　　　　[津田啓介]

1 核医学 …………………………………………………………………………… 2
1　核医学とは ………………………………………………………………… 2
2　核医学診療実態 …………………………………………………………… 5
3　核医学検査の安全性 ……………………………………………………… 7
4　放射性医薬品の投与量および患者の内部被ばく線量（全身吸収線量） …… 8

➡ おさらい ……………………………………………………………………… 10

1章 | 放射性医薬品・放射性薬剤　　　　　　　　　　　　　　[鹿野直人]

1 in vivo 検査用放射性医薬品・放射性薬剤 …………………………………… 12
1　特徴 ………………………………………………………………………… 12

2 シングルフォトン放射性医薬品 ……………………………………………… 14
1　シングルフォトン放射性医薬品と核種 ………………………………… 14
2　in vitro 検査用放射性医薬品と核種 …………………………………… 21
3　内用療法と核種 …………………………………………………………… 21
4　ジェネレータ ……………………………………………………………… 21
5　標識法と合成法 …………………………………………………………… 25

3 PET 用放射性薬剤 …………………………………………………………… 28
1　ポジトロン放出核種 ……………………………………………………… 28
2　自動合成装置 ……………………………………………………………… 28

4 放射性医薬品の品質管理 ……………………………………………………… 32
1　定量法 ……………………………………………………………………… 32
2　品質の確認 ………………………………………………………………… 32

5 放射性医薬品の集積機序 ……………………………………………………… 35
1　体内動態 …………………………………………………………………… 35
2　集積機序（原理・作用） ………………………………………………… 36

6 放射性医薬品の副作用 ………………………………………………………… 42

7 分子イメージング ……………………………………………………………… 44

➡ おさらい ……………………………………………………………………… 45

2章 核医学装置

1 ガンマカメラ・SPECT（SPECT/CT）装置 ……［清水秀雄］ 48
1. ガンマカメラ・SPECT（SPECT/CT）装置 … 48
2. 装置構成 … 48
3. 検出器 … 49
4. コリメータ … 51
5. コリメータ効率と幾何学的分解能の関係 … 53
6. その他の付属機器 … 55
7. ガンマカメラ・SPECTの収集方法 … 55
8. データ処理装置 … 56
9. 半導体SPECT装置 … 57
10. SPECTの計測原理 … 57
11. 断層画像の投影理論 … 61
12. さまざまな画像再構成法 … 62
13. さまざまな補正法 … 65
14. ガンマカメラ・SPECTの保守点検・性能評価 … 69

2 PET装置 ……［小山和也］ 71
1. PETの概要 … 71
2. PET装置の構成 … 73
3. PETの計測原理 … 76
4. PET画像再構成法 … 85
5. 各種補正法 … 87
6. CCFとSUV … 93
7. PET装置の性能評価・保守点検 … 95

3 試料測定装置 ……［小山和也］ 98
1. ウェル型シンチレーションカウンタ … 98
2. オートウェルカウンタ（自動ウェルカウンタ） …101
3. ドーズキャリブレータ …102
4. 液体シンチレーションカウンタ …104

4 その他の測定装置 ……［小山和也］ 108
1. 半導体カメラ …108
2. ガンマプローブ …109
3. 医療用小型サイクロトロン …110

➡ **おさらい** …112

3章 核医学検査法の原理 ［鹿野直人］

1 核医学検査法の原理 … 116
2 体外計測検査法の原理 … 117
1. 血流動態測定法 …119

- 2 摂取率測定法 ………………………………………… 126
- 3 排泄能測定法 ………………………………………… 127
- 4 全身測定法 …………………………………………… 127

3 試料計測検査法 …………………………………………… 129
- 1 希釈法による測定 …………………………………… 129
- 2 血液クリアランスによる測定 ……………………… 131
- 3 代謝の測定 …………………………………………… 134

4 in vitro 検査法 ……………………………………………… 136
- 1 直接飽和分析法（DSA）……………………………… 136
- 2 競合反応を利用した測定法（競合法）……………… 137
- 3 非競合反応を利用した測定法（非競合法）………… 140
- 4 検査の管理 …………………………………………… 141

5 画像処理 …………………………………………………… 143
- 1 デジタル画像の基本 ………………………………… 143
- 2 画像処理 ……………………………………………… 144

6 薬物動態解析 ……………………………………………… 154
- 1 コンパートメント解析 ……………………………… 154
- 2 平均通過時間（MTT）………………………………… 159
- 3 デコンボリューション解析 ………………………… 159

➡ **おさらい** ………………………………………………………… 163

4章｜臨床核医学検査　　　　　　　　　　　　　　　　［山本智朗］

1 脳神経 ……………………………………………………… 166
- 1 脳血流シンチグラフィ ……………………………… 166
- 2 中枢神経受容体シンチグラフィ …………………… 174
- 3 中枢性神経伝達シンチグラフィ …………………… 176
- 4 脳槽シンチグラフィ ………………………………… 178
- 5 脳腫瘍シンチグラフィ ……………………………… 179

2 内分泌 ……………………………………………………… 182
- 1 甲状腺シンチグラフィ ……………………………… 182
- 2 副甲状腺シンチグラフィ …………………………… 186
- 3 副腎皮質シンチグラフィ …………………………… 188
- 4 副腎髄質シンチグラフィ …………………………… 190

3 呼吸器 ……………………………………………………… 193
- 1 肺血流シンチグラフィ ……………………………… 193
- 2 肺換気シンチグラフィ ……………………………… 196
- 3 肺吸入シンチグラフィ ……………………………… 200

4 循環器 ……………………………………………………… 202
- 1 心筋血流シンチグラフィ …………………………… 202
- 2 心筋脂肪酸シンチグラフィ ………………………… 211

3　心筋交感神経シンチグラフィ ……………………………………………………213
　　　4　心筋梗塞シンチグラフィ …………………………………………………………216
　　　5　心プールシンチグラフィ …………………………………………………………218
　　　6　下肢静脈シンチグラフィ …………………………………………………………222
　5　消化器 ……………………………………………………………………………… 226
　　　1　肝シンチグラフィ …………………………………………………………………226
　　　2　肝受容体シンチグラフィ …………………………………………………………228
　　　3　肝胆道シンチグラフィ ……………………………………………………………231
　　　4　唾液腺シンチグラフィ ……………………………………………………………233
　　　5　異所性胃粘膜（メッケル憩室）シンチグラフィ ………………………………236
　　　6　消化管出血シンチグラフィ ………………………………………………………237
　6　泌尿器 ……………………………………………………………………………… 240
　　　1　腎静態シンチグラフィ ……………………………………………………………240
　　　2　腎動態シンチグラフィ ……………………………………………………………243
　7　造血器・リンパ節 ………………………………………………………………… 249
　　　1　骨髄シンチグラフィ ………………………………………………………………249
　　　2　センチネルリンパ節シンチグラフィ（ガンマカメラ法）……………………250
　8　骨 …………………………………………………………………………………… 254
　　　1　骨シンチグラフィ …………………………………………………………………254
　9　腫瘍・炎症 ………………………………………………………………………… 260
　　　1　ガリウムシンチグラフィ …………………………………………………………260
　　　2　塩化タリウムシンチグラフィ ……………………………………………………264
　　　3　その他の腫瘍シンチグラフィ ……………………………………………………265
　　　4　ソマトスタチン受容体シンチグラフィ …………………………………………267
　10　PET ………………………………………………………………………………… 270
　　　1　腫瘍 …………………………………………………………………………………270
　　　2　脳循環 ………………………………………………………………………………275
　　　3　循環器 ………………………………………………………………………………279
　11　内用療法 …………………………………………………………………………… 284
　　　1　概要 …………………………………………………………………………………284
　　　2　^{131}I-NaI（ヨウ化ナトリウム）内用療法 ……………………………………284
　　　3　^{131}I-MIBG内用療法 ……………………………………………………………286
　　　4　^{89}SrCl（塩化ストロンチウム）内用療法 ……………………………………287
　　　5　^{223}RaCl（塩化ラジウム）内用療法 ……………………………………………288
　　　6　^{90}Y（イットリウム）抗CD20抗体内用療法 …………………………………289
　　　7　^{177}Lu-DOTA-TATE治療 ………………………………………………………291
➡ **おさらい** ………………………………………………………………………………291

　　索引 ……………………………………………………………………………………296

学習到達目標

項目	学習到達目標
0章 introduction	核医学は，放射性医薬品を用いて診断や治療を行う医学分野の1つであることを理解する。また，核医学検査の分類および日本国内における核医学診療の実態を把握するとともに，核医学検査の安全性から放射性医薬品の投与量および患者の内部被ばく線量について学習する
1章 放射性医薬品・放射性薬剤	放射性医薬品・放射性薬剤の特徴と，その取扱い・管理について理解することを学習目標とする
1 in vivo検査用放射性医薬品・放射性薬剤	in vivo検査に用いる放射性医薬品・薬剤の「特徴」や，その扱いには法律の規制を受けることを理解する
2 シングルフォトン放射性医薬品	シングルフォトン放射性医薬品の「特徴」を理解し，in vivo検査・in vitro検査・内用療法のそれぞれに適した「核種」について学ぶ。また，「ジェネレータ」，「標識法とその原理」を理解する
3 PET用放射性薬剤	PETで用いるさまざまな「ポジトロン放出核種」について，集積機序と適応疾患を含めて学ぶ。さらに「ポジトロン放出核種の生成法」，「院内での放射性薬剤合成」についても理解する
4 放射性医薬品・薬剤の品質管理	放射性医薬品・薬剤の「品質管理」のために確認すべき点と，その際に用いるさまざまな「指標」を理解する。「放射能測定装置」についても学ぶ
5 放射性医薬品の集積機序	放射性医薬品によって多様な「集積機序」があることを理解する
6 放射性医薬品投与行為による副作用	放射性医薬品の主な「副作用」について理解する
7 分子イメージング	細胞・分子レベルの生体の営みを画像化する手法である分子イメージングについて理解する
2章 核医学測定装置	核医学で用いられる各種測定装置の原理・特徴から，データ収集や性能試験など，測定にあたって必要な知識を身に付けることを学習到達目標とする
1 ガンマカメラ・SPECT（SPECT/CT）装置	ガンマカメラの機能・特徴を学んだうえで，装置を構成する「シンチレータ」，「コリメータ」の種類とその特性，「光電子増倍管」，「位置計算回路」，「エネルギー選別機構」，「各種補正機構」，「付属機器」や「性能評価」について理解する。SPECTの機能・特徴を学んだうえで，「データ収集法」，「画像再構成法」を理解する。より鮮明な画像を得るための「補正法」と「装置の性能試験」についても学習する
2 PET（PET/CT）装置	PETの原理・特徴を学び，「装置構成」，「データ収集法」，「画像再構成法」，「補正法」，「装置の性能試験」について理解する。さらにPET-CT装置の特徴と問題点についても理解を深める
3 試料測定装置	「ウェル型シンチレーションカウンタ」の原理・測定方法と測定時の注意すべき現象，および「液体シンチレーションカウンタ」について学ぶ
4 その他の核医学装置	「ベンダー型シンチカメラ」，「半導体素子接続シンチレータ型ガンマカメラ」，「半導体カメラ」，「ガンマプローブ」，「摂取率測定装置」，「全身計測装置」について理解する

3章		核医学検査法の原理	核医学検査に含まれる各種測定法の原理について理解することを学習到達目標とする
	1	核医学検査法の原理	核医学検査法が，測定対象と放射性医薬品の使用法により分類されることを理解する
	2	体外計測検査法の原理	「血流動態測定法」，「摂取率測定法」，「排泄能測定法」，「全身測定法」の原理についてそれぞれ理解する
	3	試料計測検査法	「希釈法」，「血液クリアランスによる測定」，「代謝の測定」それぞれの手法と得られる測定結果について理解する
	4	in vitro 検査法	「直接飽和分析法」，「競合法」，「非競合法」について学習するとともに，検査管理について理解する
	5	画像処理	主な画像処理法として，「フレーム演算処理」，「フィルタ処理」，「関心領域(ROI)処理」，「機能画像処理」，「ゲート画像処理」，「3次元画像処理」を学ぶとともに，「核医学画像の表示」について理解する
	6	薬物動態解析	薬物動態解析の手法として，臨床的によく利用される「コンパートメントモデル」，「平均通過時間」，「デコンボリューション解析」について学ぶ
4章		臨床核医学検査	臨床で用いられるさまざまな核医学検査について理解することを学習目標とする
	1	脳神経	脳神経に関する「シンチグラフィ」について理解する
	2	内分泌	「甲状腺」「副甲状腺」および「副腎」に関する「シンチグラフィ」について理解する
	3	呼吸器	呼吸器に関する「シンチグラフィ」について理解する
	4	循環器	循環器に関する「シンチグラフィ」と「負荷検査」について理解する
	5	消化器	「肝胆系」「唾液腺」「消化管」に関する「シンチグラフィ」について理解する
	6	泌尿器	泌尿器に関する「シンチグラフィ」と「レノグラム」について理解する
	7	造血器・リンパ節	「骨髄シンチグラフィ」「センチネルリンパ節シンチグラフィ」について理解する
	8	骨	「骨シンチグラフィ」に関して撮像方法のほか，検査時の注意事項について理解する
	9	腫瘍・炎症	「^{67}Gaシンチグラフィ」「^{201}TlClシンチグラフィ」およびその他の腫瘍・炎症に関する「シンチグラフィ」について理解する
	10	PET	「腫瘍」「脳」「心筋」に関する「PET検査」について理解する
	11	内用療法	「^{131}I治療」「^{89}Sr治療」「^{223}Ra治療」「^{90}Y治療」および「^{177}Lu治療」について理解する

Term a la carte 用語解説・MEMO 一覧

あ

- アセタゾラミド …… 168
- アデノシン負荷用静注液 …… 202
- アブレーション …… 182
- アルブミン製剤 …… 193
- アンタゴニスト …… 174
- 医療被ばくガイドライン …… 8
- インキュベート …… 130
- 右肺の構造 …… 193
- エアリアシングエラー …… 143
- エアロゾル …… 200
- エルゴメータ …… 202

か

- 拡散と捕捉 …… 119
- 角度揺動 …… 73
- 角度揺動の大きさ …… 75
- カテコールアミン …… 190
- 簡易的減弱補正方法 …… 243
- ガンマカメラ …… 48
- ギブスアーチファクト …… 68
- 去勢抵抗性前立腺がん …… 21, 288
- キレート剤 …… 178
- クロスキャリブレーション …… 154
- クロストーク …… 212
- 計数損失補正 …… 89
- 検出器の空間分解能 …… 79
- 抗原と抗体 …… 138
- 甲状腺 …… 182
- 甲状腺の重量推定式 …… 186
- 光電効果 …… 49
- 呼吸 …… 193
- 呼吸器 …… 193
- 骨髄 …… 249
- コリメータの破損 …… 52

さ

- サイクロ施設 …… 270
- サイクロトロンによるRI製造の特徴 …… 110
- 再生不良性貧血 …… 250
- 細網内皮系細胞 …… 226
- サブセット数の大きさ …… 64
- 左右シャント …… 193
- サルコイドーシス …… 263
- シェーグレン症候群 …… 233
- 糸球体 …… 240
- 持続動脈採血 …… 278
- シナプス …… 175
- ジピリダモール …… 202
- 小循環 …… 193
- 小児核医学検査適正施行のコンセンサスガイドライン …… 8
- 心筋SPECTの収集範囲 …… 206
- シングルス …… 81
- 神経内分泌腫瘍 …… 267
- 腎小体 …… 240
- 腎臓 …… 240
- 診断参考レベル …… 8
- シンチレーション検出器 …… 101
- シンチレータの特徴 …… 49
- シンチレータの破損 …… 50
- 浸透圧ポンプ …… 179
- スターアーチファクト …… 251
- 正規化信号 …… 51
- 設置環境 …… 104
- 鮮鋭化処理用フィルタ関数の形状 …… 148
- 線減弱係数（μ）マップ …… 281
- 先天性胆道閉鎖症 …… 232
- 側副血行路 …… 212
- その他の画像再構成法 …… 64
- ソマトスタチン …… 267

た

- 代謝 …… 117
- 体動の評価・補正 …… 58
- 多発同時係数 …… 81
- チャン法の弱点 …… 66
- 重畳積分 …… 146
- 重畳積分とはどういうものか？ …… 158
- 定量性 …… 59
- デコンボリューション …… 68
- 等速円運動 …… 111
- ドーズキャリブレータ …… 273
- ドブタミン …… 202
- トランスフェリン …… 132, 249
- トレッドミル …… 202

な

- ナイキスト周波数 …… 143
- ネブライザ …… 200
- 脳の特徴 …… 167
- 脳賦活試験 …… 276

は

- ハイドロキシアパタイト ……………… 254
- パイルアップ ………………………………… 57
- パーキンソニズム ……………………… 177
- パーシストモニタ ………………………… 49
- パワースペクトル ……………………… 144
- 半導体 …………………………………… 109
- 非線形関数 ……………………………… 173
- 左肺の構造 ……………………………… 193
- 標識結合（ラベリング）………………… 4
- 標本化定理 ……………………………… 60
- 副甲状腺 ………………………………… 186
- 副腎髄質 ………………………………… 190
- 副腎皮質 ………………………………… 188
- 副脾 ……………………………………… 227
- フック現象 ……………………………… 141
- ブランクスキャン ……………………… 90
- 分布容積 ………………………………… 124
- 平均自由行程 …………………………… 54
- ペネトレーション ……………………… 168
- ヘパリン ………………………………… 130
- ヘベシーの逸話 ……………………………… 2
- ヘマトクリット値 ……………………… 130
- ヘム ……………………………………… 231
- 放射性トレーサ法 ……………………… 116
- 保健物理学 ……………………………… 127
- ポジトロン消滅 ………………………… 71
- ボーマン嚢 ……………………………… 240

ま

- マクロファージ ………………………… 40
- メタボリックトラッピング …………… 38

や

- 薬剤による実局所脳血流と定量値の関係 …………………………………… 171
- 薬物動態学 ……………………………… 154

ら

- ライノグラム …………………………… 58
- ラクトフェリン ………………………… 260
- ラプラス変換 …………………………… 124
- リガンド ………………………………… 25
- リツキシマブ …………………………… 289
- 量子効率 ………………………………… 50
- 労作性心疾患 …………………………… 203

わ

- ワルチン腫瘍 …………………………… 233

欧文

- ACD 液 …………………………………… 131
- ALARA …………………………………… 7
- aliasing error …………………………… 143
- Antione Henri Becquerel ……………… 116
- ATPase …………………………………… 187
- BF 分離法 ………………………………… 137
- convolution integral …………………… 146
- cross calibration ……………………… 154
- crosstalk ………………………………… 212
- CT 画像を用いた減弱補正 ……………… 91
- CTAC ……………………………………… 91
- DEW 法の係数 …………………………… 67
- DOI 検出器 ……………………………… 79
- EC 壊変 …………………………………… 136
- FDR の原理 ……………………………… 68
- Fick の原理 ……………………………… 124
- George de Hevesy ……………………… 116
- GMP ………………………………………… 28
- ligand ……………………………………… 25
- metabolism ……………………………… 117
- MIP ………………………………………… 256
- MIRD 法 …………………………………… 8
- MRD ………………………………………… 84
- multiple coincidence …………………… 81
- NaI（Tl）………………………………… 49
- oncocytoma ……………………………… 233
- Parkinsonism …………………………… 177
- pharmacokinetics ……………………… 154
- PMT ………………………………………… 50
- power spectrum ………………………… 144
- QBS ………………………………………… 219
- radiotracer 法 …………………………… 116
- RI …………………………………………… 2
- RIA のはじまり ………………………… 138
- Rutland 法 ……………………………… 161
- R-R 間隔 ………………………………… 206
- SSS 法 …………………………………… 89
- SUV の利点 ……………………………… 95
- t 検定 …………………………………… 173
- TCA サイクル …………………………… 280
- TCT 法 …………………………………… 66
- Xe コントロールシステム ……………… 197
- Z スコア …………………………… 118, 173

数字

- 180°収集を使用する場合の撮像対象 …… 59
- ^{201}TlCl の集積 ……………………… 264

0章
Introduction

Introduction

1 核医学

1 核医学検査とは

　核医学は，放射性医薬品（radiopharmaceutical）を用いて診断や治療を行う医学分野の1つであり，日本国内では約1,200施設が核医学診療を実施している。診療に用いる放射性医薬品は，法的には薬機法（旧薬事法）第2条第1項に規定されている医薬品であり，原子力基本法第3条第5号に規定される放射線を放出するもの，つまり，診療に用いられる放射性同位元素（RI[*1]：radioisotope）を構成元素にもつ非密封の化合物およびそれらの薬剤である。

　核医学検査とは，放射性トレーサ法を用いた機能・代謝の検査である。ここで，放射性トレーサとは，ある系における特定物質の伝播範囲や状態を調べられるように，放射能を目印に検出できるようにした特定物質（追跡子）を系に添加し追跡する方法であり，通常，その物質の添加により本来の系が乱されないように極微量が用いられている。「核医学の父」とよばれるハンガリー生まれの科学者 George de Hevesy（1885-1966，図1）は，RIをトレーサとして最初に研究利用した人物である。彼は，天然の鉛のRIを用いて，放射性トレーサ法を開発し，1943年には化学反応研究におけるトレーサとしての同位体の応用研究でノーベル化学賞を受賞している。

図1 ゲオルク・ド・ヘベシー

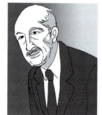

　核医学検査は，放射線を用いた画像検査に分類される（図2）。また，核医学検査には，放射性医薬品を人体へ投与（静脈注射，経口投与および吸入など）し，臓器や組織の機能・代謝情報を画像や数値でとらえる *in vivo* 検査（シングルフォトン検査・PET検査・非密封RIを用いた核医学治療）と，人体より採取した血液や尿などの試料を試験管内で試薬と反応させ，ホルモンなどの微量物質を測定する *in vitro* 検査がある（表1）。

Term a la carte

[*1] RI
元素には化学的性質が同じでも，質量が異なるものが存在する。isotopeを和訳したのが同位元素であり，同位元素のなかで放射線を出すものを放射性同位元素といい，放射線を出さないものを安定同位元素という。

MEMO

ヘベシーの逸話
食堂で金曜日に出されるハッシュドビーフは月曜日に出されるローストビーフを再利用したのではと疑い，シェフに確認したが，そんなことはないと否定された。そこでヘベシーは，月曜日にヘベシーが残したローストビーフにトレーサを加えたところ，金曜日に出てきたハッシュドビーフからトレーサが出ていることを確認した。

図2 画像検査分類

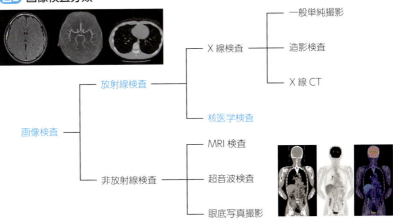

表1 核医学検査の分類

核医学検査の分類	in vivo (患者にRIを投与)	in vitro (患者由来の試料と反応)
診断	シングルフォトン検査 PET検査 試料測定検査	血液や尿などの生体試料(検体)に特異的に結合する標識化合物を反応させて定量分析する検体の検査法
治療	核医学治療(内用療法)	—

Slim・Check・Point

図3 X線検査と核医学検査の違い

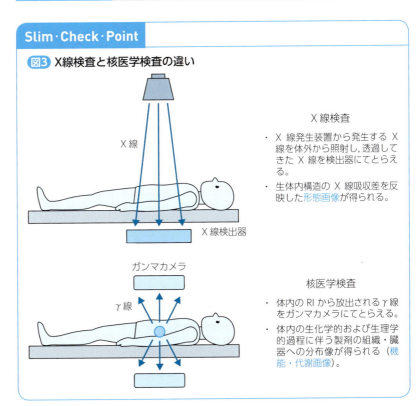

X線検査
- X線発生装置から発生するX線を体外から照射し,透過してきたX線を検出器にてとらえる。
- 生体内構造のX線吸収差を反映した形態画像が得られる。

核医学検査
- 体内のRIから放出されるγ線をガンマカメラにてとらえる。
- 体内の生化学的および生理学的過程に伴う製剤の組織・臓器への分布像が得られる(機能・代謝画像)。

■ 診断

① in vivo

シングルフォトン検査やPET検査に代表されるもので,患者に非密封の放射性医薬品をトレーサとして投与して,目的とする臓器や器官などへ

集積したRIから放出されるγ線を体外から放射線検出器で計測し画像化する。図4は，心筋に特異的に集積したRIから放出されたγ線を画像化した心筋血流シンチグラフィの一例である。

【放射性医薬品】

- シングルフォトン放射性医薬品：軌道電子捕獲（EC：electron capture），核異性体転移（IT：isomeric transition）などにより放出されるγ線を利用（シングルフォトン検査，試料測定検査）。
- ポジトロン放射性医薬品：ポジトロンが放出するときに放出される消滅放射線を利用（PET検査）。

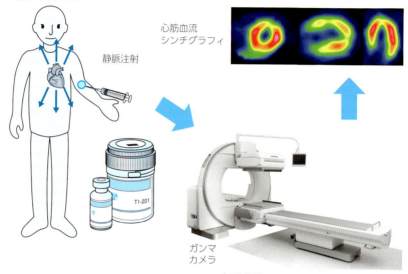

図4 心筋血流シンチグラフィ

（画像提供：シーメンスヘルスケア株式会社）

② *in vitro*

患者から採取した血液や尿などを利用して，それらに含まれるホルモン・ウイルス・抗原・抗体などを試験管およびトレイで定量的または定性的に測定する。具体的には，採取物に含まれる微量物にRIを標識結合[*2]させ，その放射線量を測定するもので，検出感度および再現性に優れる。測定法には，直接飽和分析法，競合反応法，非競合反応法などがある（詳細は，3章4「*in vitro*検査法」を参照）。

■ 治療（核医学治療）

放射性医薬品による核医学治療は，細胞障害性の強いα線およびβ線放出核種を病巣に集中（ターゲッティング）させて体内から選択的な放射線照射を行うため，内用療法あるいは内部照射療法ともよばれる。外部放射線治療に比べ，低線量率かつ持続照射となるため生物学的効果が異なる。利点は，がん病変の部位や個数にかかわらず治療でき，トレーサを用いた画像をみると，病変への治療効果をあらかじめ予測可能となる。

Term a la carte

*2 標識結合（ラベリング）
放射性核種と調整前医薬品各々を一緒にして混ぜ合わせて結合化合物をつくる操作。

MEMO

therapeutics（治療学）+ diagnostics（診断学）=theranostics（画像診断と治療の融合）

2 核医学診療実態

　日本国内の核医学診療実態調査は，日本アイソトープ協会より5年ごとに報告されており，2017年の調査では，年間のシングルフォトン検査件数は1,083,800件，非密封RIを用いた核医学治療は14,100件，PET検査は711,800件である[1]。in vitroについては，1992年以降著しく減少し調査の対象外となっており，平成32年版診療放射線技師国家試験出題基準より削除されている。代表的なin vivo診断用放射性核種を表2に示す。

表2 代表的なin vivo診断用放射性核種

	核種	半減期	壊変形式	γ線エネルギー[keV]
シングルフォトン放出核種（SPECT核種）	^{67}Ga	3.26日	EC	93,185,300,394
	^{81m}Kr	13秒	IT	190
	^{99m}Tc	6.01時間	IT	141
	^{111}In	2.83日	EC	171,245
	^{123}I	13.2時間	EC	159
	^{131}I	8.04日	β^-	365（β線放出を伴う）
	^{201}Tl	3.04日	EC	135,167,71〜80（Hg特性X線）
ポジトロン放出核種（PET核種）	^{11}C	20.4分	β^+	511
	^{13}N	9.97分	β^+	511
	^{15}O	2.04分	β^+	511
	^{18}F	110分	β^+	511

　核医学検査はさまざまな疾患の診断に利用されており，主なもので約30種類施行されている（図5）。国内で施行件数が多いのは，骨シンチグラフィに代表される骨・関節，心筋血流シンチグラフィに代表される心臓・

図5 主な核医学検査

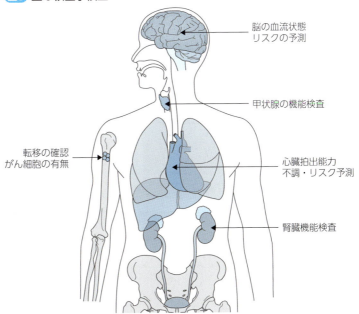

（看護スタッフのための Q&A 核医学, p.2, http://jsnm.sakura.ne.jp/wp_jsnm/wp-ontent/themes/theme_jsnm/doc/kango-qa.pdf. より改変引用）

血管，および脳血流シンチグラフィに代表される脳・脳脊髄液であり，そのほかにも有用な検査が施行されている。2017年における臓器別シングルフォトン検査件数（月間推定）を図6に示す[1]。骨シンチグラフィは骨疾患の発見においてきわめて感度が高く，1回の検査で全身の病変の有無を評価できる点で優れている。国内では，悪性腫瘍の骨転移診断が最も広く実施されているが，疲労骨折などのX線画像では同定しにくい骨折の診断にも利用されている（図7）。

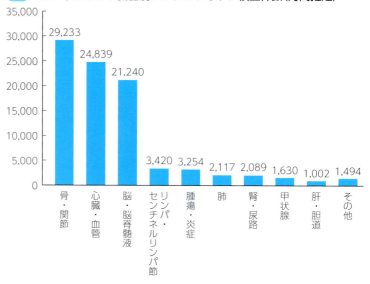

図6 2017年における臓器別シングルフォトン検査件数（月間推定）

| Slim・Check・Point | 疲労骨折 |

X線画像では，疲労骨折部位の同定が困難であるが，核医学画像（骨シンチグラフィ）では，右脛骨に異常集積が確認できる（図7）。

図7 形態画像と機能・代謝画像の違い

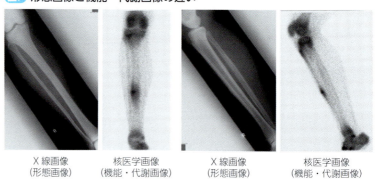

X線画像（形態画像）　核医学画像（機能・代謝画像）　X線画像（形態画像）　核医学画像（機能・代謝画像）

（菊池 敬：改訂第2版 若葉マークの画像解剖学, p.571, メジカルビュー社, 2014. より引用）

3 核医学検査の安全性

　核医学検査で用いるきわめて微量の放射線を発する放射性医薬品は，一定の物理的半減期に伴い壊変するため，医薬品としての効力は時間とともに減少する。このため，有効期限は一般医薬品に比べてきわめて短い。また，物質量としてはきわめて微量であり，化合物としての薬理作用の発現はなく，一般医薬品のように用量－反応関係はない。具体的に，PET検査にて用いられるポジトロン放射性医薬品(^{18}F-FDG)を例に物質量を求めてみると次のようになる。

　^{18}F-FDGの質量数は181 g/mol。成人の標準投与量185 MBqの^{18}F-FDGを投与した場合，投与された^{18}F-FDGのモル数は，

$$185 \times 10^6 / \lambda / A = 2.93 \times 10^{-12} \text{ [mol]}$$

で求められる。
ここで，λ：^{18}Fの壊変定数[1.05×10^{-4}(s^{-1})]
　　　　A：アボガドロ定数[6.02×10^{23}]
であるため，

$$185 \times 10^6 / (1.05\cdots) / (6.02 \times 10)$$
$$= 2.93 \times 10^{-12} \text{ [mol]}$$

従って，投与した^{18}F-FDGの質量は，

$$181 \times 2.93 \times 10^{-12} = 0.53 \text{ [ng]}$$

となる(ちなみに，1つの細胞は1 ngである)。

　このように，核医学検査で用いる放射性医薬品は，高比放射能できわめて微量のため，薬理作用を起こすことはなく，副作用はきわめて少ない。

　放射性医薬品の副作用調査は，日本アイソトープ協会により定期的に年に1回報告されており，2019年5月現在までに第39報まで報告されている。直近の2016年の調査では，日本国内で核医学検査が施行可能な1,235施設のうち977施設から回答が得られ，報告された放射性医薬品の全投与件数は1,052,650件である。このうち，副作用事例の報告は8施設より9件報告され，副作用の発生率は0.0009％，投与100,000件当たり0.9件であり，不良品事例の報告は皆無である[2]。また，放射性医薬品以外の核医学検査機器，検査施行に伴う事故も同様に1986年以降3年ごとに調査されており，現在までに第10報までが報告されている。2013年の報告では，事故例報告総数91件，事故未然例146件が2010年から2013年に報告され，事故例・事故未然例ともに患者自身の行動・体調などに関することが最多である[3]。注目すべきは，核医学検査に特有な事故報告はなく，過去に実施された同調査のすべての報告を通して，放射線被ばくによる悪影響や副作用の報告は皆無である。

　一般的に核医学検査による放射線被ばくは検査項目に依存するが，おおむね8 mSv以下であり(図8)，核医学検査により得られる利益に比べて十分小さいと考えられる。しかし，核医学検査では必ず放射線被ばくを伴うため，放射線診療と同様に放射線防護の基本理念であるALARA(as low as reasonably achievable)[*3]の原則に従い，達成可能な限り少ない放射線量で放射線利用の利益を最大化するよう管理されている。

Term a la carte

*3　ALARA
国際放射線防護委員会(ICRP：international commission on radiological protection)が1977年の勧告で示した放射線防護の基本的な考え方を示す概念。すべての被ばくは，経済的および社会的な要因を考慮に入れながら，"合理的に達成可能な限り低く"を意味する略語。

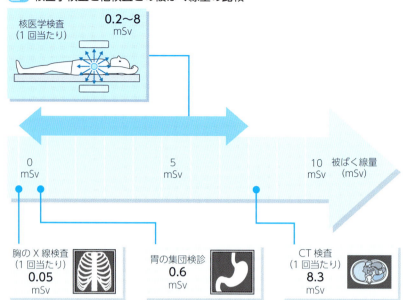

図8 核医学検査と他検査との被ばく線量の比較

(看護スタッフのためのQ&A 核医学, p.3, http://jsnm.sakura.ne.jp/wp_jsnm/wp-content/themes/theme_jsnm/doc/kango-qa.pdf より引用改変)

Term a la carte

*4 医療被ばくガイドライン
日本診療放射線技師会が2000年10月に患者のために示したガイドライン。放射線診療（診断・核医学分野）で使用する放射線量の適正化を，診療放射線技師が責任を持って実践するよう具体的な指標を提示したもの。

*5 診断参考レベル
ICRP Publ. 73 (1996年) 勧告「医学における放射線の防護と安全」のなかで示した概念で，Publ. 103 (2007年) 勧告の防護体系にも明記されている。医療被ばく防護の最適化のなかで，重要な役割を果たす。

*6 小児核医学検査適正施行のコンセンサスガイドライン
小児核医学検査の投与量を含めた適正施行を検討するため，2013年に日本核医学会の小児核医学検査適正施行検討委員会が策定した3部構成のガイドライン。

*7 MIRD法
非密封の放射線医薬品による内部被ばく線量（吸収線量）の計算のために，米国核医学会内部被ばく線量（MIRD : medical internal radiation dose）委員会が提唱した方法。MIRD法は，患者の内部被ばく線量評価法のみにとどまらず，放射線安全管理における体内放射線量の評価一般に適用できる方法として広く受け入れられている。

4 放射性医薬品の投与量および患者の内部被ばく線量（全身吸収線量）

核医学検査で用いる放射性医薬品の成人に対する投与量は，医療用医薬品添付文書に記載されているが，各種教科書やガイドラインにおいても検査ごとでの投与量が記載されている。また，放射線防護の観点から策定された「医療被ばくガイドライン（低減目標値）[*4]」や「診断参考レベル（DRL : diagnostic reference level）[*5]」においても公開されているが，これらに記載の投与量は必ずしも至適投与量とは限らず，各ガイドラインの目的を正確に理解する必要がある。小児の投与量に関しては，近年ではヨーロッパの投与量を参考に策定された「小児核医学検査適正施行のコンセンサスガイドライン[*6]」を基準に広く運用されている。

介護者に対する被ばく線量については，ICRP Publ. 73（1996年）勧告「医学における放射線の防護と安全」の95項において，患者の介護と慰撫を助ける友人や親族の志願者の被ばくを医療被ばくと位置付けており，その線量拘束値は1件あたり数mSv程度が合理的である，としている。一方，国際原子力機関（IAEA : international atomic energy agency）では，病人を介護する者の線量拘束値について，1行為あたり5 mSv，病人を訪問する子供については，1 mSv以下に抑制すべきとしている[4)]。

4章「臨床核医学検査」に記載されている，MIRD法[*7]により算出された代表的な検査項目ごとの患者の内部被ばく線量（全身吸収線量）および介護者の被ばく線量（実効線量率定数）を表3に示す。

表3 内部被ばく線量（全身吸収線量）および介護者の被ばく線量（実効線量率定数）

検査項目	放射性医薬品	標準投与量 [MBq]	全身吸収線量	実効線量率定数 ($\mu Sv \cdot m^2/MBq \cdot h$)
脳神経	^{123}I-IMP	111〜222	0.38 mGy/37 MBq	0.0226
	^{99m}Tc-HMPAO	370〜740	0.25 mGy/37 MBq（脳）	0.0180
	^{99m}Tc-ECD	400〜800	0.001 mGy/MBq	0.0180
	^{123}I-IMZ	167〜222	0.17 mGy/37 MBq	0.0226
	^{123}I-FP-CIT（イオフルパン）	167	0.013 mGy/MBq	0.0226
内分泌	^{123}I-NaI（ヨウ化ナトリウム）	3.7〜7.4	0.029 mGy/3.7 MBq	0.0226
	^{99m}TcO$_4^-$	111〜185	0.11 mGy/37 MBq	0.0180
	^{201}TlCl（塩化タリウム）	74〜111	1.0 mGy/37 MBq	0.0142
	^{99m}Tc-MIBI	370〜600	0.089 mGy/37 MBq（安静時）	0.0180
	^{131}I-アドステロール	18.5〜37	4.4 mGy/18.5 MBq	0.0544
	^{123}I-MIBG	111〜222	0.017 mGy/MBq（副腎，成人）	0.0226
呼吸器	^{99m}Tc-MAA	111〜370	0.17 mGy/37 MBq	0.0180
	^{81m}Kr-ガス	185〜370	0.04 mGy/37 MBq（30秒持続吸入）	0.00048
循環器	^{201}TlCl（塩化タリウム）	74〜111	1.0 mGy/37 MBq	0.0142
	^{99m}Tc-TF	150〜185（1回目）450〜555（2回目）	0.0037 mGy/MBq（安静時）	0.0180
	^{99m}Tc-MIBI	150〜185（1回目）450〜555（2回目）	0.089 mGy/MBq（安静時）	0.0180
	^{123}I-BMIPP	111	0.010 mGy/MBq	0.0226
	^{123}I-MIBG	111	0.018 mGy/MBq（心臓）	0.0226
	^{99m}Tc-HSA-D	740	0.15 mGy/37 MBq	0.0180
	^{99m}Tc-PYP（ピロリン酸）	555〜740	0.12 mGy/37 MBq	0.0180
消化器	^{99m}Tc-フィチン酸	111〜185	0.1 mGy/37 MBq	0.0180
	^{99m}Tc-スズコロイド	111〜185	0.2 mGy/37 MBq	0.0180
	^{99m}Tc-GSA	185	0.0046 mGy/MBq	0.0180
	^{99m}Tc-PMT	185	0.2 mGy/37 MBq	0.0180
	^{99m}Tc-HSA	740	0.07 mGy/37 MBq	0.0180
	^{99m}Tc-HSA-D	740	0.15 mGy/37 MBq	0.0180
泌尿生殖器	^{99m}Tc-DMSA	111〜185（成人）	0.03 mGy/37 MBq	0.0180
	^{99m}Tc-DTPA	370	0.03 mGy/37 MBq	0.0180
	^{99m}Tc-MAG$_3$	200〜370	0.083 mGy/200 MBq	0.0180
血液・造血臓器・リンパ節	^{111}InCl$_3$（塩化インジウム）	74	6.0 mGy/37 MBq	0.0553
	^{99m}Tc-フィチン酸	37〜74	0.1 mGy/37 MBq	0.0180
	^{99m}Tc-スズコロイド	37〜74	0.2 mGy/37 MBq	0.0180
	^{99m}Tc-HSA-D	74〜111	0.15 mGy/37 MBq	0.0180
骨	^{99m}Tc-MDP	555〜740	0.07 mGy/37 MBq	0.0180
	^{99m}Tc-HMDP	555〜740	0.119 mGy/37 MBq	0.0180
腫瘍・炎症	^{67}Ga-クエン酸	74〜111	1.49 mGy/37 MBq	0.0225
	^{201}TlCl（塩化タリウム）	74〜111	1.0 mGy/37 MBq	0.0142
	^{111}In-ペンテトレオチド	111	0.07 mGy/MBq（肝臓）	0.0553
	^{18}F-FDG	74〜370	1.9 mGy/185 MBq（2時間ごと排尿の場合）	0.139

【参考文献】
1) 日本アイソトープ協会 医学・薬学部会 全国核医学診療実態調査専門委員会: 第8回全国核医学診療実態調査報告書. RADIOISOTOPES. 67: 339-387, 2018.
2) 日本アイソトープ協会 医学・薬学部会 放射性医薬品安全性専門委員会: 放射性医薬品副作用事例調査報告 第39報（平成28年度第42回調査）. 核医学. 55: 51-60, 2018.
3) 日本アイソトープ協会 医学・薬学部会 核医学イメージング・検査技術専門委員会: 全国を対象とした「核医学検査における安全管理等に関するアンケート調査報告」第10報. RADIOISOTOPES. 63: 335-380, 2014.
4) International atomic energy agency: International Basic Safety Standards for Protection against Ionizing Radiation and for the Safety of Radiation Sources. IAEA Safety Series No.115, 1996.

おさらい

核医学	⇒ 放射性医薬品を用いて診断や治療を行う医学分野の1つ。
核医学検査	⇒ *in vivo*検査と*in vitro*検査に分類されるが、*in vitro*は平成32年版診療放射線技師国家試験出題基準より削除。
	⇒ X線検査では形態画像が得られるが、核医学検査では機能・代謝画像が得られる。
核医学検査の種類	⇒ 主なもので約30種類施行されている。
	⇒ 国内で臓器別検査件数が最も多いのは、骨シンチグラフィに代表される骨・関節である。
核医学検査の安全性	⇒ 放射性医薬品は薬理作用を起こすことはなく、副作用はきわめて少ない。
	⇒ 放射性医薬品の投与100,000件当たり副作用の発生は0.9件、副作用発生率は0.0009％。
	⇒ 代表的な検査項目の患者の内部被ばく線量および介護者の被ばく線量の把握が重要。

1章
放射性医薬品・放射性薬剤

1 放射性医薬品・放射性薬剤
in vivo 検査用放射性医薬品・放射性薬剤

1 特徴

　1913年，ハンガリーの科学者George de Hevesy（ゲオルク・ド・ヘベシー）により，トレーサ法が開発されて以来，放射性同位元素（RI：radioiosotope）から出る放射線を用いて検査や治療を行うために，放射性医薬品（radiopharmaceutical）が多数開発されてきた。わが国での放射性医薬品は，「**医薬品，医療機器等の品質，有効性及び安全性の確保等に関する法律**」（薬機法）に規定されている医薬品のなかで放射線を放出するものをいい，「**放射性医薬品基準**」にも記載されている。

　放射性医薬品は，検査用と治療用に分かれる（図1）。検査用には，被検者の体内に投与して放射能の分布やその時間的変化から，臓器や器官の機能を診断する *in vivo* 検査用（図2）と，被検者から採取した検体に含まれるホルモンや腫瘍マーカーなどの検査目的物質を体外で調べるための *in vitro* 検査用がある。治療用は，がんや代謝疾患などに対する薬理作用のある放射線（α，β線）を放出する。

図1 放射性医薬品の分類

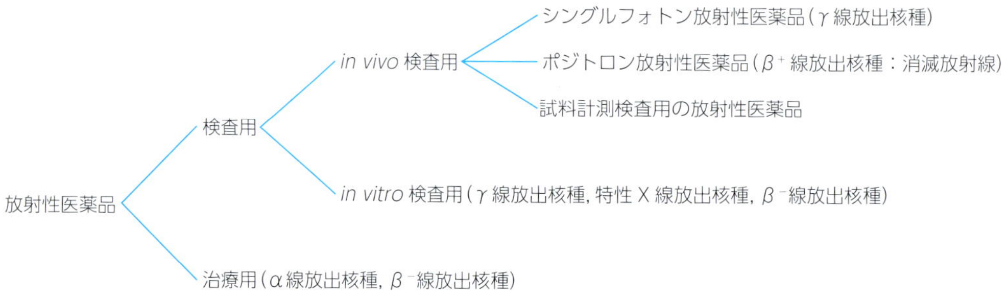

```
放射性医薬品 ─┬─ 検査用 ─┬─ in vivo 検査用 ─┬─ シングルフォトン放射性医薬品（γ線放出核種）
              │           │                   ├─ ポジトロン放射性医薬品（β⁺線放出核種：消滅放射線）
              │           │                   └─ 試料計測検査用の放射性医薬品
              │           └─ in vitro 検査用（γ線放出核種，特性X線放出核種，β⁻線放出核種）
              └─ 治療用（α線放出核種，β⁻線放出核種）
```

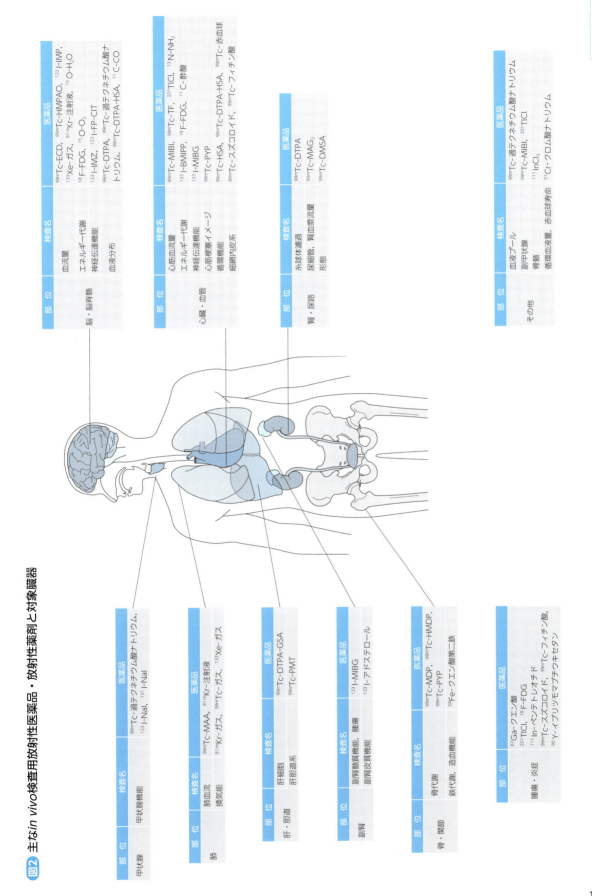

図2 主な in vivo 検査用放射性医薬品・放射性薬剤と対象臓器

2 放射性医薬品・放射性薬剤

シングルフォトン放射性医薬品

1 シングルフォトン放射性医薬品と核種

*in vivo*検査用の放射性同位元素（RI：radioisotope）は，体内に投与された後，その壊変により発せられた放射線が，体外まで透過して放射能の分布を体外計測できるようなエネルギーをもつものが用いられる。シングルフォトン放出核種は，通常壊変時に複数のエネルギーの光子をそれぞれ一定の確率で放出するが，そのなかから計測機器の特性に合ったエネルギーの光子を計測する。計測する光子は，γ線や特性X線である。*in vivo*検査用の放射性核種の半減期は，検査したい機能の時間スケールに応じた最低限の長さであることが必要であるとともに，被検者の被ばくを考えると，あまり長い半減期のものは好ましくない。従って，数分〜数日の物理的半減期のものが多い。また，α線やβ線を放出するものは，不要な被ばくがあるので好ましくない。

表1に代表的な*in vivo*検査用の放射性医薬品に用いられる核種を示す。シングルフォトン放射性医薬品による検査には，ガンマカメラやSPECT（single photon emission computed tomography）などが用いられる。また，^{99m}Tcや^{123}Iで標識されたものが多い。これは，γ線のエネルギーが装置に適しており，鮮明な画像が得られることと，^{99m}Tcがジェネレータから簡単な操作で得られるためである。化学形として，金属錯体，代謝基質，不活性ガス，イオン，コロイド粒子および標識された血液成分などが用いられ，それぞれの集積機序や体内動態の特徴を反映した機能診断が行われる。

表1 *in vivo*検査用の放射性医薬品に用いられる核種（シングルフォトン放出核種）

核種	半減期	壊変形式と主なγ線エネルギー	製造方法
^{67}Ga	3.26日	EC（93, 185, 300, 394 keV）	サイクロトロン
^{81m}Kr	13.1秒	IT（190 keV）	ジェネレータ（^{81}Rb/^{81m}Kr）
^{99m}Tc	6.02時間	IT（141 keV）	ジェネレータ（^{99}Mo/^{99m}Tc）
^{111}In	2.8日	EC（171, 245 keV）	サイクロトロン
^{123}I	13.22時間	EC（159 keV）	サイクロトロン
^{131}I	8.02日	β^-（365 keV）…△	原子炉
^{133}Xe	5.25日	β^-（71-80 keV）…△	原子炉
^{201}Tl	72.91時間	EC〔135, 167, 81（Hg-特性X線），70（Hg-特性X線）keV〕	サイクロトロン

△は不要な被ばくがあるので好ましくないもの

表1中^{99m}Tcの親核種である^{99}Moの製造には^{98}Mo（n, γ）反応と^{235}U（n, f）反応が可能であるが，通常は高比放射能^{99}Moが得られることで，コン

パクトなジェネレータにできる後者を用いる。^{131}I, ^{133}Xeも，原子炉で核分裂生成物(fission product)として製造できる。^{235}Uの核分裂収率が質量数95前後と135前後で圧倒的に大きいことを利用している（図1）。この製造方法による核種は，中性子過剰核であるためβ^-壊変する。

図1 ^{235}Uの熱中性子による核分裂収率曲線

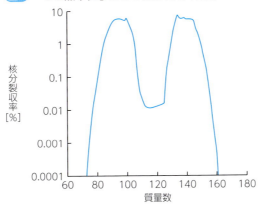

^{123}Iを得るには種々の核反応があるが，^{124}Iや^{125}Iなどの副反応による不純物が混在すると甲状腺などの無用な被ばくを招くため，それを防ぐ方法として，中型サイクロトロンで^{124}Xe(p, 2n)^{123}Csにより得た^{123}Csを壊変（β^+, EC 半減期5.94分）させて^{123}Xeとし，さらに壊変（β^+, EC 半減期2.08時間）させて得た^{123}Iを用いる。

主な核種のエネルギースペクトルと壊変図表を図2に示す。

種々の核種で標識された主なシングルフォトン放射性医薬品の化合物例を図3に示す。シングルフォトン放出核種は，標識のために，金属，その他の生体構成元素ではないRIを分子に組み込むことになり，元の分子から構造を大きく変える必要性が生じやすい。そのため，分子デザインに工夫を要することが多い。

図2 主なシングルフォトン核種のエネルギースペクトルと壊変図表

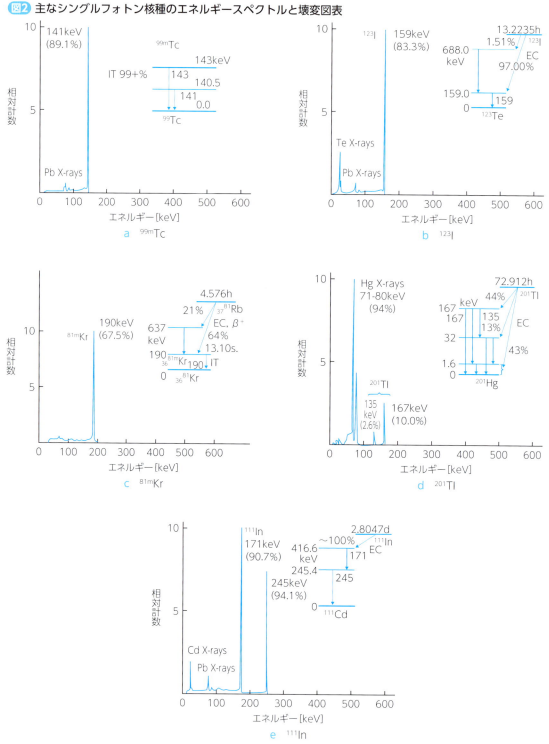

a ^{99m}Tc
b ^{123}I
c ^{81m}Kr
d ^{201}Tl
e ^{111}In

(医療用医薬品添付文書集 2018年度版, 日本メジフィジックス株式会社. より改変引用)

図3 主なシングルフォトン放射性医薬品
a ^{99m}Tc 標識化合物

^{99m}Tc-過テクネチウム酸ナトリウム

検査	脳梗塞，脳出血，脳腫瘍，動静脈奇形，唾液腺機能，甲状腺機能など
集積機序	アニオンの膜輸送，拡散

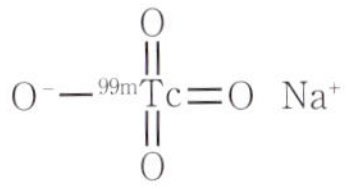

^{99m}Tc-HMPAO

検査	脳梗塞，脳出血，脳腫瘍，認知症，てんかんなど
集積機序	中性脂溶性錯体の血液脳関門透過性

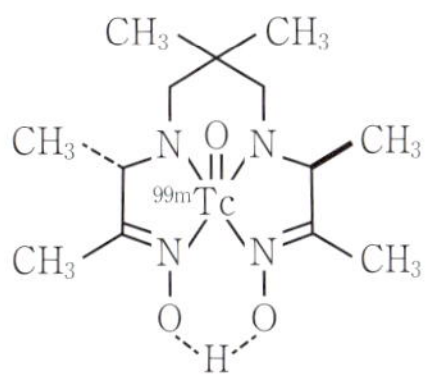

^{99m}Tc-ECD

検査	脳梗塞，脳出血，脳腫瘍，認知症，てんかんなど
集積機序	中性脂溶性錯体の血液脳関門透過性

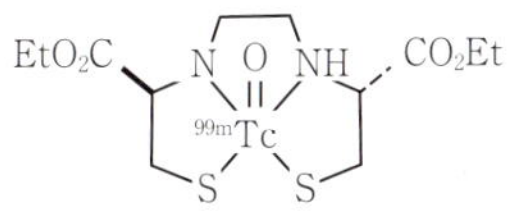

^{99m}Tc-DTPA

検査	糸球体腎炎，腎不全，水腎症，尿路結石，術後機能など
集積機序	腎糸球体濾過

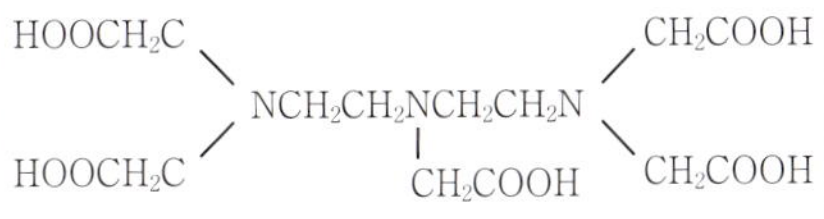

^{99m}Tc-MAG$_3$

検査	腎・尿路疾患
集積機序	大部分の腎近位尿細管細胞への集積と尿細管からの分泌・尿排泄

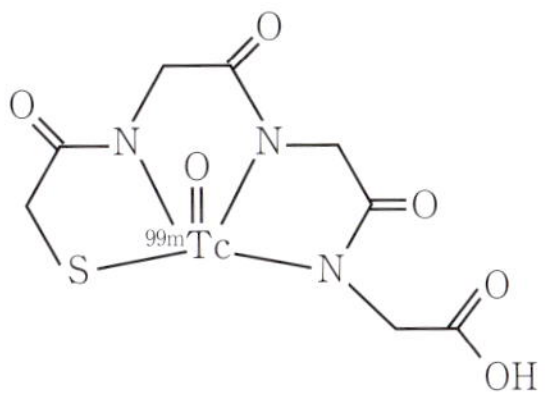

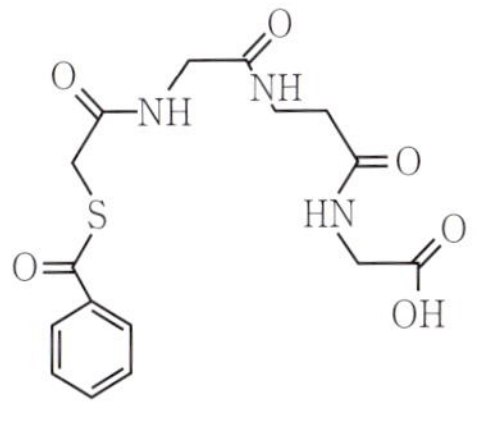

標識前駆体

^{99m}Tc-DMSA

検査	腎腫瘍，腎嚢胞，水腎症，腎梗塞の侵襲部位，腎奇形
集積機序	腎皮質への特異的集積（詳細不明）

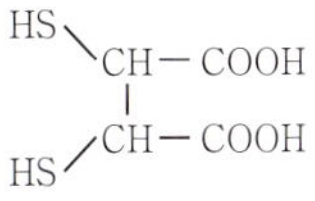

標識前駆体

^{99m}Tc-PYP（ピロリン酸）

検査	心疾患（急性心筋梗塞），骨疾患
集積機序	カルシウムへの化学的吸着

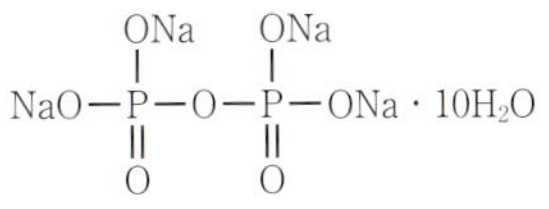

標識前駆体

^{99m}Tc-MDP

検査	原発性骨腫瘍，転移性骨腫瘍，骨折，骨結核，骨膜炎など
集積機序	ハイドロキシアパタイトへの化学吸着（主として増骨部位）

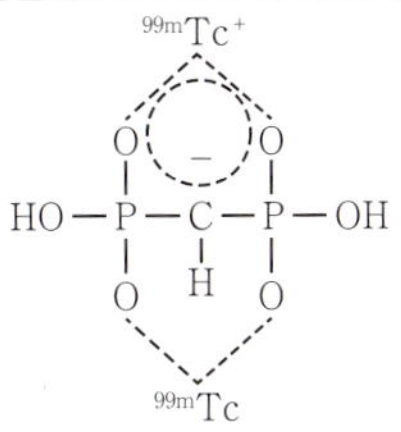

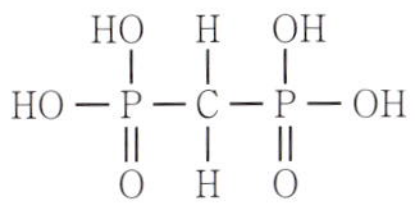

標識前駆体

図3 主なシングルフォトン放射性医薬品

⁹⁹ᵐTc-HMDP

検査	原発性骨腫瘍,転移性骨腫瘍,骨折,骨結核,骨膜炎など
集積機序	ハイドロキシアパタイトへの化学吸着(主として造骨部位)

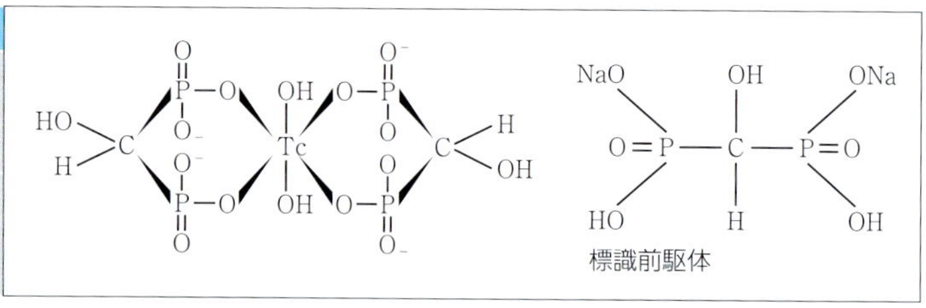

標識前駆体

⁹⁹ᵐTc-GSA

検査	肝臓の機能および形態(肝炎,肝硬変,肝がんなど)
集積機序	肝細胞アシアロ糖タンパク受容体への結合と胆道系への排泄

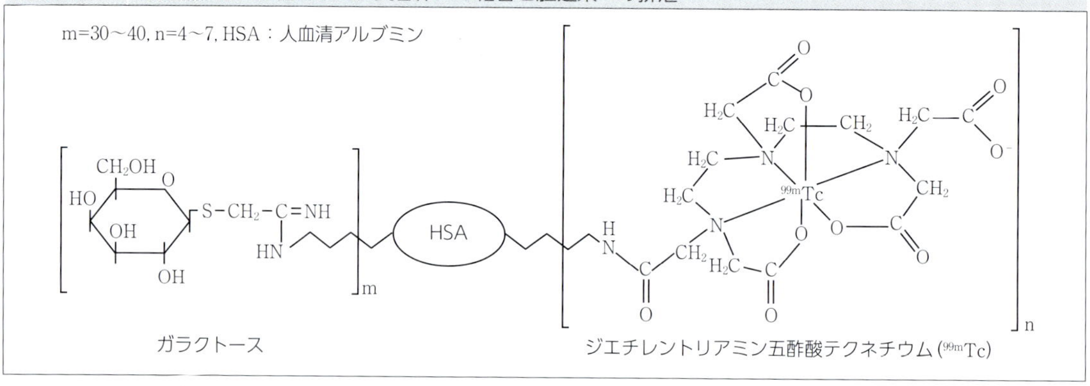

m=30〜40, n=4〜7, HSA:人血清アルブミン

ガラクトース　　ジエチレントリアミン五酢酸テクネチウム(⁹⁹ᵐTc)

⁹⁹ᵐTc-MIBI

検査	虚血性心疾患,心筋症,副甲状腺機能
集積機序	受動拡散

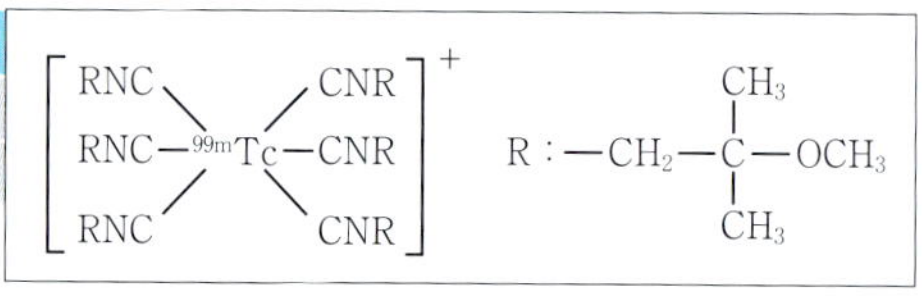

$R: -CH_2-C(CH_3)_2-OCH_3$

⁹⁹ᵐTc-TF

検査	虚血性心疾患,心筋症
集積機序	受動拡散

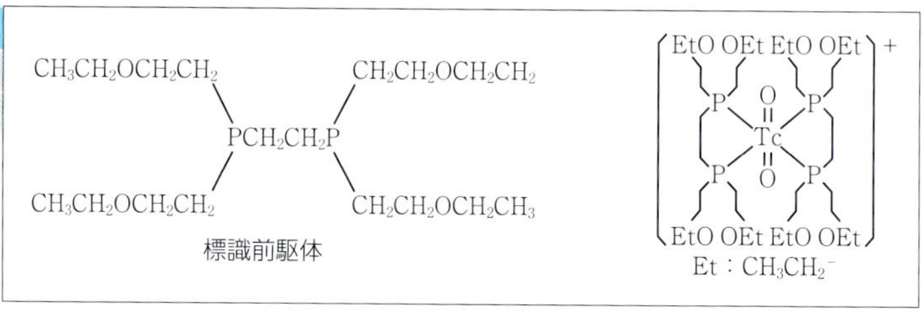

標識前駆体

Et : CH_3CH_2-

図3 主なシングルフォトン放射性医薬品

⁹⁹ᵐTc-PMT

検査	肝細胞性黄疸，閉塞性黄疸，胆管拡張症，排泄機能検査
集積機序	肝実質細胞摂取から肝細胞分泌され胆道を経て腸管排泄

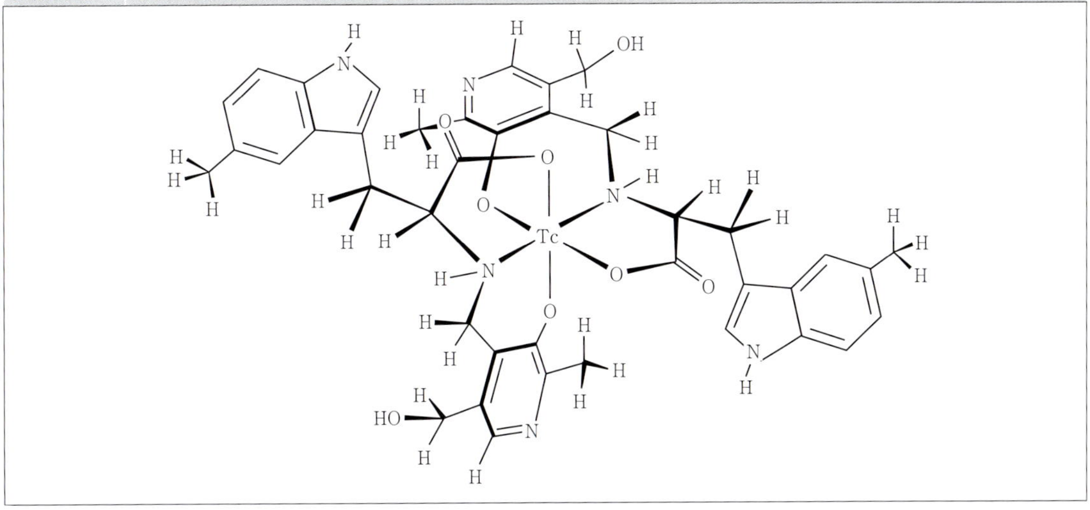

b ¹²³I 標識化合物

¹²³I-BMIPP

検査	虚血性心疾患，心筋症
集積機序	脂肪酸代謝

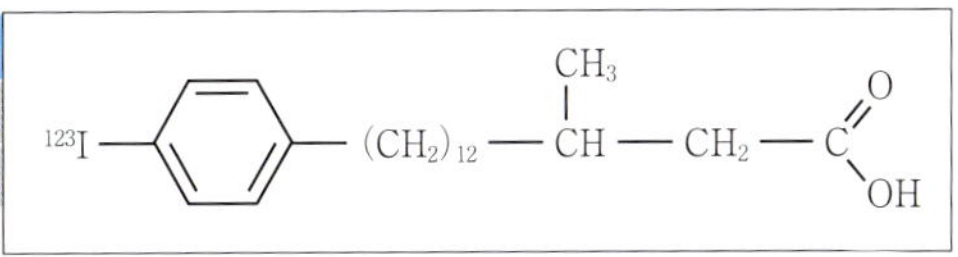

¹²³I-MIBG

検査	虚血性心疾患，心筋症，心不全
集積機序	局所交感神経分布，心筋交感神経ノルエピネフリン貯蔵顆粒

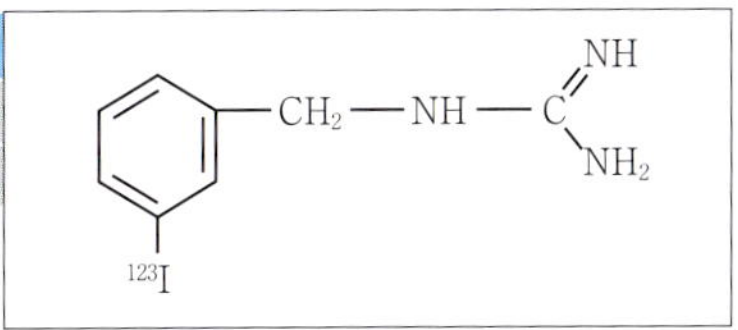

¹²³I-IMZ

検査	外科的治療の部分てんかん焦点
集積機序	中枢性ベンゾジアゼピン受容体 (BZR) に結合

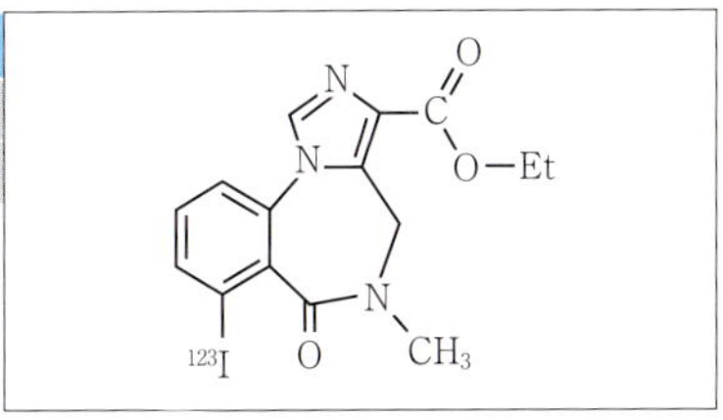

¹²³I-FP-CIT（イオフルパン）

検査	パーキンソン病，レビー小体型認知症
集積機序	コカイン誘導体（ドパミントランスポーターに結合）

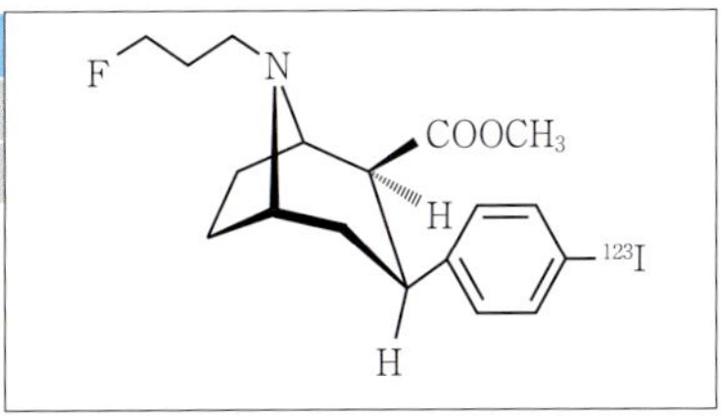

c ⁶⁷Ga 標識化合物

⁶⁷Ga-クエン酸

検査	悪性腫瘍，炎症（腹部膿瘍，肺炎，塵肺，サルコイドーシス，結核，骨髄炎，及び漫性汎細気管支炎，肺線維症，胆嚢炎，関節炎，など）
集積機序	トランスフェリンにより腫瘍などへ運ばれる（十分解明されていない）

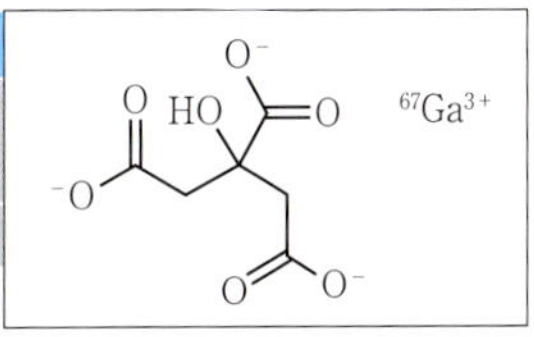

図3 主なシングルフォトン放射性医薬品

d ^{59}Fe標識化合物

^{59}Fe-クエン酸第二鉄

検査	鉄動態（フェロカイネティクス）測定
集積機序	静脈または経口投与後トランスフェリンにより運ばれ鉄代謝される

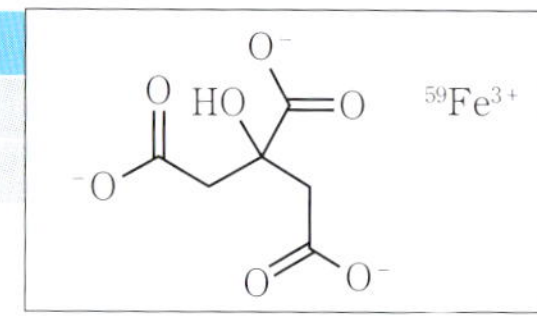

e ^{111}In標識化合物

^{111}In-ペンテトレオチド

検査	神経内分泌腫瘍の診断におけるソマトスタチン受容体シンチグラフィ
集積機序	ソマトスタチン受容体に結合

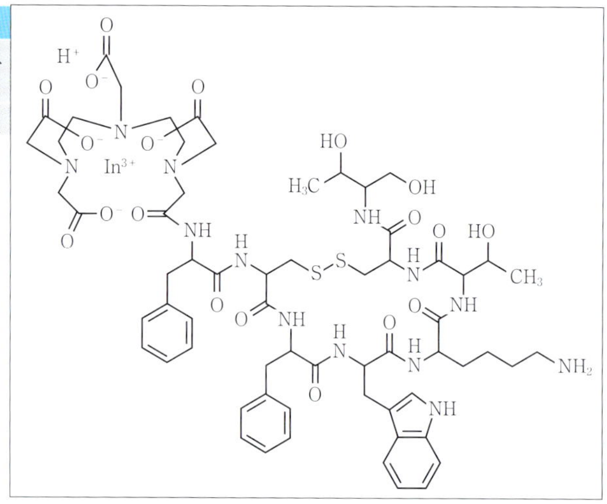

2 *in vitro* 検査用放射性医薬品と核種

in vitro 検査用の放射性核種は，ウェル型γカウンタを用いて計測できるγ線や特性X線を放出する ^{125}I〔半減期59.4日，γ線のエネルギー：35.5 keV，27.5 keV（Te-特性X線），31.0 keV（Te-特性X線）〕を主に用いる。放射性医薬品を使用できる期間が長いほうが便利であるため，*in vivo* 検査用に比べて長い半減期の放射性核種が選択される。

3 内用療法と核種

治療用の放射性核種には，細胞殺傷能力の高いα線放出核種やβ線放出核種を用いる（表2）。

表2 治療用の放射性医薬品に用いられる核種

核種	半減期	壊変形式と主な放射線エネルギー	製造方法
^{131}I	8.02日	$β^-$（606 keV，89.5％）	原子炉
^{89}Sr	50.53日	$β^-$（1.497 MeV，100％）	原子炉
^{90}Y	64時間	$β^-$（2.28 MeV，100％）	原子炉
^{223}Ra	11.43日	$α$（5.0〜7.5 MeV，95.3％）	原子炉 ジェネレータ（^{227}Ac/^{223}Ra）

■ α線放出核種

^{223}Ra-塩化ラジウム（^{223}RaCl$_2$）は，化合物としては，ラジウム223二塩化物（Radium-223 dichloride）であり，カルシウムと似た動態を示す。去勢抵抗性前立腺がん[*1]の骨転移巣に対する抗悪性腫瘍薬として用いられる。^{223}Raは，アクチニウム系列に属し，壊変するとラドン219（^{219}Rn）になる。

■ β線放出核種

^{131}Iは，^{131}I-NaIとして，甲状腺機能亢進症や，甲状腺がんとその転移の治療に利用されている。また，保険適用外であるが，^{131}I-MIBGは，褐色細胞腫，神経芽細胞腫の治療に利用される。

^{89}Srは，カルシウムと同族元素で似た動態を示すため，がんの骨転移では，造骨細胞によるコラーゲン合成と，ミネラル化が盛んな造骨亢進部位に主に集積する。骨転移の疼痛緩和に用いられ，がん自体の治療薬としての有効性はない。

^{90}Yは，B細胞膜上のCD20抗原に特異的に結合する抗体である^{90}Y-イブリツモマブチウキセタンに使われている。低悪性度B細胞性非ホジキンリンパ腫，マントル細胞リンパ腫の治療に用いる。

4 ジェネレータ

放射平衡を利用して半減期の長い親核種を持ち運べるようにし，そこから半減期の短い娘核種を分離して用いることができるようにした装置が

Term a la carte

[*1] 去勢抵抗性前立腺がん

前立腺がんは男性ホルモンにより成長するため，外科的去勢や薬物による去勢状態にすることで治療する。しかし，去勢し，かつ血清テストステロンが50 ng/dL未満でも，病勢の増悪，PSA（prostate specific antigen，前立腺特異抗原）の上昇がある場合を，去勢抵抗性前立腺がんという。

ジェネレータである(表3)。永続平衡，過渡平衡やそれらの中間的な放射平衡を利用するものもある。親核種を吸着させたカラムに溶離液や溶離ガスを流し，選択的に娘核種を分離溶出させる「カラム溶出法」が，操作が簡単で一般的である。乳牛から搾乳するように繰り返し娘核種を溶出できるので，ジェネレータを**カウ**とよび，溶出操作を**ミルキング**とよぶ。

^{99}Mo/^{99m}Tcジェネレータのカラムはアルミナ(Al_2O_3)が充填してあり，親核種はモリブデン酸アンモニウム$[(NH_4)_2{}^{99}MoO_4]$として吸着してある。生じた娘核種の化学形は，過テクネチウム酸イオン($^{99m}TcO_4{}^-$)として存在する。溶出には生理食塩水を用い，過テクネチウム酸ナトリウム注射液を得る。ミルキングの後，約23時間でカラム中の$^{99m}TcO_4{}^-$の放射能が最大になる(図4)。湿式(ウェットタイプ)と乾式(ドライタイプ)がある(図5)。真空バイアルのゴム製のセプタムに，カラムへつながれた針を差し込むと，生理食塩水がカラムを通って吸い上げられ，その間にアルミナへの吸着力が弱い過テクネチウム酸イオンが溶出される。

表3 代表的なジェネレータ

親核種	半減期	娘核種	半減期	壊変	孫核種	壊変
^{81}Rb	4.58時間	^{81m}Kr	13.1秒	IT	^{81}Kr	安定
^{99}Mo	65.94時間	^{99m}Tc	6.02時間	IT	^{99}Tc	$2.14×10^5$年
^{90}Sr	28.79年	^{90}Y	64時間	$β^-$	^{90}Zr	安定
^{68}Ge	270.95日	^{68}Ga	67.71分	$β^+$, EC	^{68}Zn	安定

図4 ミルキングと^{99m}Tcの生成曲線

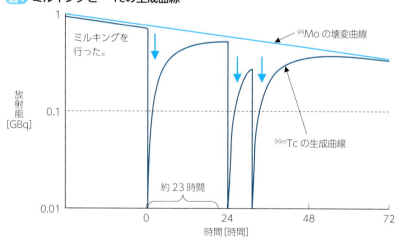

(日本放射線技術学会 監：放射化学，p.136，オーム社，2008. より引用)

^{81}Rb/^{81m}Krジェネレータでは，親核種^{81}Rb$^+$が吸着したイオン交換樹脂が使われている。溶離液である非電解質溶液のブドウ糖注射液，または溶離ガスである空気，酸素をカラムに流して^{81m}Krを得る（図6）。

このほか，ポジトロン放出核種^{68}Ga（半減期67.71分）を得られる^{68}Ge/^{68}Gaジェネレータがある。^{68}Geの半減期は270.01日であり，研究レベルで用いられている。

図5 ジェネレータ

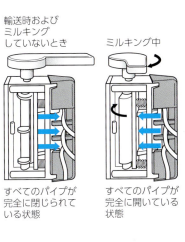
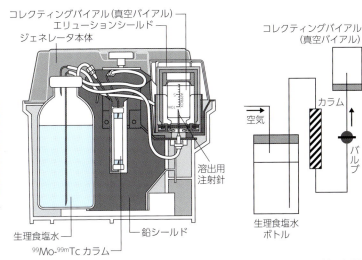

a ウェットタイプ

（富士フイルム RI ファーマからの資料を改変）

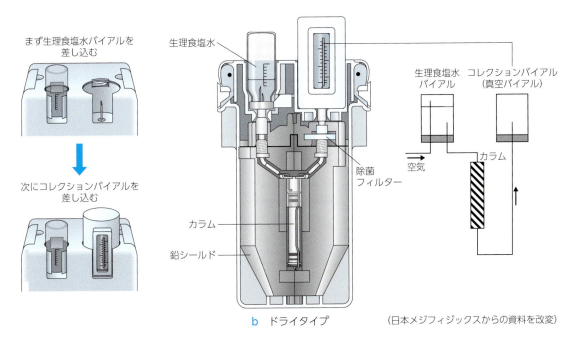

b ドライタイプ

（日本メジフィジックスからの資料を改変）

図6 ^{81}Rb/^{81m}Krジェネレータ

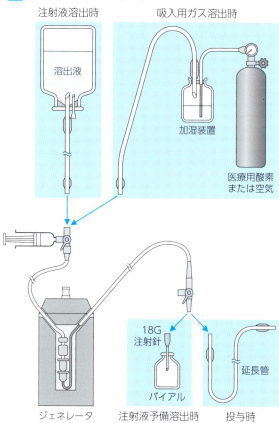

5 標識法と合成法

ヨウ素標識法

in vivo 検査では ^{123}I や ^{131}I が，*in vitro* 検査では ^{125}I が用いられる。アルキル基などへの導入にはハロゲン-放射性ヨウ素交換反応などを，ベンゼン環などへの導入には金属アルキルを触媒に用いる求電子置換反応などを用いて合成されている。ベンゼン環にハロゲンを導入すると非共有電子対の非局在化で化学的に安定となる。

タンパク質，ペプチド，血球放射性医薬品の標識には，直接標識法と間接標識法がある。直接標識法では，クロラミン-T法，ヨードゲン法，ラクトペルオキシダーゼ法など酸化剤を用いた方法により，チロシン残基のフェノール性水酸基のオルト位への直接導入をする。間接標識法では，Bolton-Hunter（ボルトン ハンター）試薬や Wood（ウッド）試薬など放射性ヨウ素をベンゼン環に安定に結合させた試薬を介してリジン残基に結合させる。

^{99m}Tc 標識法

テクネチウム（Tc：technetium）は，第7族の第5周期に原子番号43番として位置する遷移金属で，同位体は20種類が知られ，これらはすべてRIである。Tcの酸化数は+7価から-1価までとることができるが，放射性医薬品には+7，+5，+4，+3，+1価のTcを用いている。^{99}Mo/^{99m}Tc ジェネレータから得られる ^{99m}Tc の化学形は，+7価の過テクネチウム酸 ^{99m}TcO$_4^-$ であり，完全に酸化された最も安定な状態にある。そのままでは反応しにくいため，標識反応に用いるためには，還元剤である塩化第一スズ（SnCl$_2$）などを作用させ反応性を高める必要がある。還元するときにスズは Sn^{2+} から Sn^{4+} に酸化される。^{99m}Tc 標識化合物には，キレート化合物が多いが，多核錯イオンのものもある。^{99m}Tc は，キレート中心に酸素を伴った形（オキソコア錯体）になっているキレート化合物もある。

標識反応には，いくつかのタイプがある。主なものは，^{99m}Tc-DTPA などのように ^{99m}Tc の原子を中心に有機化合物による配位子（リガンド）*2 でキレートをつくる方法である。^{99m}Tc と弱い結合をしている配位子を，リガンド交換（トランスキレーション）により強い結合をする配位子にリガンド交換する。^{99m}Tc-クエン酸から ^{99m}Tc-MIBI を合成するには，75～100℃で加熱してリガンド交換する必要がある。

また，被検者の体内で赤血球に ^{99m}Tc を標識する方法（*in vivo* 法）がある。まず，ピロリン酸キットで調整した生理食塩液を静脈投与し，15～30分後に先ほどと反対の腕から ^{99m}TcO$_4^-$ を投与する。

^{99m}Tc-MAA の標識などのように，凝集アルブミンなどタンパク質への吸着による場合もある。

臨床現場で ^{99}Mo/^{99m}Tc ジェネレータからミルキングした過テクネチウム酸ナトリウムは，注射液として用いてシンチグラフィ（脳，甲状腺，異所性胃粘膜疾患）を行うほか，種々のコールドキット（^{99m}Tc-ECD，^{99m}Tc-HMPAO，^{99m}Tc-MIBI，^{99m}Tc-TF，^{99m}Tc-MAA，^{99m}Tc-スズコロイド，

> **MEMO**
> 還元剤を用いた過テクネチウム酸の還元法には，通常用いられる SnCl$_2$ 法のほかに，Na$_2$S$_2$O$_3$ 法，Fe(Ⅲ)-ascorbic acid 法，NaBH 法などがある。

> **Term a la carte**
>
> *2 リガンド（ligand）
> 錯体やキレート化合物は，中心にある金属原子，または金属イオンに，リガンドとよばれる分子やイオンが結合してできている。DTPA や EDTA (ethylenediaminetetraacetic，エチレンジアミン四酢酸）などがよく知られている。中心の金属が同じでも，リガンドにより錯体やキレート化合物の安定性が異なる。

^{99m}Tc-MAG$_3$)の標識に用いられる。

標識操作のときには，次のことに留意する。

① 塩化第一スズは，大気中の酸素により劣化する。バイアル内を陽圧にしすぎると放射性物質が外部に漏れるので，常に若干大気圧以下（陰圧）になるように注意する。

② 溶液の出し入れに用いるシリンジは，関係のない化合物の混入を防ぐためシングルユースとする。

③ 決められた液量，放射能濃度，比放射能の^{99m}TcO$_4^-$で調整する。標識したキットは有効時間内に使用する。

④ 標識した注射液はそのまま用いる。希釈すると分解することがある。

⑤ 標識反応後に新たに^{99m}TcO$_4^-$を追加しても通常標識されない。振盪時間や温度などを含め標識化合物調整用キットの説明書のとおりに操作する。

例題①

Q 次のジェネレータについて永続平衡でないものはどれか。2つ選べ。
1. ^{99}Mo-^{99m}Tc
2. ^{81}Rb-^{81m}Kr
3. ^{68}Ge-^{68}Ga
4. ^{90}Sr-^{90}Y
5. ^{227}Ac-^{223}Ra

A 1，5
永続平衡の条件は，親核種と娘核種の半減期の差が非常に大きい場合の放射平衡である。目安として親核種と娘核種の半減期の比が，1,000倍を超えると永続平衡といって差し支えないと考えられる。^{99}Mo-^{99m}Tc（65.9時間/6.1時間）で10.80倍，^{81}Rb-^{81m}Kr（4.6時間/13.1秒）で1,264倍，^{68}Ge-^{68}Ga（271日/67.7分）で4,062倍，^{90}Sr-^{90}Y（28.8年/64時間）3,942倍，^{227}Ac-^{223}Ra（21.772年/11.435日）で694.9倍である。

例題②

Q ^{99}Mo-^{99m}Tcジェネレータについて**不適当なもの**はどれか。
1. ^{99}Moカラムには，陰イオン交換樹脂が使われている。
2. ジェネレータより得られた^{99m}Tc溶液は無菌的であるのでそのまま使用できる。
3. ^{99}Moカラムに生理食塩水を通じて^{99m}TcO$_4^-$を溶出させる。
4. ^{99}Moからのγ線に対して遮蔽を十分にする必要がある。
5. ^{99}Moはβ壊変する。

A 1
^{99}Moカラムには，アルミナが使われている。

例題③

Q 次の核種は臨床検査に用いられているものであるが，これらのうちβ^-線を放出するものはどれか。

1. ^{123}I
2. ^{133}Xe
3. ^{81m}Kr
4. ^{111}In
5. ^{99m}Tc

A <u>2</u>
^{133}Xeは，81.0 keVのγ線の他にβ^-線を放出する。それ以外の選択肢の核種はγ線を放出する。^{111}Inは，加えて特性X線を計測時に用いる。

例題④

Q 次の核種について，主要なγ線エネルギーと半減期の組み合わせで**誤っている**ものはどれか。

1. ^{99m}Tc ...... 141 keV 約66時間
2. ^{131}I .... 365 keV 約8日
3. ^{123}I .... 159 keV 約13時間
4. ^{67}Ga .... 93 keV，185 keV，300 keV，394 keV 約78時間
5. ^{111}In .... 171 keV，245 keV 約67時間

A <u>1</u>
^{99m}Tcの半減期は約6時間である。

例題⑤

Q 次のポジトロン放出核種のうちジェネレータで得られるものはどれか。

1. ^{11}C
2. ^{13}N
3. ^{15}O
4. ^{18}F
5. ^{68}Ga

A <u>5</u>
^{68}Ge/^{68}Gaジェネレータを利用する。ほかの選択肢の核種はサイクロトロンで製造する。

放射性医薬品・放射性薬剤

3 PET用放射性薬剤

1 ポジトロン放出核種

ポジトロン放出核種（表1）では，ポジトロン（陽電子）がその反粒子である陰電子と出会い消滅するときに約180°方向に発せられる511 keVの消滅放射線を画像検査に用いる。ポジトロン放出核種は，放射性同位元素（RI：radioisotope）である^{11}C，^{13}N，^{15}Nで生体構成元素を置き換えることができる。従って，生理活性物質や薬物などをそのままの構造式で標識化合物とすることが原理的に可能である。

図1に主なPET（positron emission tomography）用放射性薬剤を示す。PET用放射性薬剤はこのほかにも研究レベルを含め非常に多くのものが開発されている。

表1 in vivo検査用の放射性医薬品に用いられる核種（ポジトロン放出核種）

核種	半減期	壊変形式と主なγ線エネルギー	製造方法
^{11}C	20.39分	β^+〔511 keV（消滅放射線）〕	^{14}N(p, α)^{11}C
^{13}N	9.97分		^{16}O(p, α)^{13}N
^{15}O	122.24秒		^{15}N(p, n)^{15}O
^{18}F	109.77分		^{18}O(p, n)^{18}F

2 自動合成装置

ポジトロン放出核種は，サイクロトロンにより製造する。^{18}Fは，半減期が比較的長いので企業からの提供が可能であるが，^{11}C，^{13}N，^{15}Oは半減期が非常に短いので，病院に設置した小型サイクロトロン（加速陽子のエネルギーが20 MeV程度以下のもの）を用いて製造する（図2）。サイクロトロンは，正イオン加速型と負イオン型加速型が利用されるが，現在は後者が主流である。図3に製造の際に参考にされる励起関数と飽和収量を示す。

製造した核種はターゲットからホットラボのホットセルに送られ，自動合成装置で投与可能な薬剤にする（図4）。ホットラボは，医薬品などの製造管理および品質管理に関する基準のうちGMP（good manufacturing practice）*1レベルの無菌的な環境（クリーンルーム）になっている。術者が被ばくしないようにホットセルという放射線遮蔽能力の優れた区画の中で，コンピュータ制御の**自動合成装置**（ケミカルブラックボックス）を用いて短時間合成が行われる。

Term a la carte

*1 GMP
「医薬品及び医薬部外品の製造管理及び品質管理の基準に関する省令」という法令により定められた製造所における製造管理，品質管理の基準，「医薬品及び医薬部外品の製造管理及び品質管理の基準」の略。

図1 主なPET用放射性薬剤

a ^{11}C 標識化合物

^{11}C-メチオニン (^{11}C-MET)	
検査	悪性腫瘍，脳腫瘍
集積機序	アミノ酸代謝

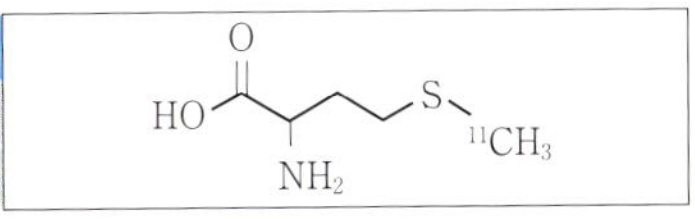

^{11}C-酢酸	
検査	心筋血流，心筋梗塞，狭心症
集積機序	好気性代謝

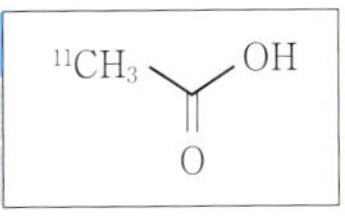

^{11}C-酸化炭素ガス	
検査	脳梗塞，血液量，血液プール
集積機序	ヘモグロビンとの結合

^{11}CO

b ^{13}N 標識化合物

^{13}N-アンモニア (^{13}N-NH_3)	
検査	心筋梗塞，狭心症
集積機序	アンモニウムイオンからのグルタミン生合成

^{13}N-NH_3

c ^{15}O 標識化合物

^{15}O-酸素ガス (^{15}O-O_2)	
検査	脳梗塞
集積機序	酸素代謝

^{15}O-O_2

^{15}O-二酸化炭素ガス (^{15}O-CO_2)	
検査	脳梗塞，血液量
集積機序	$H_2{}^{15}O$ への変化

^{15}O-CO_2

^{15}O-水 (^{15}O-H_2O)	
検査	脳梗塞，心筋梗塞，組織血流量
集積機序	$H_2{}^{15}O$ への変化

^{15}O-$H_2{}^{15}O$

d ^{18}F 標識化合物

^{18}F-FDG	
検査	悪性腫瘍，虚血性心疾患，難治性部分てんかん患者のてんかん焦点
集積機序	グルコース代謝

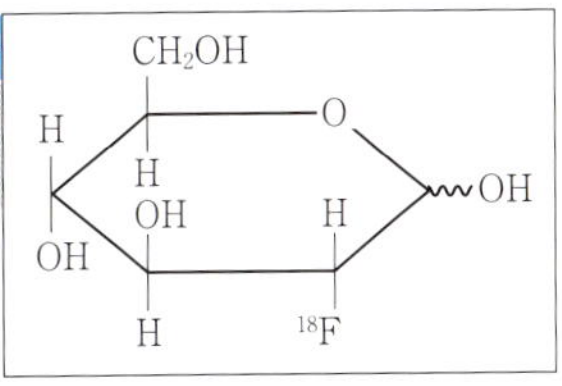

^{18}F-フロルベタピル	
検査	アルツハイマー型認知症が疑われる認知機能障害を有する患者の脳内アミロイドベータプラークの可視化
集積機序	アミロイドβへの選択的・定量的な結合

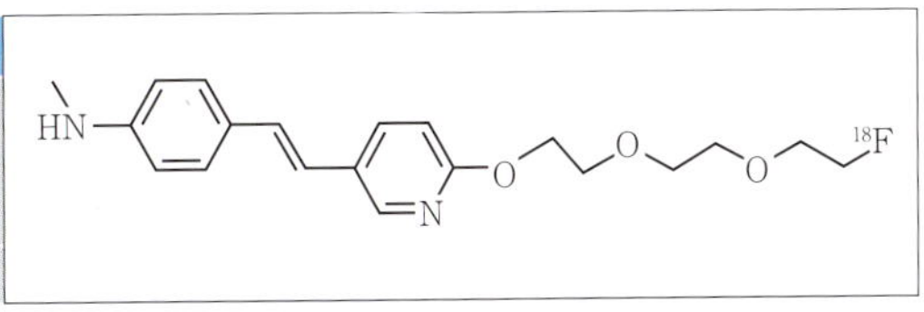

^{18}F-フルテメタモル	
検査	アルツハイマー型認知症
集積機序	病理組織学的検査においてアミロイドの染色に使用されているチオフラビンTの構造類似 (^{11}C-Pittsburgh Compound Bも同様)

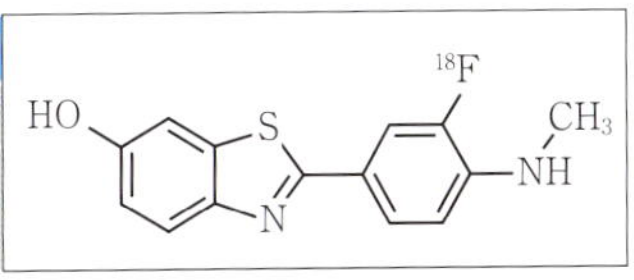

図2 サイクロトロン

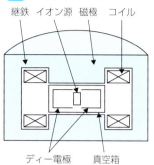
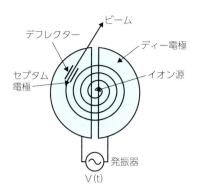
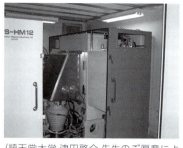

(順天堂大学 津田啓介 先生のご厚意による)

図3 励起関数と飽和収量

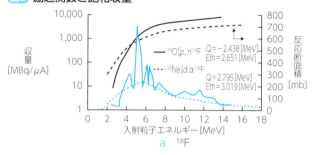

a ^{18}F

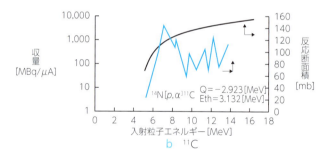

b ^{11}C

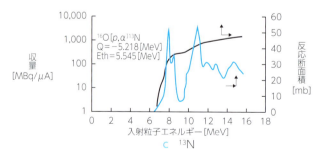

c ^{13}N

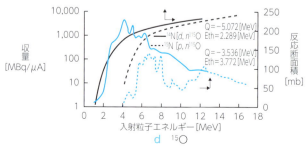

d ^{15}O

[佐治英郎 ほか編：新 放射化学・放射性医薬品学 改訂第2版, p77, 南江堂, 2006. より引用]

図4 クリーンルームと自動合成装置

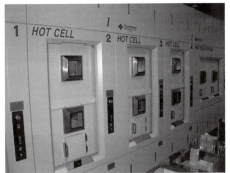
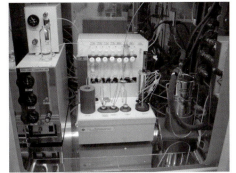

(順天堂大学 津田啓介 先生のご厚意による)

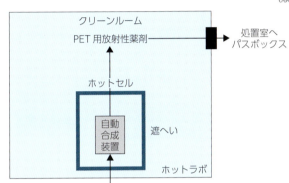

4 放射性医薬品・放射性薬剤

放射性医薬品の品質管理

　放射性医薬品は，一般の医薬品の質的管理（QC：quality control）に加え，核種の純度なども管理する必要がある。シングルフォトン放射性医薬品とポジトロン放射性医薬品は，メーカーから供給される際に厳しくQCが行われる。ポジトロン放射性医薬品は，院内で製剤化される際に同様のQCを行う。

　放射性医薬品は，薬機法（医薬品，医療機器等の品質，有効性及び安全性の確保等に関する法律）の規制を受け，一般の医薬品と同様厳しく管理されている。また，放射能があることや減衰があるという特殊性を考慮して**放射性医薬品基準**が設定されている。さらに，院内のサイクロトロンで製造する放射性薬剤については，**院内サイクロトロン製剤の基準に関する指針**が作成されている。主な事項としては，次のものがある。

① 放射能に関する事項
　　核種の確認，放射能の定量，放射性同位元素（RI：radioisotope）純度，容器・包装の遮蔽効果
② 標識化合物に関する事項
　　化合物の確認，化合物の定量，化学的純度，放射化学的純度，比放射能
③ 製剤に関する事項
　　無菌試験，発熱物質試験，添加剤，容器および記載事項

1 定量法

　バイアルやシリンジなどに入った放射性医薬品の放射能の検定や被検者への投与量の確認を行う装置がある。臨床現場でよく用いられているものは，ドーズキャリブレータやキュリーメータなどである。この装置の検出部はウェル型（井戸型）であり，測定試料をアダプタにセットし挿入する。測定を開始すると時刻と放射能が表示される。任意の時刻の放射能も計算でき，液量を入力すれば放射能濃度が計算できる装置もある。計測値は，計測時の幾何学的条件（ウェル内の位置や液量）の影響を受けるので注意する。標準線源で装置の校正を行う。

2 品質の確認

■ 純度試験

　不必要なRIが存在すると，不要な被ばくやシンチグラムの画質低下を招くため，目的核種の純度を評価する必要がある。RI純度は，全放射能のうち目的とするRIが何％を占めるかを表す。γ線放出核種の場合は，γ

線スペクトルを計測する。β線放出核種の場合は，吸収係数やエネルギー分布を計測し標準線源と比較する。次にRI純度を求める式を示す。

$$\text{RI純度}[\%] = \frac{\text{着目する放射性核種の放射能}}{\text{全放射能}} \times 100$$

また，目的標識化合物の純度を評価する必要がある。放射性医薬品は，目的とする化学形になっていなければならない。**放射化学的純度**は，標識に用いるRIの総放射能のうち，目的とする化学形の放射能が何％を占めるかを表す。標識化合物標識キットなどを利用して，標識した際に何％の放射能が目的とする標識化合物として生成したかを表す値を**標識率**という。目的以外の化学形の放射性物質が混在すると，目的外の臓器や組織に分布し，検査に支障をきたすことがある。各種クロマトグラフィを利用して測定する。クロマトグラフィには，ペーパークロマトグラフィ，薄層クロマトグラフィ，カラムクロマトグラフィ，ガスクロマトグラフィ，イオン交換クロマトグラフィなどがある。高性能な分離が可能なカラムクロマトグラフィとして，高速液体クロマトグラフィ（HPLC：high performance liquid chromatography）がある。次に放射化学的純度を求める式を示す。

$$\text{放射化学的純度}[\%] = \frac{\text{特定の化学形に見いだされる放射能}}{\text{その核種の全放射能}} \times 100$$

化学的純度の評価として，混入が予想される異種化合物，分解物，重金属などについて呈色反応などの検出法が規定されている。次に化学的純度を求める式を示す。

$$\text{化学的純度}[\%] = \frac{\text{着目する化合物の重量}}{\text{全体の重量}}$$

■ その他の規格試験

清潔であることの確認として，無菌試験（バテックス試験，血液培養システム試験など）と発熱物質（パイロジェン）の混入を調べるエンドトキシン試験などがある。発熱物質とは，細菌などに由来し，注射液などに混入したものを投与すると被検者が発熱する物質をいう。

粒子の懸濁状製剤には，粒度試験を行う。体内分布試験を動物（マウスなど）で行う。

例題

Q 放射性医薬品の取り扱いで正しいものはどれか。
1. 放射性医薬品を扱う際にはゴム手袋を着用する。
2. 放射性医薬品の入ったバイアルは陽圧にする。
3. 注射器用遮蔽筒は,放射性医薬品を吸った後に装着する。
4. 標識の際に ^{99}Tc の混入は比放射能に影響はない。
5. 無菌的操作ができれば同一の注射器でほかの放射性医薬品を扱ってもよい。

A <u>1</u>
2:陽圧にすると放射能がバイアルから外に漏れることがある。
3:注射器用遮蔽筒は,装着してから放射性医薬品を吸う。
4:^{99m}Tc の比放射能の低下により,検査に利用できる γ 線が放出されない同位元素 ^{99m}Tc が多くなり標識された放射性医薬品は臓器集積量の過小評価につながる。
5:無菌的操作ができるできないにかかわらず,ほかの放射性医薬品の混入を防ぐために,同一の注射器を使いまわさない。

5 放射性医薬品の集積機序

放射性医薬品・放射性薬剤

1 体内動態

　放射性医薬品をヒトに投与すると，体内動態として吸収，分布，代謝，排泄という過程を経て，体内から放射能が減少していく。同時に物理的半減期によっても放射能は減少する。その間に体内から透過してきた放射線をガンマカメラやPET（positron emission tomography）カメラなどにより計測した後，計数を処理して画像や検査値を得る。

　放射性医薬品の剤形は，注射薬，内用薬，外用薬がありそれぞれの投与方法がある。投与経路により異なった体内動態を示す。

　注射薬には，血管内，脊髄腔内，皮下・皮内などに投与するものがある。例えば静脈に投与した場合，脂溶性の高いものは，アルブミンなどの血漿タンパク質と結合し，水溶性のものは，血漿に溶けた状態で血流により運ばれる。心拍出量は，成人で5L/分程度であり，全血に匹敵する血液を1分間で心臓から全身に送っている。そのため放射性医薬品は，投与した静脈から心臓に入り，肺循環を経て左心室から駆出され，数十秒で全身の臓器に分布していく。

　代謝安定性の高いものは，投与したままの化学形で，代謝を受けるものは，肝臓をはじめとする臓器で加水分解・酸化還元反応やグルクロン酸，グリシン，グルタチオンなどによる抱合を受け，肝胆道または腎臓より排泄される。代謝を受けるものは，臓器に分布しつつ，放射能の化学形が変化することになる。

　分布と排泄において，細胞内に移行，あるいは細胞から出る際は，細胞膜のチャネル，トランスポーターによる膜輸送や，脂溶性による受動拡散が行われる。投与した血管内や脊髄腔に長期間とどまる放射性医薬品もある。

　内用薬として，カプセルは経口投与すると多くは腸管などの消化管から吸収され，門脈を経て肝臓に至り，そこから静脈経由で全身の循環に入る。

　外用薬としてガスや微粒子を用いる場合，吸入により投与する。鼻腔から気管を経て肺に達する。肺胞から血流に移行する放射性医薬品では，肺静脈を経て左心房・左心室に至り，全身に分布していく。

　診断用の放射性医薬品に関しては，トレーサ量であり物質的には極微量であることから，薬理作用や毒性はなく，副作用もほとんどないとされている。そのため，放射性医薬品を投与しても，変化していない元のままの生体内の機能を知ることができる利点がある。

2 集積機序（原理・作用）

　シンチグラムやSPECT（single photon emission computed tomography）画像，PET画像で目的部位を診断する場合，放射能の集積を示す**陽性像**が，放射能の集積していない部位を示す**陰性像**に比べて診断上有用であることが多い。陽性像のほうが画像上で見つけやすく，濃淡などから集積の状態がわかるからである。従って，放射性医薬品は，投与後に機能や局在を調べたい臓器や病変部位に集積し，陽性像として検出できるものがよい。

　なお薬理作用という観点から，薬品は，作動薬（**アゴニスト**）と遮断薬・拮抗薬（**アンタゴニスト**）に分けられる。アゴニストには薬理作用があるが，アンタゴニストには薬理作用がない。投与した放射性医薬品による薬理作用により，生体の状態が変化し，変化した機能・構造を画像化するのでは，検査結果の解釈が難しい。そのため通常アンタゴニストの標識化合物を分子デザインとして選択することが多い。次に代表的な集積機序について説明する。

■ 腔内局在

　血液や脳脊髄液やリンパ液などの分布や流れを検査することがある。放射性医薬品を血管や脳室，脳槽，脳脊髄腔に投与したときに，短時間でほかの臓器への移行や排泄がされず，投与したコンパートメントにとどまることを腔内局在するという。

【例】^{99m}Tc-HSA（血液プール），^{99m}Tc-赤血球（血液プール），^{111}In-DTPA（脊髄腔，脳槽，脳室）

■ 膜輸送（表1）

　細胞膜は，リン脂質が水溶性の部分を膜の外側に，脂溶性の部分を膜の内側に配列した脂質二重層といわれる構造でできている。物質を細胞の内外に輸送する膜タンパク質は輸送体とよばれている。

　アデノシン三リン酸（ATP：adenosine triphosphate）のエネルギーに依存して，濃度勾配に逆らった物質の輸送をする輸送形式を**能動輸送**いう。イオンを能動輸送する場合，その輸送体をイオンポンプという。Na^+-K^+ ATPaseはイオンポンプである。また，がんの耐性と関連し，薬物の排出やペプチドの分泌，またアミノ酸などの取り込みに関与する多数の能動輸送体（トランスポーター）が知られている。

　エネルギーに依存せず濃度勾配に従った方向への輸送は**受動輸送**である。酸素分子や二酸化炭素分子などは，細胞内外の濃いほうから薄いほうへの濃度勾配を利用して，輸送体を介さずに拡散する。脂に溶けやすい物質（脂溶性物質）も，輸送体を介さず細胞膜に溶け込み，細胞内へ移行することができる（**受動拡散**）。また，濃度勾配に従ってイオンや水溶性の物質を細胞の内外へ運ぶ輸送体もある（**促進拡散**）。受動拡散と促進拡散をまとめて**拡散**という。イオンを輸送する膜タンパクはイオンチャネルとよばれる。細胞内外に分子を輸送する輸送体は，トランスポーターである（図1）。

表1 膜輸送の種類

	輸送の種類			
	受動拡散	促進拡散	能動輸送	共輸送，交換輸送
輸送タンパク質の有無	×	○	○	○
濃度勾配に逆らう輸送	×	×	○	○
ATP加水分解と共役	×	×	○	×
共輸送されるイオン濃度勾配により駆動	×	×	×	○
代表的輸送基質	O_2，CO_2，脂溶性の薬品	グルコース，アミノ酸，イオンと水	イオン，親水性の薬品，脂質(ATP依存ポンプ)	グルコース，アミノ酸(Naなどと同方向)，アミノ酸の交換，イオンの交換

図1 チャネル，トランスポーター，ポンプなどによる膜輸送

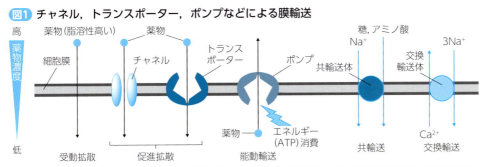

(吉岡充弘 ほか著：系統看護学講座 専門基礎分野 薬理学, p.31, 医学書院, 2018. より改変引用)

イオンポンプが輸送したイオンの濃度勾配を利用した間接的な能動輸送も存在する。グルコースやアミノ酸の**トランスポーター**のなかにはイオンとともに膜内外にそれらを輸送するものがある。

【例】
- $^{99m}TcO_4^-$…トランスポーターにより甲状腺，唾液腺，胃粘膜に輸送される
- $^{201}TlCl$（塩化タリウム）…イオンチャネルにより心筋，副甲状腺に輸送される
- $^{99m}Tc\text{-}MAG_3$…トランスポーターにより腎臓の尿細管から分泌され尿排泄される
- $^{131}I\text{-}$ヨウ素馬尿酸…トランスポーターにより腎臓の尿細管から分泌され尿排泄される
- $^{99m}Tc\text{-}PMT$…肝臓に輸送され，胆道を経て胆汁排泄される
- ^{133}Xe…受動拡散により脳に集積する
- ^{81m}Kr…受動拡散により脳に集積する
- $^{123}I\text{-}IMP$…脳血流，脂溶性，pHシフト，アミンレセプター結合
- $^{99m}Tc\text{-}HMPAO$…脳血流のある部位に脂溶性で血液脳関門（BBB：blood brain barrier）を透過し集積する。脳内で分解と抱合を受け集積する
- $^{99m}Tc\text{-}ECD$…脳血流のある部位に脂溶性でBBBを透過し集積する。脳内で酵素的加水分解を受け集積する

・^{123}I-β-CIT…脳血流のある部分に脂溶性で透過し，ドパミン神経の前シナプスのドパミントランスポーターに結合し集積する

■ 細胞間質への浸透

細胞の間に存在するコラーゲン線維，細網線維などの線維成分および糖タンパク質などで構成されている部分を細胞間質という。放射性医薬品が疾患部位の血管から漏れ出て細胞間質に集積することがある。

■ 代謝

代謝は，2つの観点から説明できる。1つ目は，**物質代謝**であり，酵素基質としての前駆体（生合成原料）を酵素によってほかの化合物に生合成，あるいは分解することで，物質が変換されるという現象（すべての生化学反応）のことである。2つ目は，**エネルギー代謝**であり，それに伴ってエネルギーが変換される現象のことである。

代謝は，**同化**と**異化**という観点でも分けることができる。生体構成物質や生命活動に必要な物質を，無機化合物や，単純な有機化合物から生合成することが同化である。体内にある化合物から，水や二酸化炭素のような単純な物質に分解するのが異化である。エネルギー代謝の代謝機構に属する代表的なものに，解糖系やトリカルボン酸サイクルや電子伝達系，β酸化があり，それらに関連した物質や栄養素などを，酵素反応によって代謝し，ATPをはじめとする高エネルギー物質を産生する。

また，薬物，毒物など生体外からの物質の分解・排泄は，**薬物代謝**と総称され，主として肝臓や腎臓で行われる。

これらにかかわる酵素阻害薬や酵素基質が放射性医薬品として使用される場合がある。放射性医薬品が細胞内に取り込まれた後，代謝を受けて細胞外には出にくい化学形になり，集積する機序を**メタボリックトラッピング**（metabolic trapping）[*1]という。

【例】
・^{123}I, ^{131}I-NaI（ヨウ化ナトリウム）…甲状腺，甲状腺ホルモンに合成されて甲状腺内に集積する
・^{131}I-アドステロール…副腎皮質で副腎皮質ホルモン合成をされる前駆体と同じ機序で集積する
・^{111}InCl$_3$（塩化インジウム）…骨髄，造血
・^{123}I-BMIPP…心筋，脂肪酸β酸化
・^{18}F-FDG…腫瘍，炎症，グルコース代謝

■ 毛細血管塞栓

動脈が分岐し組織に分布するようになると，直径5μm程度の細い毛細血管となる。熱変性させた放射性標識アルブミン（テクネチウム大凝集人血清アルブミン）を少量投与し，**毛細血管塞栓**により血流のある毛細血管の分布を画像化することができる。このような物質を**微小塞栓子**（マイクロスフェア）という。また，あたかもマイクロスフェアのように，ファー

Term a la carte

[*1] **メタボリックトラッピング**
臓器や組織の代謝酵素により，集積しやすい放射性代謝物に変化して集積する放射性医薬品の集積機序のこと。

ストパスで目的臓器に大半が取り込まれる脂溶性標識化合物は，**ケミカルマイクロスフェア**といい実際の毛細血管塞栓とは異なる。
【例】^{99m}Tc-MAA（肺）

神経伝達や情報伝達（受容体，シナプス小胞）

種々の臓器やがん細胞に**受容体**が発現している場合，その受容体に特異的に結合する放射性医薬品でその分布を画像化することができる。ホルモンや神経伝達物質は，受容体（レセプタ）とよばれる膜タンパク質に結合することで，その細胞に情報を伝達する（図2）。受容体には，Gタンパク共役型受容体，キナーゼ連結受容体，イオンチャネルを開閉する目的のイオンチャネル内蔵型受容体などがあり，機能発現のスイッチの役割をする。

ホルモンは，分泌された後に近隣組織または血液などにより遠隔臓器に運ばれ，特定の細胞表面の受容体や核内受容体と結合し，機能を発現させる。

神経には，**興奮性神経**と**抑制性神経**がある。前シナプスにパルスが伝わると，シナプス小胞中に蓄えられた神経伝達物質をシナプス間隙に放出し，後シナプス細胞膜面にある受容体に結合させ，パルスを後シナプス側の細胞に伝達する。その後速やかに酵素により分解を受けるか，前シナプスのトランスポーターにより再取り込みを受け，細胞間隙から消失する。さらにシナプス小胞のトランスポーターにより再びシナプス小胞中に集められた神経伝達物質は，再利用される。これらの機能・局在を画像化する放射性医薬品は，脂溶性でBBBを透過し，シナプス間隙まで到達し受容体に結合するものが多い。従って，後シナプスの受容体の分布を画像化していることになる。放射性医薬品には，再取り込みのトランスポーターに結合するものやシナプス小胞に蓄積するものがあるが，これらは前シナプスを画像化していることになる。

【例】
- ^{131}I-MIBG…副腎髄質，心筋交感神経シナプス小胞に集積する
- ^{123}I-IMZ…脳，ベンゾジアゼピンレセプターに結合する
- ^{123}I-IMP…アミン受容体に結合する

図2 受容体の種類

■ リガンド　□ 受容体　■ チャネル　■ 酵素

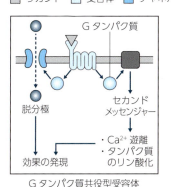
Gタンパク質共役型受容体

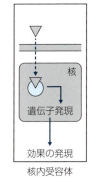
核内受容体

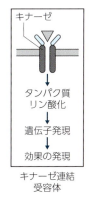
キナーゼ連結受容体

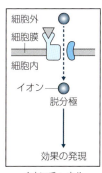
イオンチャネル内蔵型受容体

（吉岡充弘 ほか著：系統看護学講座 専門基礎分野 薬理学, p.17, 医学書院, 2018. より引用）

- GSA…肝臓，アシアロ糖タンパク受容体に結合しエンドサイトーシスを受ける
- ^{111}In-ペンテトレオチド…ソマトスタチン受容体に結合する

■ 抗原抗体反応

免疫の機能として抗原抗体反応（antigen-antibody interaction）がある。抗原と抗体間に起こる結合を指す。抗原上の1つの結合部位（エピトープ）と抗体上の1つの特異的な結合部位（パラトープ）は可逆的結合をする。結合により，抗原は機能できなくなり，免疫系によって排除される。きわめて多種類のパラトープをもった抗体が，それぞれのBリンパ球により生産される。抗原は通常異物であるが，内因性のものも抗原になりうる。放射性医薬品として標識抗原や標識抗体が利用される。

【例】^{111}In-抗CEA抗体（腫瘍），^{111}In-抗ミオシン抗体（心筋梗塞）

■ 貪食作用

貪食作用をもつ細胞を食細胞（phagocyte）という。食細胞は，狭義にはマクロファージ*2 を指す。網内系組織（骨髄，リンパ節，肝臓，脾臓など）に多い。マクロファージ（肝類洞内に常在するものは，Kupffer（クッパー）細胞または星状大食細胞という），ナチュラルキラー（NK）細胞，好中球，樹状細胞などが食作用をもつ。食細胞は，内部に異物を閉じ込め食胞とし，リソソームと融合することで消化する。放射性コロイド粒子は，これらの食細胞により貪食される。

【例】^{99m}Tc-スズコロイド（肝臓，脾臓，骨髄，リンパ節の機能），^{99m}Tc-フィチン酸（肝臓，脾臓の機能）

■ 血球機能

血小板が活性化し，血餅ができ血栓を形成する部位に集積する。炎症反応により白血球が遊走して集合する部位に集積する。

【例】^{111}In-血小板（血栓），^{111}In-白血球（炎症）

■ 細胞捕獲

古くなった赤血球は，脾臓で捕獲され破壊される。赤血球は，120日程度の寿命で役割を終え，脾洞とよばれる洞様血管内に回収され，脾索の網の目を通過できずに破裂し，マクロファージに捕食される。骨髄や肝臓でも同様のことが行われている。

【例】^{99m}Tc-BMHP処理赤血球（脾臓）

■ 化学吸着

骨は，主成分であるハイドロキシアパタイト〔$Ca_{10}(PO_4)_6(OH)_2$〕と膠原などからなるが，ピロリン酸やP-C-P構造を基本骨格とするビスホスホネート類は，骨表面に化学吸着されるといわれている。破骨細胞（マクロファージ系の多核巨細胞）と骨芽細胞が骨リモデリングを行う。骨新生や

Term a la carte

*2 マクロファージ
血球のうち，アメーバのように遊走する白血球の1種。体内で死んだ細胞や異物を捕食・消化することで，掃除する役割を担う食細胞。

代謝が盛んな腫瘍の骨転移部位は，環境が若干酸性になっていることが吸着を促進しているともいわれている．骨シンチグラフィに用いられる放射性医薬品は，ピロリン酸と類似構造をしたビスホスホネートを^{99m}Tcで標識したものである．

【例】 ^{99m}Tc-MDP，^{99m}Tc-HMDP，^{99m}Tc-PYP（ピロリン酸）（骨，心筋梗塞），^{67}Ga-citrate（腫瘍，炎症）

例題

in vivo 検査用放射性医薬品の取り扱いで正しいのはどれか．
1. 診断用は薬理作用が大きい．
2. 全身に均等に分布するものがよい．
3. 通常一般の医薬品より有効期間が長い．
4. β線を出すものがある．
5. α線を出すものがある．

<u>4</u>
1：診断用では薬理作用がないものがよい．
2：目的臓器に集積するものがよい．
3：物理的半減期があるので通常一般の医薬品より有効期間が短い．
4：甲状腺イメージング剤の ^{131}I は β 線を出す．
5：α 線は細胞を損傷するので，*in vivo* 検査用放射性医薬品には向いていない．

6 放射性医薬品・放射性薬剤

放射性医薬品の副作用

　放射性医薬品は，化学物質としての量はきわめて少なく，このような量は，トレーサ量（極微量）とよぶ。標識化合物そのものによるアレルギー反応（発赤，発疹，皮膚発赤，搔痒感など）はありうるが，薬理作用や副作用が起こることは，ほぼないといってもよい。しかし，添加物によって，製剤としての副作用が引き起こされることがある。迷走神経反応（動悸，熱感，血圧低下，顔面蒼白，悪心，嘔吐，嘔気，気分不快，冷汗など）という注射液の投与に伴う物理的刺激による副作用もありうる。表1に放射性医薬品ごとの副作用を示す。

【例】
- ^{131}I-アドステロール注射液…エタノールが含まれるため，顔面紅潮，めまいなどが起こることがある。2倍以上に希釈して，30秒以上かけて徐々に投与する。卵巣への被ばくが多いので，ヨウ素過敏症，妊婦とその疑いのある者および授乳中の女性，副腎疾患が強く疑われる者，18歳未満の者への投与は禁忌
- ^{99m}Tc-MAA…肺高血圧，膠原病，右心から左心へのシャントのあるチアノーゼを呈する者への投与は禁忌
- ^{111}In-DTPA…脳脊髄液腔内に投与するため，髄膜刺激症状（発熱，頭痛など）が起こることがある。頭蓋内圧の著明な亢進，乳頭浮腫を認める者，後頭蓋窩の腫瘍の疑いがある者，脳ヘルニアを起こしそうな者は禁忌

表1 放射性医薬品の副作用

放射性医薬品	迷走神経反応	発熱	アレルギー反応	その他
^{67}Ga-クエン酸	○	○	○	舌しびれ
^{99m}Tc-過テクネチウム酸ナトリウム	○	○	○	
^{99m}Tc-MDP	○	○	○	
^{99m}Tc-HMDP			○	悪心，発汗
^{99m}Tc-PYP（ピロリン酸）	○		○	
^{99m}Tc-スズコロイド		○	○	全身脱力感
^{99m}Tc-MAA	○		○	
^{99m}Tc-DTPA	○	○	○	注射部疼痛
^{99m}Tc-DTPA-HSA				顔面紅潮，嘔気
^{99m}Tc-HSA	○			
^{99m}Tc-フィチン酸	○	○		
^{99m}Tc-DMSA	○		○	
^{123}I-NaI（ヨウ化ナトリウム）	○		○	悪心，嘔吐
^{123}I-HSA	○			
^{131}I-アドステロール	○	○	○	顔面紅潮，めまい，心悸亢進

（次ページに続く）

(表1続き)

放射性医薬品	副作用			
	迷走神経反応	発熱	アレルギー反応	その他
^{111}In-DTPA	○	○	○	髄膜刺激症状
^{111}InCl（塩化インジウム）			○	
^{123}I-IMP	○		○	
^{201}Tl			○	
^{18}F-フルテメタモル	○		○	アナフィラキシー（まれ），顔面紅潮，高血圧，心窩部不快感，頭痛
^{89}SrCl$_2$（塩化ストロンチウム）				血小板減少症 白血球減少症 貧血 ほてり 骨痛
^{18}F-FDG			○	嘔気 掻痒感 血圧上昇 蕁麻疹
^{123}I-IMZ				嗅覚錯誤 注射部疼痛尿pH上昇
^{123}I-FP-CIT（イオフルパン）			○	過敏症 頭痛 悪心
^{123}I-BMIPP	○		○	異臭 味覚異常 口内異常感 注射部疼痛
^{99m}Tc-TF	○		○	金属味 動悸 口内異常感 臭覚錯誤
^{99m}Tc-HMPAO	○		○	注射部疼痛 嘔吐 めまい 皮疹 掻痒感
^{99m}Tc-MAG$_3$				ショック（まれ）
^{99m}Tc-GSA	○		○	嘔吐 嘔気
^{99m}Tc-PMT	○		○	痙攣
^{99m}Tc-ECD	○	○	○	ショック（まれ）
^{99m}Tc-MIBI	○	○	○	口内苦味感 金属臭 頭痛
^{99m}Tc-MIBG	○			アナフィラキシー（まれ） 異臭
^{111}In-ペンテトレオチド				頭痛 潮紅
^{18}F-フロルベタピル	○			頭痛 倦怠感
^{111}In-イブリツモマブ・チウキセタン	○	○	○	倦怠感 頭痛 便秘 口内炎 発熱 骨髄抑制

7 分子イメージング

放射性医薬品・放射性薬剤

　分子イメージングとは，生物が生きた状態のまま，生体内の遺伝子やタンパク質などのさまざまな分子の挙動を観察する技術のことである。生命科学の分野では，蛍光や発光を呈する分子を利用して分子イメージングを行う方法がある。

　人体に関する分子イメージング技術では，*in vivo*核医学検査が分子イメージングの代表的なものである。MRI（magnetic resonance imaging）のスペクトロスコピーなど分子レベルの情報が得られるモダリティを含める場合もある。これまで，SPECT（single photon emission computed tomography）やPET（positron emission tomography）に利用することを目的として，多くの標識化合物が開発されてきた。特に，PETに用いるポジトロン標識化合物は，極微量でも定量的に生体内での分子の量や働きを評価できる。例えば，がん，精神神経障害，心臓病・脳血管障害などの疾患の機能画像を，分子プローブ（放射性薬剤）を用いて取得し調べることができる。

　この分野の研究の進歩により，創薬プロセスの効率化や新しい診断法の発見はもとより，がん，生活習慣病，認知症，うつ病などの治療薬開発に役立てることも期待される。

おさらい

1　in vivo 検査用放射性医薬品・放射性薬剤

●放射性医薬品の用途別分類	⇒	in vivo 検査用，in vitro 検査用，治療用
●in vivo 検査用放射性医薬品	⇒	γ線放出核種，ポジトロン放出核種（消滅放射線の利用）
●in vivo 検査用放射性医薬品の副作用	⇒	ほぼない
●標識化合物のタイプ	⇒	金属錯体，代謝基質，不活性ガス，イオン，コロイド粒子，標識された血液成分など
●治療用放射性医薬品	⇒	α線放出核種，$β^-$線放出核種

2　シングルフォトン放射性医薬品

●シングルフォトン放射性医薬品	⇒	^{99m}Tc，^{123}I，^{201}Tl など
●ジェネレータ	⇒	持ち運んだ先で娘核種をミルキングして利用できる
●^{99m}Tc-過テクネチウム酸ナトリウムを用いた標識		
	⇒	スズ還元法
●標識化合物キット	⇒	説明書に忠実に操作（加熱，浸透が必要なものもある）
●放射性ヨウ素の標識	⇒	直接法，間接法
●in vitro 放射性医薬品の核種	⇒	ほぼ ^{125}I が利用される

3　PET 用放射性薬剤

●ポジトロン放射性医薬品の核種	⇒	生体構成元素（^{15}O，^{13}N，^{11}C）と ^{18}F
●ポジトロン放射性医薬品の標識・製造	⇒	院内サイクロトロン，ホットセル，自動合成装置を利用
●薬剤メーカーによるデリバリ	⇒	^{18}F は半減期約2時間弱であり，可能である

4　放射性医薬品の品質管理

●放射能に関する事項	⇒	核種の確認，放射能の定量，RI 純度，容器・包装の遮蔽効果
●標識化合物に関する事項	⇒	化合物の確認，化合物の定量，化学的純度，放射化学的純度，比放射能
●製剤に関する事項	⇒	無菌試験，発熱物質試験，添加剤，容器および記載事項

5　放射性医薬品の集積機序

●集積機序	⇒	能動輸送，化学吸着，受容体結合，受動拡散など

6　放射性医薬品の副作用

●禁忌，副作用	⇒	まれにショック，過敏症などがあるので患者の容態をよく観察する
●薬剤に特有な副作用	⇒	^{131}I-アドステロール注射液（薬剤に含まれるエタノールによる副作用），^{99m}Tc-MIBI（口内苦味感や金属臭）など
●治療用放射性医薬品の副作用	⇒	骨髄抑制などに注意

7　分子イメージング

●分子イメージング	⇒	生体の営みを生きた状態で細胞・分子レベルで画像化する手法

2章
核医学装置

1 核医学装置

ガンマカメラ・SPECT(SPECT／CT)装置

1 ガンマカメラ・SPECT(SPECT／CT)装置

Term a la carte

＊1　ガンマカメラ
検出器にシンチレータを使用することから「シンチレーションカメラ」ともよぶ。

「**ガンマカメラ**＊1」は，体内に投与された放射性核種（^{99m}Tc，^{123}I，^{201}Tlなど）から放出されるγ線（場合によっては特性X線）を検出し画像化する。

これらの放射性同位元素（RI：radioisotope）を利用した検査法を「**シンチグラフィ**」といい，得られた画像は「**シンチグラム**」とよばれる。

また，検出器を回転させ投与されたRIの体内分布を断層像として得る装置を **SPECT**（single photon emission computed tomography）**装置**という。ガンマカメラでの撮像に比べ，3次元的でより詳細な情報を得ることができる特徴をもつ。このSPECT装置にX線CT（computed tomography）装置を搭載したものを **SPECT／CT装置**という。

これらはそれぞれ独立したものではなく，ガンマカメラ，SPECTの両機能を併せもった装置が主流となっている。

2 装置構成

ガンマカメラは，主に検出器，コリメータ，ガントリ，寝台・天板，各種データ収集・信号処理機構などで構成される。外観や機能については，メーカーによって異なるが，基本構成はほぼ同様である（図1，2）。

図1 ガンマカメラの構成

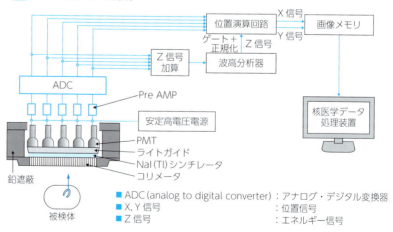

- ADC (analog to digital converter)：アナログ・デジタル変換器
- X, Y信号：位置信号
- Z信号：エネルギー信号

MEMO

パーシストモニタ

パーシストモニタは、患者の撮像のための位置決めや設定などを容易にするもので、RI投与後の患者の像を簡易的ではあるがリアルタイムに表示することができる。

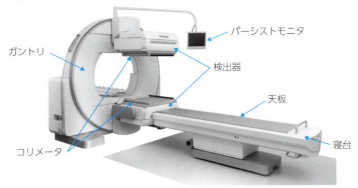

図2 ガンマカメラの外観

（画像提供：シーメンスヘルスケア株式会社）

Term a la carte

＊2 NaI(Tl)
微量のタリウムを含むヨウ化ナトリウムの結晶で、タリウムを添加しているのは、シンチレーション光の波長を調整するためである。

＊3 光電効果
物質が光子のエネルギーを吸収して自由電子を生じる現象。

3 検出器

検出器は、主に**シンチレータ**、**ライトガイド**、**光電子増倍管**（PMT：photomultiplier tube）、**エネルギー演算機構**、**位置演算機構**で構成される。

シンチレータ

主に**NaI(Tl)**（**タリウム活性化ヨウ化ナトリウム**）[*2]が使用される。シンチレータに入射したγ線は、**光電効果**[*3]でエネルギーを吸収されて、その量に比例したシンチレーション光に変換される。

各種シンチレータの特徴を表1に示す。

表1 各種シンチレータの特徴

シンチレータ	密度[g/cm³]	実効原子番号	相対発光量	発光減衰時間[ns]	エネルギー分解能[%]	備考
NaI(Tl)	3.7	51	100	230	8	潮解性あり
CsI(Tl)	4.5	54	45	1,000	文献により異なる	潮解性ややあり
BGO	7.1	74	15	300	18	—
GSO	6.7	59	25	56	8	—
LSO	7.4	66	75	47	12	自己汚染あり

MEMO

シンチレータの特徴

特徴にある潮解や吸湿によるシンチレータの変色（黄変）を防ぐために、シンチレータをアルミニウムやガラスなどの密閉容器に収める必要がある。

シンチレータの大きさで主に使用されるのは、3/8インチ（9.5 mm）厚で^{99m}Tc（エネルギー：141 keV）のγ線を約90％以上検出することができるものである。より厚いものでは1インチ（25.4 mm）ほどのシンチレータもあるが、これは511 keVの同時計数や高エネルギーを対象とした場合に用いられる。シンチレータの厚さが異なるときのシンチレーション光の様子を図3に示す。

シンチレータが厚い場合は、γ線が吸収される（発光する）割合が増え感度は向上するが、厚すぎてしまうと自己吸収により感度は低下してしまう。また、線源から角度のついたγ線も発光する割合が増えるため、ぼけ（空間分解能の低下）の発生要因となる。薄い場合には、逆のことがいえる。

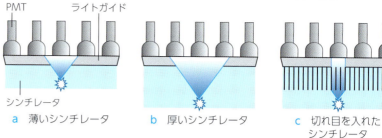

図3 シンチレータの厚さが異なる場合のシンチレーション光の様子

a 薄いシンチレータ　　b 厚いシンチレータ　　c 切れ目を入れたシンチレータ

シンチレータが薄い場合（a）と厚い場合（b）でシンチレーション光の拡散する範囲が異なることがわかる。また，光の拡散を抑えるために切れ目を入れたシンチレータ（c）もある。

MEMO
シンチレータの破損
シンチレータの破損があると均一性が失われ，リングアーチファクトを生じる。

MEMO
PMT
PMTの出力不良やグリス剥がれが発生すると，planar像ではPMTの形状に欠損したり感度低下が出現することがある。

■ ライトガイド

シンチレーション光をPMTに伝えるためのもので，光の透過性の高いガラスやアクリルを使用している。シンチレーション光を効率よく集光させ，収集画像の位置分解能や均一性のバランスを調整することができる。また装置によっては，ライトガイドを使用しないものもある。

■ 光電子増倍管（PMT：photomultiplier tube）

一般的には，ガラス管に封じられた真空管で，入射窓，光電面（陰極），集束電極，ダイノード（電子増倍部），陽極から構成される（図4）。

図4 PMTの構造

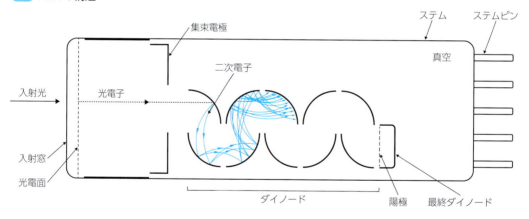

Term a la carte

*4 量子効率
光電面から放出される光電子数を入射する光子数で割った割合。

光電面には，シンチレータからの発光波長に対して**量子効率**[*4]の最もよい**バイアルカリ光電面**が使用されている。光電面の直径もしくは対辺寸法が2，3インチの円形や六角形のものなどが用いられ，円形や六角形のものであれば，図5のように配列される。

ダイノードへの衝突で二次電子の増倍が繰り返され，陽極から取り出されるまでに二次電子群は$10^6 \sim 10^7$倍になる。PMTから出力されるパルス値は，入射した光の強さに比例した値となる。

■ エネルギー演算機構

Z信号加算回路と波高分析器からなる。Z信号は**エネルギー信号**であり，入射したγ線との相互作用でシンチレータに吸収されたエネルギーに比例

図5 PMTの配列

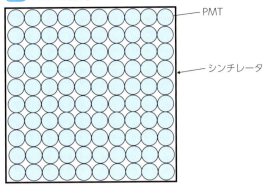

PMT
シンチレータ

MEMO
波高分析器では，波高値ごとのエネルギースペクトルを形成しエネルギー選別を行う。このエネルギースペクトル内の光電ピークにエネルギーウィンドウを設定することで，対象となる核種のγ線信号を検出することができる。

した波高値をもつ。波高分析器では，エネルギー選別が行われ，光電ピークに設定したウィンドウ内のγ線信号のみが検出される。その後，位置演算回路で**ゲート信号**と**正規化信号**[*5]となる。

また，エネルギーウィンドウとは，光電ピークを効率よく収集し，さらに混入する散乱線を可能な限り減少させるために設定するものである。使用する核種に対応した適切なエネルギーピークとエネルギーウィンドウの幅を設定する必要がある。

Term a la carte

*5　正規化信号
線型的な関係をもつ値に対し，基準値を1に標準化すること。

■ 位置演算機構

かつてはディレーライン方式も用いられていたが，現在は**抵抗マトリクス方式**のみが使用されている。シンチレータの発光点に近いPMTほど大きな出力パルス信号を生じ，離れると小さな信号となることから，信号の大小でγ線の入射位置を計算することが可能となる（図6）。

図6 位置演算の原理

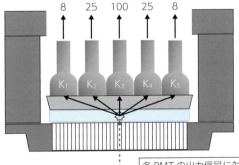

各PMTの出力信号に対し，正および負から逆方向に荷重係数（K_n）を乗じて加算）

$X^+ = (8×1) + (25×2) + (100×3) + (25×4) + (8×5) = 498$
$X^- = (8×5) + (25×4) + (100×3) + (25×2) + (8×1) = 498$
$Z = 8 + 25 + 100 + 25 + 8 = 166$
$X = \dfrac{(X^+ - X^-)}{Z} = \dfrac{498 - 498}{166} = 0$（検出器中心）

4 コリメータ

コリメータは，検出器へのγ線の入射を制御するために使用される。具

図7 コリメータ孔の配列例

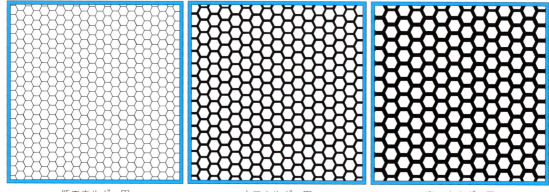

低エネルギー用 　　　　　　中エネルギー用 　　　　　　高エネルギー用

体的には，体内のRIから発生したγ線はあらゆる方向に放射されているため，一定方向のみのγ線だけを検出器に入射させる，つまり指向性をもたせるために使用するものである（図7，8）。

コリメータの材質は，一般的に鉛などのγ線を遮蔽する能力をもつ金属が使用される。これに数千～数万個の孔が開いており，孔の形状としては六角形が主流となっている。

> **MEMO**
> **コリメータの破損**
> コリメータが大きく破損するとplanar像に欠損を生じる。

図8 コリメータの有無によるγ線入射の違い

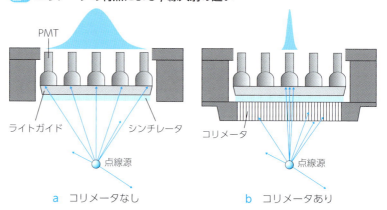

a　コリメータなし 　　　　　　b　コリメータあり

コリメータの種類（図9）は対象となるエネルギー，感度・分解能および有効視野により分類される。これらをまとめたものを表2～4に示す。また，ここに示す値はあくまで参考値であり，装置やメーカーによって異なる。

対象とするエネルギーが高くなるほど，遮蔽する能力を高める必要があるため，孔と孔の間の壁厚は厚くなる。感度・分解能では，感度が向上すれば分解能は低下するといった相反する関係をもつため，撮像する対象や目的によって使い分ける必要がある。有効視野別については，孔の開く方向による違いが主だが，現在はほとんどがパラレル（平行多孔）型で作成されている。

図9 コリメータの種類

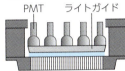
a　パラレル（平行多孔）

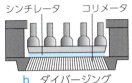
b　ダイバージング

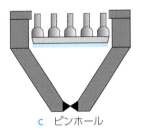
c　ピンホール

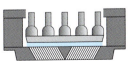
d　コンバージング

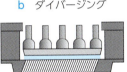
e　スラントホール

f　バイラテラル

表2　対象エネルギー別のコリメータの種類

種類	対応範囲[keV]	孔径[mm]	壁厚[mm]	長さ[mm]	主に使用される核種
低エネルギー用	～160	1.5	0.2	35	^{99m}Tc, ^{123}I, ^{133}Xe, ^{201}Tl
低中エネルギー用	～250	2.5	0.4	40	^{123}I, ^{67}Ga
中エネルギー用	～300	3.0	1.0	58	^{67}Ga, ^{111}In
高エネルギー用	～450	4.0	1.8	66	^{131}I
超高エネルギー用	511	3.0	1.9	80	^{11}C, ^{13}N, ^{15}O, ^{18}F

表3　感度・分解能別のコリメータの種類

種類	総合分解能 FWHM[mm]	感度 [cpm/kBq]
高分解能型	6.0	3.2
汎用型	8.9	8.0
高感度型	14.3	13.9

FWHM（半値幅）: full width at half maximum

表4　有効視野別のコリメータの種類

種類	検出器に対する視野
パラレル（平行多孔）	同一視野
ダイバージング	被写体縮小 視野拡大
コンバージング	被写体拡大 視野縮小
ピンホール	被写体拡大 高解像度
スラントホール	斜め方向からの視野
バイラテラル	同時2方向 （心臓の撮像に使用）

5 コリメータ効率と幾何学的分解能の関係

　ガンマカメラでは，コリメータを使用しγ線の指向性をもたせて撮像することが必要不可欠である。しかし，RIから放射される全γ線に対し，装置が収集できるγ線の割合が少ないと，画質の低下につながるため長い収集時間を要することになる。

　コリメータは通常，平行多孔型のパラレルホールコリメータが用いられ，その幾何学的分解能は孔の形状，孔の長さA，孔の径d，隔壁の厚さtで表すことができる（図10）。孔の形状で決まる係数をK（四角形：0.282，六角形：0.263，円形：0.238），コリメータの表面から線源までの距離をb，

図10 コリメータと線源距離との関係性

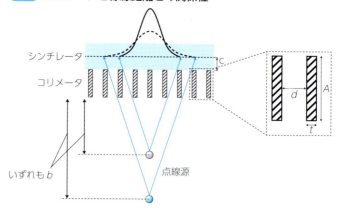

シンチレータの平均検出距離を c とすると幾何学的分解能 Rg は次の式で求められる。

$$Rg = \frac{d(Ae + b + c)}{Ae}$$

このときの Ae は，コリメータの前面と後面の2カ所でγ線が透過すると考えるため，実際の孔の長さは，$Ae = A - 2/\mu$ となる。これはコリメータ材質の減弱係数を μ としたときに，γ線が通過する平均自由行程[*6]は $1/\mu$ であることに起因する。

また，コリメータ効率 g は次の式で求められる。

$$g = \left[\frac{Kd^2}{Ae(d+t)}\right]^2$$

検出器の固有分解能 Ri を含めた総合空間分解能 Rs は次のように求められる（**図11**）。

$$Rs = \sqrt{Ri^2 + Rg^2}$$

例えば，線源からコリメータ表面までの距離が5cmと15cmであり，そ

Term a la carte

*6 平均自由行程
物質中を運動する粒子が，ある値の相互作用を起こすまでに進む平均の距離のこと。

図11 線源とコリメータ間の距離とFWHMの関係

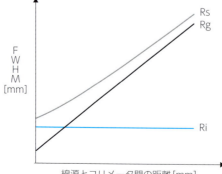

線源とコリメータ表面までの距離ごとに，幾何学的分解能と固有分解能から総合空間分解能を求めると，図のような関係をもつことがわかる。

の他の条件が同一である場合（$c=1.8$ mm, $d=2$ mm, $Ae=38$）を考えると，約2倍ほど幾何学的分解能が異なることがわかる．

6 その他の付属機器

ガントリはコリメータを含む検出器を支え，検出器の移動と回転を担うものである．

空間分解能は体内のRI分布を詳細に描出するための大きな指標となり，空間分解能の劣化は，画質や定量性の低下につながる．「5 コリメータ効率と幾何学的分解能の関係」(p.53)に記載のとおり，被検者とコリメータ間の距離が離れるにつれ，空間分解能が低下していくことから，これをを向上するためには，シンチグラフィやSPECT撮像で可能な限り被検者へ検出器を近付ける必要がある．これらは基本的に診療放射線技師が目視のうえで行う．近年では，自動で検出器を被検者へ近付ける機構を備えた装置が多い．また，2検出器であれば，対向する検出器をL字型に変形でき，3検出器であれば被検者を三角型に囲うように変形することも可能である．

寝台・天板は被検者を寝かせた状態で保持する．また，これらによるγ線の吸収・減弱をできる限り抑えるために，減弱係数が小さく対荷重性の高いカーボンやアルミのような材質が用いられる．頭部の撮像には**ヘッドレスト**，腕を上げた状態を維持するためには**アームレスト**が使用され，これらについても同様の材質が用いられる．

安全に対する機構としては，**接触安全マット**や**緊急停止ボタン**がある．接触安全マットは，触れると装置の動きが停止し，緊急停止ボタンは，患者に危険がある場合などに即座に架台および寝台・天板の動作を停止することができるスイッチである．

7 ガンマカメラ・SPECTの収集方法

ガンマカメラの収集方法には**静態画像**（static image）**収集**，**動態画像**（dynamic image）**収集**，**全身画像**（whole body image）**収集**の3つがある．

■ 静態画像収集

時間情報をもたない画像で，一定時間の間，検出器を移動せずに収集を行った後に得られる画像をいう．従って，一定時間後の体内分布が画像上に反映される．

■ 動態画像収集

体内のRIの分布変化を，時間情報を付加して撮像されるもので，ある収集時間ごとに1枚の画像を作成し，さらにフレームを更新していく．つまり，短時間の静態画像を連続的に収集していることになる．

> **MEMO**
> クロストークとは，2種類の核種で異なるエネルギーをもつ場合，同時収集を行うと相互のエネルギースペクトルで干渉してしまうことである。これを補正するため，TEW(triple energy window)法を用いて，散乱線とともに減弱する方法などがある。

■ 全身画像収集

　検出器もしくは被検者の乗る寝台が移動することで全身を走査した画像である。走査方式には，全身像を逐次的に合成する連続的走査方式と，静態画像収集と検出器もしくは寝台の移動を繰り返した後，全身像につなぎ合わせるスポットホールボディ方式が臨床では利用されている。

■ 2核種同時収集

　複数のエネルギーウィンドウを設定し，エネルギーの異なる2核種のデータを同時に収集する方法である。臨床においては，心筋シンチグラフィなどで行われている。利点としては，異なる検査を同じ位置，タイミングで収集でき，検査時間の短縮などが可能である反面，クロストークが生じるため補正が必要となる。

■ 心電図同期収集

　主に心筋血流シンチグラフィで使用され，心電図のR波をトリガーとし，R-R間隔を8～16分割して収集を行う方法である。分割して得られたデータを同位相ごとに加算し画像化することで，左室の容積，駆出率，壁運動などを評価することができる。R-R間隔が大きくばらつく場合，特定範囲のR-R間隔データのみを加算することがある。

■ 呼吸同期

　呼吸同期システムを利用した収集方法で，胸腹部での呼吸運動による影響を低減する目的で用いられる。体表の動きをとらえるセンサーを使用して，呼吸波形に合わせた収集が可能となる。さらに患者への事前の呼吸トレーニングを行うことで，収集の精度を高めることができる。

8 データ処理装置

　データ処理装置の役割は画像データの管理，画像表示，臨床データの解析などである。画像データを扱うため，大容量の記憶媒体や高性能な処理能力が求められる。核医学領域で主に使用されるデータ処理ソフトの機能には，次のものがある。

■ データ管理

　DICOM（digital imaging and communications in medicine）という医療画像用フォーマットにより，現在はメーカーおよび機種間で互換性のある画像データが利用されている。データの表示や保存，他装置との送受信を行う。

■ 画像表示

　画像データのカラースケールやグレースケールを調整し表示する。表示した画像を外部出力することも可能である。

■ 関心領域を使用した統計処理

画像に**関心領域**（**ROI：region of interest**）を設定し，さまざまな統計処理を行う。また，解析値から**時間放射能曲線**（**TAC：time activity curve**）として計測を行うこともある。

■ 画像演算

画像同士の差分をとったり，積算するといった演算ができる。また，フィルタ処理でノイズ除去や輪郭強調などの処理を行う（3章5「画像処理」を参照）。

■ レジストレーション・フュージョン

CTやMRIなどの異なる装置で得られた画像と，核医学装置で得られた画像を位置合わせすることを**レジストレーション**という。また，位置合わせした画像同士を重ねて表示する機能を**フュージョン**という。これにより，機能画像に対し正確な位置情報を形態画像上で確認することができる。

9 半導体SPECT装置

近年，NaI(Tl)シンチレータ＋PMTの組み合わせでなく，CsI(Tl)シンチレータ＋**アバランシェ・フォトダイオード**（**APD：avalanche photodiode**）もしくは**CdTe**（テルル化カドミウム）や**CdZnTe**（カドミウム亜鉛テルライド：**CZT**）を用いた装置が実用化されてきている。

半導体による放射線の検出原理については，逆バイアスを印加した半導体の空乏層に対し，入射したγ線は，物質との相互作用により空乏層の電子正孔対にエネルギーを与えて自由電子と正孔をつくり出す。半導体は逆バイアスが印加されているので，つくり出された自由電子と正孔は検出器両端のアノードとカソードに引き寄せられて電流として取り出される。

ガンマカメラに対して，エネルギー分解能が3〜7％とよく（シンチレータでのエネルギー分解能は**表1**を参照），1個の半導体で1画素の情報を検出するため，固有分解能が半導体の大きさとなる。また**パイルアップ**[*7]が大幅に減少するため，計数率特性が改善される。そのほか，位置演算回路が不要であることや，検出器の小型化が期待できるなどがある。

現在は主に心臓専用の装置が普及し始めているが，これはL字型に小視野の検出器を複数個配列し，検出器を移動せずにデータを同時収集する形態がとられている。

Term a la carte

[*7] **パイルアップ**
2つ以上のγ線がほぼ同時に検出器に入射した場合，検出器がそれぞれを分離して認識できず，1つのものとしてエネルギーを合算しエネルギーピークを形成すること。

10 SPECTの計測原理

SPECT装置は，投与された放射性医薬品から放出されるγ線を，検出器が被写体周囲を360°もしくは180°回転することで収集する。ここで得られた収集データ（投影データ）を，ある位置における投影角度ごとに並べた画像（**サイノグラム**）にし，画像再構成することで断層像が得られる。こ

れをSPECT画像とよぶ。**static (planar) 像**は，深さ方向の情報がない2次元的なものだが，SPECT画像は放射能分布の断面方向の情報として3次元的に表示することができる。SPECT画像の収集から画像生成までのフローを図12に示す。また，SPECT撮像中に被検体が動いてしまう(体動)と，画像の劣化の原因となるため，体動を評価・補正するために**ライノグラム**[*8]を作成する。サイノグラム，ライノグラムおよび再構成画像の概念図を図13に示す。

Term a la carte

*8 ライノグラム
投影データを被検体の体軸方向に加算して作成される。

MEMO

体動の評価・補正
サイノグラムでは体軸方向の被写体の動きが検知できないが，ライノグラムであれば検知できるため，体動を評価することができる。

図12 SPECT収集から画像生成までのフロー

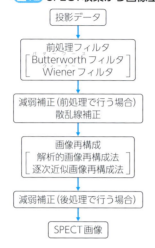

図13 サイノグラム，ライノグラムおよび再構成画像の概念図

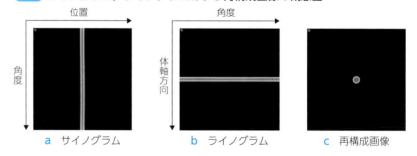

a サイノグラム　　b ライノグラム　　c 再構成画像

そのほか，次のようなパラメータでSPECT収集を行う。なお，これら以外にも，収集時間などのパラメータもSPECT画像に影響を与え，さらには画像周辺部でさまざまな影響を受けることから理論どおりにはいかないことにも注意が必要である。

■ 回転軌道

回転軌道の種類には**円軌道**や被検体の体輪郭に近付いて回転する方法がある(図14)。接近して回転する方法には，体輪郭に可能な限り近接させて回転させる**近接(楕円)軌道**と，コリメータの前面に物体を感知するセンサーを取り付け，自動的に軌道を決める**自動接近法**がある。昨今のSPECT装置では後者の自動接近法が主流となっている。検出器－被写体間が長くなると空間分解能が低下するため，検出器を可能な限り被写体に

近付けることは重要なことである。

図14 円軌道と楕円軌道

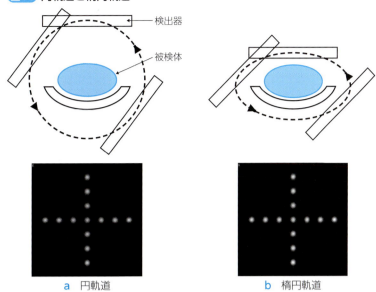

a 円軌道　　　　　　b 楕円軌道

Term a la carte

*9 定量性
対象の状態を連続する数値の変化としてとらえる性質。

■ 収集角度

収集角度は，現在ほとんどの場合で360°収集を行う。360°収集は，180°収集に比べ，体軸に対し全周囲からの投影データが得られるため**定量性**[*9]に優れるが，収集時間が長くなってしまう。360°収集と180°収集で得られる画像の違いを図15に示す。

MEMO

180°収集を使用する場合の撮像対象
心臓のような一方に寄った臓器を撮像対象とする場合には，180°収集が使用されることがある。

図15 360°収集と180°収集で得られる画像の違い

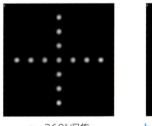
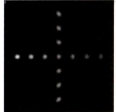

a 360°収集　　　b 180°収集（0～180°）

180°収集では反対側の投影データがないため，周辺部に比べ，深さ方向のカウントが低く，回転中心方向に像がひずむ

■ 回転収集方法

SPECT収集で代表的なものは**ステップ回転（step and shoot）収集**と**連続回転（continuous）収集**がある（図16）。ステップ回転収集では，検出器が一定のサンプリング角度ごとに回転し，静止している間に一定時間の収集を行う。連続回転収集ではその名のとおり，検出器が連続的に回転しながら収集を行う。連続回転収集であれば，ステップ回転収集に比べ効率よくデータ収集が可能となる利点はあるが，サンプリング角度が大きくなる場合には，画像の位置情報が大きくずれ，ひずみが生じ画像にぼけを生じる可能性が出る。サンプリング角度が2～8°程度であれば，ほぼ同様の画

像が得られる。

図16 ステップ回転収集と連続回転収集での画像

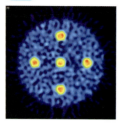
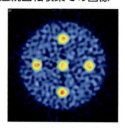

a　ステップ回転収集　　　b　連続回転収集

■ 画素サイズと角度サンプリング

画素サイズは，有効視野を標本化させるマトリクス数により決まる。SPECTの場合は，一方向あたりの収集時間が短いうえ，検出器と被検体との距離もあるためカウントが低下してしまう。そのため，1画素当たりのカウントの確保を考え，主に64×64もしくは128×128マトリクスでの収集が行われている。画素サイズ決定の基本的な考え方は，**標本化定理**[*10]をもとに**総合空間分解能の1/2以下**で決定しなければならない。しかし実際には，拡大率とマトリクス数から画素サイズを計算し，総合空間分解能との整合性を取る必要がある。

角度サンプリング数は，投影データ数（step数）を示し，画質に影響するため，これが多いほど画像再構成の精度は向上していく。ここで，検出器の有効視野の画素サイズをd，検出器の空間分解能をRとすると，標本化定理から

$$d \leq \frac{R}{2}$$

となる。またデジタル画像の**ナイキスト周波数**は

$$N_q = \frac{1}{2d}$$

で表される。マトリクスサイズN，角度サンプリングM，画像の直径をLとすると

$$N \geq \frac{L}{d} = 2L \times N_q$$

$$M \geq \frac{\pi L}{2d} = \pi L \times N_q$$

$$M = \frac{\pi L}{2d}$$

となる。具体的な被検体の大きさと最適な画素サイズ，角度サンプリング

> **Term a la carte**
>
> **＊10　標本化定理**
> 標本化は，連続的なデータを一定間隔で取り出し離散化することである。標本化定理は，アナログデータの情報をどのようなサンプリング間隔をとれば，デジタルデータになっても情報の損失または歪みを生じないかを示す。

を表5に示す。

表5 画素サイズと角度サンプリング数

被検体の大きさ [mmφ]	拡大率 [倍]	マトリクス	画素サイズ [mm]	角度サンプリング数	サンプリング角度 [°]
200	1.0	64×64	8.0	39	9.2
		128×128	4.0	79	7.5
	1.5	64×64	5.3	59	6.1
		128×128	2.7	118	3
	2.0	64×64	4.0	79	4.5
		128×128	2.0	157	2.3
300	1.0	64×64	8.0	59	6.1
		128×128	4.0	118	3
	1.5	64×64	5.3	88	4
		128×128	2.7	176	2.1

11 断層画像の投影理論

ある画像の投影データを逆投影し元の画像を再構成する方法に，**単純逆投影法**がある。これは，**投影切断面定理**（projection slice theorem）に基づいた方法で，元の画像の2次元フーリエ変換が投影データの1次元フーリエ変換から求められることを示す。また，周波数空間では，投影データはある画像の放射能分布を投影方向に線積分したものに相当する。この線積分を元の画像の**ラドン変換**（radon transform）という。

被検体と投影の関係を図17に示す。断面像の中央に置かれた点線源に対して，検出器を回転させながら360°の投影データを収集する。単純逆投影法は，投影データを逆方向へ投影していくことで断層像を求め，$\theta=0°$から得られた投影データを断面上の0°方向へ逆投影する。このとき，x軸と平行に位置しているため，x軸上における逆投影の位置は既知であるが，y軸方向に対する情報は，1つの投影データでは判別できない。従って，x軸上のすべてに逆投影を行う必要がある。これを360°方向からの投影デー

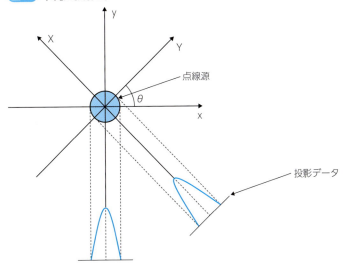

図17 単純逆投影法

タに対して繰り返し，それらを加算していくことで各画素のカウントが決定され，断面像がつくられる．

単純逆投影で得た再構成画像では，点線源が存在する中央部の値はカウント値が高くなっているが，図18のように線源の存在しない部分のピクセルにも数値が書き込まれてしまう．つまり，線源周囲にもカウントが存在することになり，その周囲のカウントは線源からの距離に反比例して与えられるため，再構成画像はぼけたものとなってしまう．

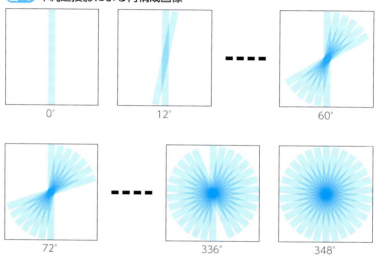

図18 単純逆投影による再構成画像

各角度での投影データを画像全体に代入していくことで断層像を求めることができる．

12 さまざまな画像再構成法

核医学領域において主に使用される画像再構成法には，前述の単純逆投影法を応用した**解析的画像再構成法**でFBP（filtered back projection：フィルタ補正逆投影）法，統計的画像再構成法でML-EM（maximum likelihood expectation maximization：最尤推定-期待値最大化）法，ML-EM法を高速化した**OS-EM**（ordered subsets expectation maximization）法がある．

■ FBP法

単純逆投影法では投影データを断面上に逆投影し，各画素で加算しながら埋め込んでいくため，得られる画像は，線源周辺にぼけが発生する．このとき問題となる投影データに対してエッジ強調を行い，逆投影を行う方法である．このエッジ強調はフィルタを用いたもので，このときに使用するフィルタを**再構成フィルタ**という．使用する再構成フィルタにはramp〔Ramachandran-Lakshminarayanan〕フィルタ，Shepp-Loganフィルタ，mediumフィルタ，Cheslarフィルタなどがある（図19）．主に使用される再構成フィルタはrampフィルタで，高周波成分を強調する役割をもつが，ナイキスト周波数で急激に信号が遮断されるため，アーチファクトを生じる可能性がある．また，投影データに対し，負の重み付けを行って投影

データを作成していることから，得られた再構成画像には負のカウントを含んでいる。

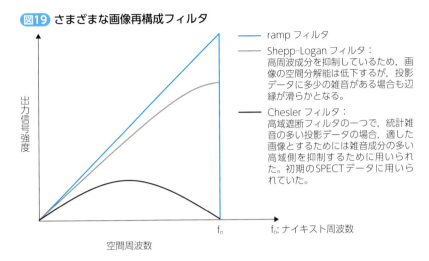

図19 さまざまな画像再構成フィルタ

- rampフィルタ
- Shepp-Logan フィルタ：高周波成分を抑制しているため，画像の空間分解能は低下するが，投影データに多少の雑音がある場合も辺縁が滑らかとなる。
- Chesler フィルタ：高域遮断フィルタの一つで，統計雑音の多い投影データの場合，適した画像とするためには雑音成分の多い高域側を抑制するために用いられた。初期のSPECTデータに用いられていた。

f_n: ナイキスト周波数

■ ML-EM法

画像から計算された投影データが，測定した投影データに一致する確率を最大にする方法である。画像の更新手順を図20に示す。また，特徴を表6に示す。SPECTにおける画像再構成では図21の式が用いられる。ここで，kは繰り返し回数を表す。jはピクセルの番号を表し，iは投影データの検出器番号を表す。Y_iは実測した投影データである。C_{ij}は検出確率であり，これはピクセルjから放出された放射線が検出器iに到達する確率を表す。

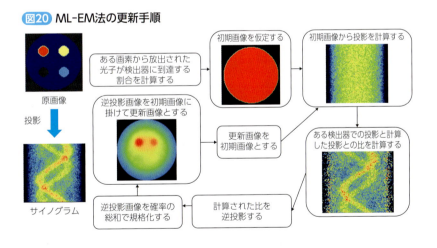

図20 ML-EM法の更新手順

表6 ML-EM法の特徴

利点	欠点
・再構成画像の画素値が負にならない ・画素値の総和が保存される ・高カウント領域からの線状アーチファクトが軽減される ・低カウント領域での信号雑音比がよい ・不完全投影データに適応できる ・雑音のないデータでは収束が保障される ・測定系で起こる可能性のある物理現象を組み込むことで定量性の向上が可能となる	・計算に時間を要する ・収束速度が空間周波数に依存する ・雑音に対する拘束がないため逐次近似の回数とともに雑音が増加する

図21 ML-EM法による画像再構成で使用する式

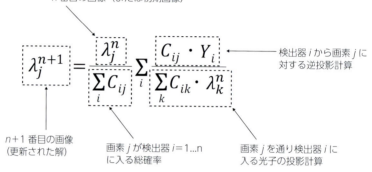

$$\lambda_j^{n+1} = \frac{\lambda_j^n}{\sum_i C_{ij}} \sum_i \frac{C_{ij} \cdot Y_i}{\sum_k C_{ik} \cdot \lambda_k^n}$$

- λ_j^n：n番目の画像（または初期画像）
- λ_j^{n+1}：n+1番目の画像（更新された解）
- $\sum_i C_{ij}$：画素jが検出器i=1...nに入る総確率
- $\sum_k C_{ik} \cdot \lambda_k^n$：画素jを通り検出器iに入る光子の投影計算
- $C_{ij} \cdot Y_i$：検出器iから画素jに対する逆投影計算

■ OS-EM法

ML-EM法で更新された画像で，投影データをいくつかのグループ（subset：サブセット）に分類し，そのサブセット内の投影データごとに修正することで，より演算の速度を高速化した方法である。サブセット内の投影データは，サブセット間の影響が均等化されるように，一定の離れた角度の投影データが選択され，さらに規則的に計算の順序が決められる。図22に例を示すが，投影データ数が24だったとき，サブセット数を6と

MEMO

サブセット数の大きさ

OS-EM法では，サブセット数が大きくなりすぎると，再構成画像の信号雑音比が劣化する可能性がある。

その他の画像再構成法

近年では，ベイズの定理を利用し逐次近似法に雑音に対する拘束条件を与えたMAP（maximum a posterior）-EM法，MAP-EM法に平滑化による分解能低下を減少させるメディアンフィルタを用いたMRP（median root prior）-EM法，OS-EM法をさらに高速化したRAMLA（row action maximum likelihood algorithm）法，分解能を補正する緩和係数を用いた方法など多くの再構成法が利用されている。
MAP-EM法は，近傍画素間との平滑化を利用したエネルギー関数などの先験確率を画像に与え，事後確率を最大にする画像を逐次近似で推定する方法である。また，事後確率は先験確率に尤度関数（証拠に基づくデータなどから導き出された関数）の値をかけたものである。

すると1サブセットあたりに4つの投影データが属する。演算の順序としては投影データS1より画像を修正して，次にS1から最大角度離れた投影データS2で修正し，S6まで行うと1回の近似が終了する。サブセット数が多くなれば更新が高速化され，低周波領域では少ない更新回数で誤差が最小の状態となり，高周波領域でも早く収束するが，雑音の影響を受けやすくなる。

図22 OS-EM法の計算の順序例と投影データの組み合わせ例

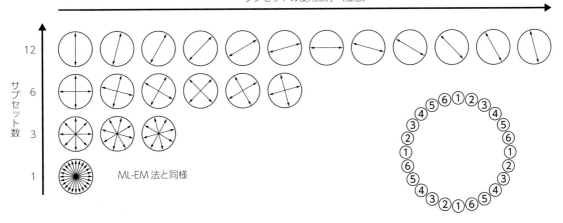

13 さまざまな補正法

SPECTにおいて主に用いられる補正には，**減弱補正**，**散乱線補正**，**空間分解能補正**がある。SPECT画像は，前述のとおり被検体の内部から放出されるγ線を360°もしくは180°方向からの投影データにより画像再構成され，断層像として得られる。このときの投影データは，体内での減弱と散乱の影響を受け，カウントは減弱で25～50％減少し，散乱で30～40％増加する。従って，正確なSPECT画像を得るためには，減弱と散乱両方の補正を行う必要がある。

■ **減弱補正法**

2とおりの考え方がある。吸収体自体が均一な物質で成り立っているとする考え方と，人体のような吸収体自体が不均一な物質で成り立っているという考え方である。前者の方法としては，**Sorenson法**（ソレンソン）と**Chang法**（チャン）および**逐次近似チャン法**がある。後者では，**外部線源法**や**X線CT法**，**セグメント法**がある。

①ソレンソン法

投影データを用いて補正することから**前補正法**ともよばれている。被検体の厚さと減弱係数から得られる補正係数を乗じて再構成を行う。この方法は，断層面内の**減弱係数分布**（μマップ）が均一であると仮定して計算される。減弱補正後の画像は中央であるほど感度の低下があるため，現在臨

床ではほとんど使用されないが，簡便で計算時間が短いという利点がある。

②チャン法

画像再構成後の断層像に対して体輪郭と減弱係数から求めた補正係数の行列を乗じることで補正を行うことから，**後補正法**ともよばれている。チャン法の減弱補正に関する概念図を図23に示す。

> **MEMO**
> **チャン法の弱点**
> チャン法は比較的利用しやすいため，X線CT装置を搭載していないSPECT装置ではよく利用されている。しかし，問題点としては，簡易的な方法であるため，実際の放射能分布の状況によっては，補正の過不足が発生する部位も存在することがある。

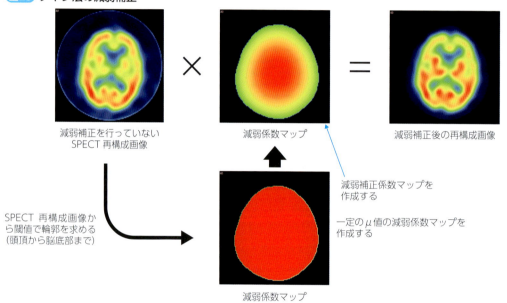

図23 チャン法の減弱補正

またチャン法の精度向上のため，逐次近似法を適用した逐次近似チャン法がある。通常のチャン法での補正後の断層像から計算で投影データを作成し，元の投影データと差分した投影データを作成する。得られた差分投影データを再構成し，μマップを乗算して補正画像を作成した後，チャン法で補正した（1次補正）画像に加算した画像を2次補正画像とする。このように繰り返し補正をすることで，過大または過小の補正結果を妥当なものに収束させる方法である。

③外部線源法

TCT（transmission computed tomography）法ともよばれ，ガンマカメラに装着した外部線源を用いてγ線透過による被検体の吸収分布を求める方法である。使用する外部線源は，同時収集することを考慮しSPECT収

> **MEMO**
> **TCT法**
> 最近ではTCT法で減弱補正が行われることはない。理由としては外部線源にかかるコストや管理，被検者の被ばくなどが考えられる。

集で使用する核種とエネルギーが分離していることが必要である。これまでに密封線源として^{153}Gd(97.4 keV), ^{133}Ba(356 keV)が使用されていた。

④X線CT法

X線CTを用いて被検者のμマップを作成する方法である。TCT法に比べ，空間分解能の優れた精度の高いμマップを短時間に作成可能である。減弱補正するために必要なμマップをCT画像から得るためには，CT画像とSPECT画像のマトリクスと位置関係が一致している必要がある。正確な減弱補正が可能である反面，CT撮像時に金属アーチファクトがあると過補正となる可能性がある。

■ 散乱線補正法

①DEW(dual energy window subtraction)法

メインウィンドウを光電ピークに，サブウィンドウをコンプトン領域に設定するものである。本法は^{99m}Tcを使用した撮像で用いられ，サブウィンドウ下限は92 keV，上限は125 keVである(図24)。メインウィンドウで収集した投影データから，サブウィンドウにより投影したデータに係数をかけたデータを引き算することで散乱線除去を行ったデータとする。

> **MEMO**
> **DEW法の係数**
> ここでかけられる係数は線源と直径6 cmの球の実験から求められた値で，0.5である。

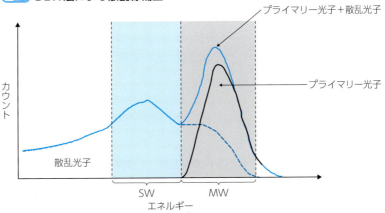

図24 DEW法による散乱線補正

MW：メインウィンドウ，SW：サブウィンドウ

②TEW(triple energy window subtraction)法

メインウィンドウを2つのサブウィンドウで挟み込んで設定される。メインウィンドウ内の散乱線成分は，メインウィンドウ幅と2つのサブウィンドウのウィンドウ幅の違いを考慮し，各サブウィンドウからの投影から推定する(図25)。

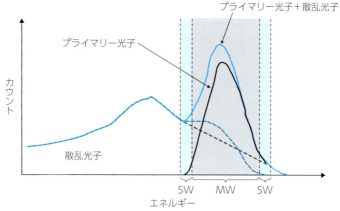

図25 TEW法による散乱線補正

MW：メインウィンドウ，SW：サブウィンドウ

③**TDCS(transmission dependent convolution subtraction)法**

　TCTのデータから散乱による**ビルドアップ係数**を測定し，各画素での散乱の割合を回転角度ごとに求め散乱補正を行うものである。本法は散乱線成分を線源の分布と散乱を表す関数の畳み込みから推定し，投影データからこれを減算する方法がとられている（**コンボリューション・サブトラクション法**）。

空間分解能補正法

①**FDR(frequency distance relation)を利用した方法**

　被写体空間における検出器と距離の関係を表すFDRの原理[*11]を利用し，線源と検出器の距離に依存した**デコンボリューション**[*12]による分解能補正を行う。本法により，図26のように配列した点線源でも位置にかかわらずほぼ円形を保ち，低下していた中央部の値も回復する。

図26 FDRを利用した空間分解能補正

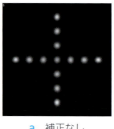

a　補正なし

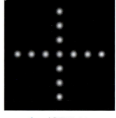

b　補正あり

②**逐次近似法を利用した方法**

　投影した際に距離に依存したPSF（point spread function）でぼかすようにし，その投影データと測定した投影データが一致するように繰り返すことで，目的とする画像が得られると推定したものである。空間分解能補正を組み込むと分解能の回復が見込めるが，同時に**Gibbsアーチファクト**[*13]を引き起こすことになる。アーチファクトをなくすためには，欠落

Term a la carte

*11　FDRの原理
投影データから得られたサイノグラムを2次元フーリエ変換したとき，回転中心から同じ距離にある線源の信号成分は，周波数空間上で，ある傾きをもった原点を通る直線上に集まり，この直線の傾きが回転中心からの距離と一致するという理論である。

*12　デコンボリューション
コンボリューションは畳み込み（2つの関数を掛け合わせる数学的な演算）のことで，画像の平滑化や鮮鋭化，エッジ検出などをすることができる。デコンボリューションはコンボリューションの際に起きた画像の低下を復元することである。

Term a la carte

*13　ギブスアーチファクト
陽性像の辺縁部が強調されてしまうエッジアーチファクトのこと。

した情報をなんらかの方法で補正する必要がある。

14 ガンマカメラ・SPECTの保守点検・性能評価

ガンマカメラ・SPECT(single photon emission computed tomography)の保守点検・性能評価には，**日本画像医療システム工業会**(JIRA：japan medical imaging and radiological systems industries association)から刊行されている規格(**JESRA**：japanese engineering standards of radiological apparatus)で測定法と評価法が提供されている。

例題 ①

ガンマカメラの構成要素とその機能の組み合わせで正しいのはどれか。2つ選べ。
1. シンチレータ ——— 光電効果
2. ライトガイド ——— 集光
3. 位置演算機構 ——— 波高分析
4. PMT ——————— 散乱線補正
5. エネルギー演算機構 — 抵抗マトリクス方式

1, 2
3：位置演算機構は抵抗マトリクス方式が使用され，信号の大小でγ線の入射位置を計算することが可能となる。
4：二次電子の増倍が行われる。
5：エネルギー演算機構はZ信号加算回路と波高分析器からなり，入射したγ線との相互作用でシンチレータに吸収されたエネルギーに比例した波高値をもつ。波高分析器では，エネルギー選別が行われ，光電ピークに設定したウィンドウ内のγ線信号のみが検出される。

例題 ②

コリメータの使用目的の組み合わせで正しいのはどれか。
1. ピンホール ——— 被写体と同一視野で撮像する。
2. バイラテラル ——— 被写体を縮小して撮像する。
3. コンバージング — 被写体を拡大して撮像する。
4. スラントホール — 被写体を拡大して撮像する。
5. パラレルホール — 被写体が倒立した像となる。

3
1：被写体拡大，高解像度で撮像する
2：同時に2方向から心臓を撮像する
3：斜め方向からの視野で撮像する
4：同一視野で撮像する

例題 ③

Q SPECTのデータ収集で正しいのはどれか。2つ選べ。
1. 画素サイズの決定は標本化定理に基づく。
2. サイノグラムで体動補正することができる。
3. 角度サンプリング数は画質に影響を与える。
4. 180°収集は360°収集よりも定量性が高い。
5. ステップ回転収集は常にデータの収集を行う。

A <u>1, 3</u>
2：体動補正することができるのは，ライノグラムである。
4：180°収集よりも360°収集のほうが定量性に優れる。
5：常にデータの収集を行うのは，連続回転収集である。

例題 ④

Q OS-EM法によるSPECT再構成で正しいのはどれか。
1. 近似回数は多いほうがよい。
2. 再構成画像の画素値に負の値をもつ。
3. 低カウント領域での信号雑音比がよい。
4. ストリークアーチファクトを生じやすい。
5. サブセット数の増加で更新時間が延長する。

A <u>3</u>
1：雑音に対する拘束がないため，近似回数とともに雑音が増加する。
2：負の値をもつ画像となるのはFBP法である。
4：ストリークアーチファクトを生じやすいのはFBP法である。
5：サブセット数が多くなれば，更新が高速化される。

例題 ⑤

Q SPECTの各種補正で**誤っている**のはどれか。
1. TDCS法はビルドアップ係数を求める。
2. チャン法は投影データに対し減弱補正を行う。
3. X線CTでの減弱補正は金属による影響を受ける。
4. DEW法では低エネルギー側にサブウィンドウを設定する。
5. 空間分解能補正にはギブスアーチファクトを生じるものがある。

A <u>2</u>
画像再構成後の断層像に対して減弱補正を行う。

2 PET装置

核医学装置

1 PETの概要

核医学検査では，放射性同位元素(RI：radioisotope)から放出されるγ線を体外から計測して画像化することで病変の形態的および機能的診断を行っている。ガンマカメラによるSPECT(single photon emission computed tomography)検査では，1本のγ線を放出するシングルフォトン放出核種を用いて検査を行っている。一方，本項で述べるPET(positron emission tomography)検査では，ポジトロン放出核種を用いて検査を行っている。

ポジトロン放出核種から放出されたポジトロンは，運動エネルギーがゼロになると近傍の電子と結合して消滅する(図1)。消滅した際，全質量がエネルギーに変換され，511 keVの電磁波(消滅γ線)が約180°反対方向に2本放出される。PET検査では，これを対向する検出器により同時に検出することで消滅γ線の発生位置を同定し，その分布を画像化して診断に利用している。

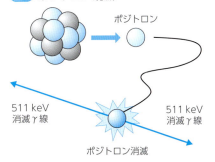

図1 ポジトロン消滅

MEMO

ポジトロン消滅

運動エネルギーを失ったポジトロンが，ポジトロン消滅によって質量から変換されるエネルギーは，特殊相対性理論より$E=mc^2$と表すことができる。電子およびポジトロンの静止質量は$9.109×10^{-31}$ kg，真空中の光速度$c=2.998×10^8$ m/sであり，変換されたエネルギーEは，

$E=8.187×10^{-14}$ [J]　単位をeVに変換すると，

$8.187×10^{-14}$ [J]$/1.602×10^{-19}$ [J/eV]$=5.110×10^5$ [eV]$=511$ [keV]

ポジトロン消滅ではポジトロンおよび電子が消滅し，その質量がエネルギーに変換されるため，511 keVの2倍のエネルギーがγ線として放出される。

ポジトロン放出核種から放出されたポジトロンはさまざまな経路を飛行し，運動エネルギーがゼロになると近傍の電子と結合して消滅するため，核種が存在する位置と消滅γ線が発生した位置は異なる。ポジトロンが運動エネルギーを失うまでに進んだ距離を飛程とよぶ。**ポジトロンレンジ（ポジトロン飛程）**はPETの空間分解能に影響する因子の1つである（表1，図2）。

表1　ポジトロン放出核種

核種	半減期	最大エネルギー	製造方法
^{11}C	20.39分	960 keV	サイクロトロン
^{13}N	9.97分	1.2 MeV	サイクロトロン
^{15}O	122.24秒	1.73 MeV	サイクロトロン
^{18}F	109.77分	634 keV	サイクロトロン
^{62}Cu	9.67分	2.93 MeV	ジェネレータ（^{62}Zn）
^{68}Ga	67.71分	1.89 MeV	ジェネレータ（^{68}Ge）
^{82}Rb	87.3秒	3.38 MeV	ジェネレータ（^{82}Sr）

図2　ポジトロンエネルギーと水中での最大飛程の関係

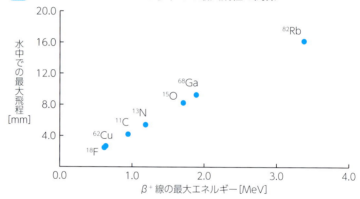

rms: root mean square（2乗平均平方根）

（文献1, 2より改変引用）

MEMO

角度揺動

ポジトロン消滅時の電子とポジトロンの運動量を0と仮定すると，運動量保存則により消滅γ線が反対方向に放出される．実際には，電子は原子の軌道電子であるため運動量を有する．また，ポジトロンも電離能力を失っているが，完全に静止してはいないため運動量を有する場合がある．そのため，消滅γ線が放出される角度は180°反対方向ではなく，厳密には±0.25°の角度の揺らぎが生じる(図3)．

図3 角度揺動

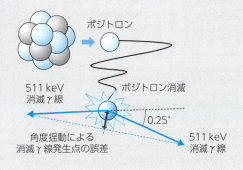

2 PET装置の構成

■ 検出器

PET装置の検出部は，シンチレータクリスタルと光電子増倍管(PMT：photomaltiplier tube)を複数束ねたブロック検出器がリング状に配列されている(図4)．これにより約180°反対方向に放出される消滅γ線を，対向する1対の検出器で検出でき，シンチレータへの消滅γ線の入射は，PMTからの信号として出力される．また，この検出器リングを多層に並べることにより，複数スライスのデータを同時に収集できる．断面方向の視野は50～70cm程度，体軸方向の視野はリング層の数にもより異なるが15～25cm程度である(図5)．

> **Slim・Check・Point　PET装置に使用されるシンチレータ**
>
> PET装置に使用されるシンチレータは，対象とする放射線のエネルギーや検出方法がSPECT装置とは異なるため，SPECT装置で利用されるNaI(Tl)と比べると次のような特徴を有する必要がある．
> ①実効原子番号が大きく，発光量が多い
> →高エネルギー消滅γ線がなるべく透過せず，クリスタル内の発光を確実にPMTで検出するため
> ②発光減衰時間が短い
> →大量の放射能計数にも対応でき，数え落としによる計数損失を少なくするため

従来，感度において優れるBGO[$Bi_4Ge_3O_{12}$]が使用されてきたが，近年は発光減衰時間が短いLSO[Ce：Lu_2SiO_5]やGSO[Ce：Gd_2SiO_5]などが用いられている(表2)．

図4 シンチレータとPMT

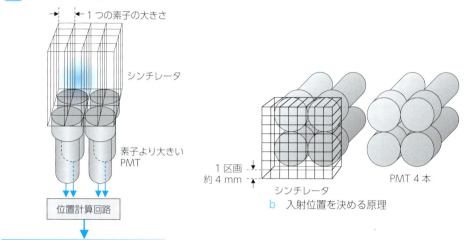

a　放射線を検出する原理

b　入射位置を決める原理

実は，同時計数だけでγ線入射位置を決定しているわけではない。
・PMTは大きく，それに比べて検出素子は十分に小さい。
・ガンマカメラの場合の位置演算過程と同じことを実はPETでも行っている。

図5 PET検出器の構成と視野

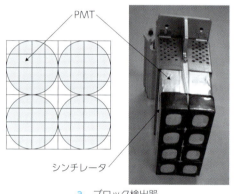

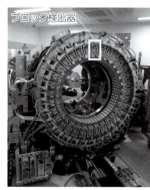

a　ブロック検出器

b　検出器の多層リング状配列

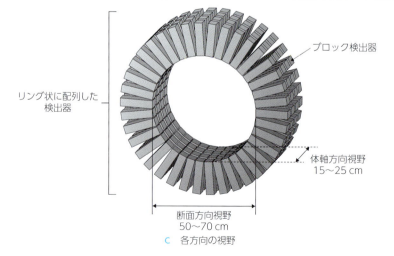

c　各方向の視野

表2 PET検出器に使用されるシンチレータ特性

	NaI(Tl)	BGO	GSO	LSO	YLSO
密度 [g/cm³]	3.7	7.1	6.7	7.4	7.1
実効原子番号	51	75	59	71	65
発光量〔相対値：NaI(Tl)〕	100	15	25	75	80
発光減弱時間 [ns]	230	300	30〜45	40	40

NaI(Tl)：thallium-doped sodium iodide，BGO：bismuth germanate，GSO：gadolinium orthosilicate，LSO：lutetium orthosilicate，YLSO：yttrium lutetium orthosilicate

---

MEMO

角度揺動の大きさ

PET装置の検出器はリング状に配列されているため，消滅γ線発生時に生じた角度揺動による0.25°の差が，検出器に到達する時点では数mmの差となって表れる。一般的なPET装置の検出器リング径は80cmほどで，その際に角度揺動によって生じる誤差は約2mmとなる（図6）。

図6 角度揺動によって生じる誤差

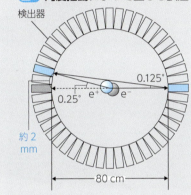

$$角度揺動[mm] = \frac{\tan 0.25}{2} \times リング径[mm]$$
$$= 0.0022 \times 800 [mm]$$
$$= 1.76 [mm]$$

■ PET/CT装置

現在販売されているPET装置（図7）のほとんどはPET/CT（positron emission tomography-computed tomography）装置である。PET装置にCT装置を組み合わせて同時に検査を行うことにより，機能画像であるPET画像にCTによる詳細な形態情報を付加できるほか，CT画像のCT

図7 PET/CT装置

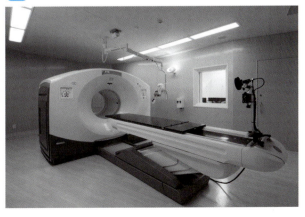

値情報をPETデータの補正にも利用している。

■ PET/MR装置

　高い組織コントラストを有する磁気共鳴画像(MRI：magnetic resonance imaging)と，組織や臓器の機能を反映したPET画像を同時に撮像できるPET/MR装置は，2012年に薬事承認され販売が開始された(図8)。PET装置とMRI装置を別々に組み合わせた装置もあるが，現在市販されている装置は，MRIのガントリ内にPET検出器を配置してPET画像とMRI画像を同時に撮像できる形式が多い。PET/MR装置では，磁場中にPET検出器を配置する必要があるが，通常のPMTは磁場中で使用できないため，半導体検出器を搭載した装置もある。PETの減弱補正には，MRIの撮像データから減弱係数画像を算出し，補正を行っている。

図8 PET/MR装置

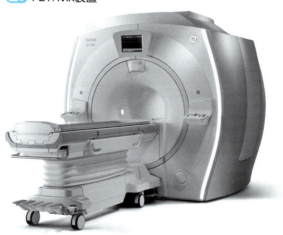

(画像提供：GEヘルスケア)

3 PETの計測原理

■ 同時計数の原理

　ポジトロン放出核種から放出されたポジトロンは，その運動エネルギーを失うと近傍の電子と結合して消滅し，約180°方向に2本の消滅γ線を放出する。PET装置では，この2本のγ線を同時に検出し，同じ発生点から放出されたγ線であると認識することで，消滅γ線の発生位置またはポジトロン放出核種が存在する位置を推定している。

Slim・Check・Point　消滅γ線の同時計数（図9）

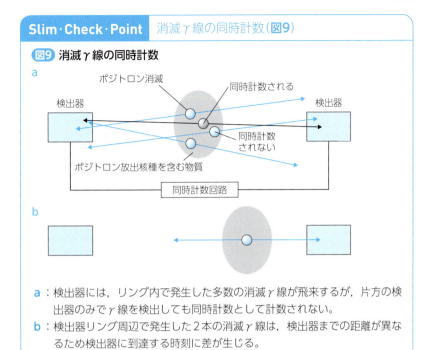

図9 消滅γ線の同時計数

a：検出器には，リング内で発生した多数の消滅γ線が飛来するが，片方の検出器のみでγ線を検出しても同時計数として計数されない。
b：検出器リング周辺で発生した2本の消滅γ線は，検出器までの距離が異なるため検出器に到達する時刻に差が生じる。

リング状に配列した各検出器には，リング内で発生した多数の消滅γ線が飛来するため，検出したγ線のなかから同時に発生した2本のγ線の組み合わせを認識するのは困難である。さらに，検出器リングの辺縁で発生した2本の消滅γ線は，検出器までの距離が異なるため同時に検出器に到達することはない。そこで，PET装置では4〜12 nsの **coincidence timing window** とよばれる時間的な制限を設定している。1つの検出器がγ線を計測してから，coincidence timing window時間内に別の検出器でもう1本のγ線が計測された場合，同じ発生位置から飛来した消滅γ線を検出したと同時計数回路が認識する。

図10 検出器リング内のLOR

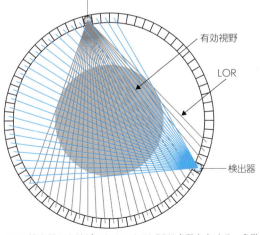

1つの検出器から結ぶことのできるLORは多数存在する。多数のLORが重なり合った範囲内が有効視野となる。

このように，2本の消滅γ線を対向した1対の検出器でcoincidence timing window内に計数する方法を**同時計数**（coincidence）とよび，同時計数した2つの検出器を結ぶ線（**LOR：line of response**）上のどこかに消滅γ線の発生位置があり，その付近にポジトロン放出核種が存在すると考えることができる（図10）。

■TOF機能

消滅放射線の発生位置の推定に関して，同時計数だけではLOR上のどこに発生位置があるかを特定できない。そこで，同時計数された2本の消滅γ線が，検出器に到達した時間差を利用して消滅γ線の発生位置を特定するtime of flight（TOF）機能が開発されている（図11）。TOF機能を用いた場合，検出器に到達した時間差から，ガウス分布に従った消滅γ線発生位置の存在確率分布を算出できる。TOF機能を搭載したPET装置の時間分解能は約500 psで，消滅γ線の発生位置を直径約10 cm範囲内まで限定でき，TOF情報を画像再構成に組み込むことで画質の向上が期待できる。近年，TOF機能を搭載したPET装置も販売されており，これらの装置には発光減衰時間が短く，時間分解能に優れたLSO，GSO，YLSOシンチレータを使用した装置が多い。

図11 TOFの原理

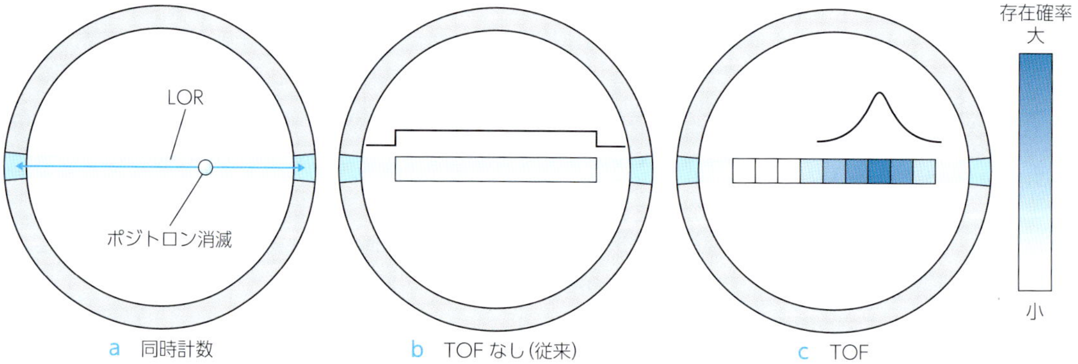

a 同時計数
b TOFなし（従来）
c TOF

a：消滅放射線が対向する検出器に入射し，LORが結ばれる。
b：TOFを用いない従来の同時計数では，LOR上のすべての位置に等しく存在確率が生じる。
c：検出器に到達した時間差を用いたTOFでは，ガウス分布に従った存在確率分布が算出できる。

(simon R. Cherry ほか：Physics in Nuclear Medicine, 4th edition, ELSEVIER, 2012. より改変引用)

■PETシステム分解能

PETシステム分解能は，検出器サイズによる空間分解能，ポジトロンレンジ，角度揺動によって決定され，**半値幅**（**FWHM：full width at half maximum**）を用いて次式で表される。

$$FWHM = \sqrt{FWHM_{detector}^2 + FWHM_{range}^2 + FWHM_{angulation}^2}$$

$FWHM_{detector}$は個々の検出器サイズによって決定される検出器の空間分解能を表す。$FWHM_{range}$はポジトロン放出核種からのポジトロンレンジ，$FWHM_{angulation}$は検出器リングの径によって変化する角度揺動を表す。

MEMO

DOI検出器

PET検出器リングの視野中心から離れた場所では，γ線がシンチレータに斜めに入射するため，γ線がシンチレータを突き抜けて複数の検出器で検出されることにより，発生位置を特定する精度が低下し，空間分解能の劣化が生じる。これを解決するため，検出器を多層構造にしてシンチレータの深さ方向の情報を取得できるdepth of interaction（DOI）検出器を搭載したPET装置が開発された（図12）。DOI検出器では，γ線を検出した深さ情報に基づきLORを限定するため，感度を維持しながら空間分解能の劣化を抑えられる。

図12 DOI検出器

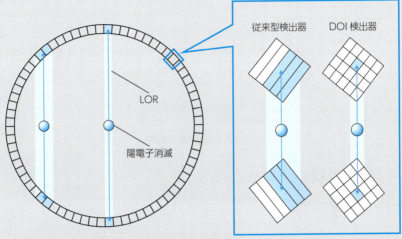

(水田哲郎：PETの最新技術動向，電気設備学会誌，34(4)：239-242, 2014. より改変引用)

MEMO

検出器の空間分解能

対向した幅 d の検出器では，リング中心位置における検出器の空間分解能は $FWHM=d/2$ と表すことができる。線源が検出器に近付くにつれて，レスポンスカーブは矩形に近付き，検出器の空間分解能は $FWHM=d$ に近付く（図13）。

図13 検出器の空間分解能

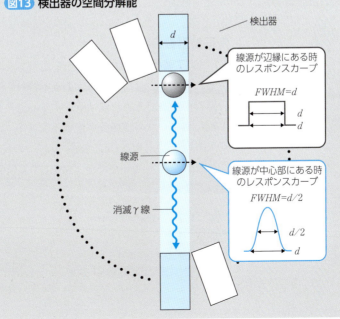

■ 同時計数の種類

発生した2本の消滅γ線が1対の検出器でcoincidence timing window内に計測され，同時計数回路によって同時に計測されたと判定された同時計数のなかでPET画像として画像化される計数を**真の同時計数**（true coincidences）とよぶ。真の同時計数は画像化されPET画像となる。計測される同時計数には，真の同時計数のほかに**散乱同時計数**（scatter coincidences），**偶発同時計数**（random coincidences）が含まれる。散乱同時計数や偶発同時計数では，実際の消滅γ線発生点とは異なる位置で偽のLORが結ばれるため，画質劣化および定量性低下の要因となる。また，PET装置で計測されるすべての同時計数を**即発同時計数**（prompt coincidences）とよぶ。

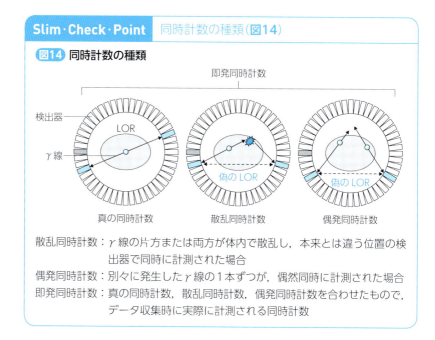

Slim・Check・Point 同時計数の種類（図14）

図14 同時計数の種類

散乱同時計数：γ線の片方または両方が体内で散乱し，本来とは違う位置の検出器で同時に計測された場合
偶発同時計数：別々に発生したγ線の1本ずつが，偶然同時に計測された場合
即発同時計数：真の同時計数，散乱同時計数，偶発同時計数を合わせたもので，データ収集時に実際に計測される同時計数

■ 同時計数の特徴

SPECT装置ではコリメータを用いてγ線を遮ることにより飛来方向を特定している。コリメータによって斜入するγ線の大部分は遮られるため，検出器が計測できるγ線は減少する。さらに，線源とコリメータ間の距離が離れるにつれて空間分解能は劣化する。一方，同時計数によってγ線の飛来方向を特定するPET装置では，コリメータが不要なため短時間で多くの計数を得ることができ，SPECT装置と比較して感度と空間分解能において優れる。

> **MEMO**
> **シングルス（図15）**
> 同時計数処理前の検出器に入射したγ線を指す。検出器ごとのシングルス計数率や全体の計数率は，数え落とし補正や偶発同時計数の補正に利用される。

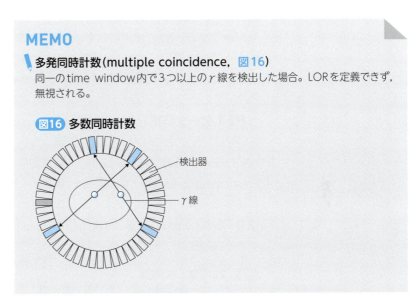

■ 雑音等価計数率（NECR：noise equivalent count rate）

　単位時間当たりに収集された同時計数を**計数率**とよび，視野内の放射能が増加すれば計数率は増加する．収集された同時計数には，真の同時計数，散乱同時計数，偶発同時計数，多発同時計数が含まれる．数え落としがないと仮定した場合，真の同時計数率は放射能に比例して増加し，偶発同時計数率は放射能の2乗に比例して増加する（図17）．散乱同時計数および偶発同時計数の増加はノイズを増加させ，画質を低下させる要因となる．そのため，真の同時計数率が高く，偶発同時計数率は低い条件でのカウント収集が望ましい．

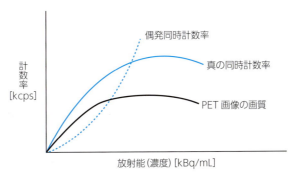

図17　計数率曲線

（日本核医学技術学会　編：核医学技術総論，p.122，山代印刷株式会社，2014. より改変引用）

ノイズの要因である散乱同時計数および偶発同時計数を含んだ収集データが，正味どれだけの真の同時計数データから取得した画像と等価であるか示す指標をNECRとよぶ。

$$NECR = \frac{T^2}{T + S + 2kR}$$

T：真の同時計数率　S：散乱同時計数率
R：偶発同時計数率　k：被写体の視野占有率
Rにかかる2の定数は，偶発同時計数を実測によって求めることによる，測定誤差を考慮しているため

　真の同時計数のみという理想的な条件であれば，NECは真の同時計数率と同値となる。NECが高い値を示す放射能濃度条件であれば，単位時間あたりに計測できる真の同時計数を多くすることができ，さらに散乱同時計数および偶発同時計数の影響を比較的少なくできる。

■ PETデータ収集

　SPECT装置と同様に，PET装置においても静態(static)，動態(dynamic)，全身(whole body)，心電図同期(ECG gated)，呼吸同期(respiratory gated)などの収集モードでデータ収集が可能である。これらの収集モードでデータ収集する際，体軸方向のγ線の検出に関して**2次元(2D：2-dimension)収集**と**3次元(3D：3-dimention)収集**の2通りの方式がある(図18)。

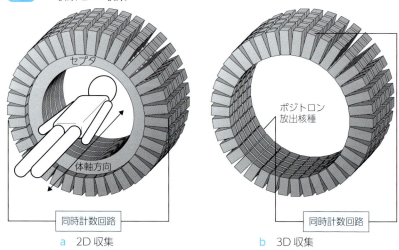

図18 2D収集と3D収集

a　2D 収集　　　b　3D 収集
2D収集にはセプタを使用。3D収集にはセプタを使用しない。

①2D収集

　2D収集では，体軸方向に複数並んだ検出器リングのうち，離れたリング間での同時計数を**セプタ**とよばれる鉛の仕切り板によって制限している。そのため，同一リング内または隣り合ったリングのみで同時計数が計測され，検出器リングと平行なスライスのサイノグラムが収集される。同一リング内を結ぶLORからなるスライスを**ダイレクトプレーン(direct plane)**，隣接するリングを結ぶLORからなるスライスを**クロスプレーン**

(cross plane)とよぶ(図19)。リング数Nの装置では，ダイレクトプレーン数とクロスプレーン数を合わせた$2N-1$スライスのサイノグラムを取得できる。2D収集では，セプタによって偶発同時計数や散乱同時計数を低減できるため定量性に優れるが，γ線を遮るため感度は低下する。

最近のPET装置では，体軸方向でわずかな角度しか違わない複数のLORを束ねて1つのLORとすることで，LOR当たりの計数を増やして感度を向上させている。

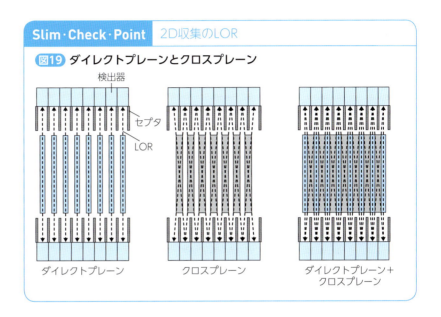

Slim・Check・Point 2D収集のLOR

図19 ダイレクトプレーンとクロスプレーン

ダイレクトプレーン　　クロスプレーン　　ダイレクトプレーン＋クロスプレーン

②3D収集

3D収集はセプタを使用せず，体軸方向に複数並んだすべての検出器リング間で同時計数を計測する方式である。検出器リングと平行なサイノグラムに加えて，検出器リングに対して傾斜角度をもつサイノグラムも収集され，リング数Nの装置では，N^2個のサイノグラムを取得できる。そのため，2D収集と比較すると飛躍的に感度が向上する。

3D収集ではセプタによる制限がないため，視野外からのγ線混入や計数率の上昇により，偶発同時計数，散乱同時計数，計数損失(数え落とし損失)が増加する。また，体軸方向に並んだ検出器リングの中心部と辺縁ではLORに関与できるリング数が異なるため，中心部のリングの感度は高く，辺縁部では低くなる。一部のPET装置では，LORに関与するリング数の最大値(**MRD：maximum ring difference**)を制限し，感度の差を均一に調整している(図20)。

■ データの書き込み方法

PET装置が収集したγ線情報は，メモリに蓄積されていく。メモリへのデータの書き込み方法には，**フレームモード収集**と**リストモード収集**がある。

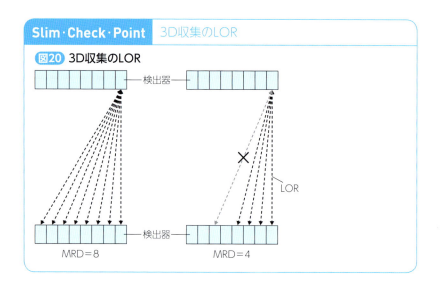

MEMO

MRD

MRDを変化させることで，体軸横断面と傾斜スライス面との最大角（最大受容角）が変化する。MRDを大きく設定すれば，離れたリングとの計数が可能となるため検出できる同時計数は増加し，中心部の感度は大きく向上する。MRDを小さく設定すれば，2D収集の条件に近付き感度は低下するが，中心部リングと辺縁部リングの感度差は減少する（図21）。

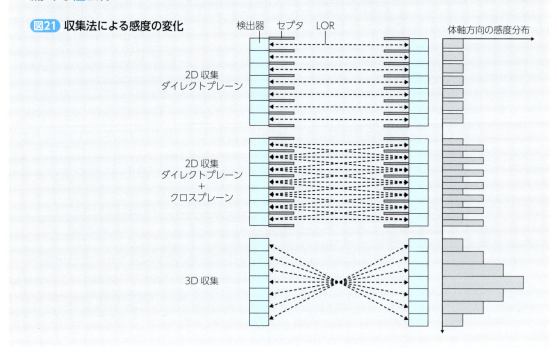

①フレームモード収集

　位置信号でメモリのアドレスを指定し，γ線の計数値を足し合わせて蓄積していく方法。データ量は少ないが，データ収集終了後に任意のデータを抽出することはできない。

②リストモード収集

検出された時刻，検出器，エネルギー，心電図波形，呼吸波形信号などのイベントごとの情報をメモリに直接書き込む方法。膨大な量のデータとなるが，データ収集終了後に編集〔(LTF：list to frame)変換〕して自由度の高いデータに変換することが可能である。例えば，任意のサンプリング時間ごとのフレームデータに変換できる。

4 PET画像再構成法

2D収集で取得したPETデータの画像再構成では，前述したSPECT画像再構成と同様にフィルタ逆投影(FBP：filtered back projection)法や逐次近似的手法が適用される。一方，平行サイノグラムに加えて傾斜サイノグラムも含む3D収集で取得したPETデータでは，3次元データを直接画像再構成する方法と2次元データに変換してから画像再構成する方法がある。

Slim・Check・Point　3次元データを画像再構成する方法

- 3D-FBP法
- 3D-逐次近似法(3D ML-EM法，3D OS-EM法)

Slim・Check・Point　3次元データを2次元データに変換して画像再構成する方法

- リビニング法
- 3D画像再投影法
- FORE(Fourier re-binning)法

■3次元データを画像再構成する方法
①3D-FBP法

逆投影する方向を3次元空間すべてに拡張したもので，中央断面定理を3次元に拡張した3次元中央断面定理に基づく方法である。座標変換など膨大な計算量を伴う(p.62)。

②3D-逐次近似法(3D ML-EM法，3D OS-EM法)

逐次近似法を3次元に拡張して，傾斜サイノグラムを含む3次元データを直接画像再構成する方法である。2次元の逐次近似法と同様に，近似計算のなかに減弱補正などの各種補正データやTOF情報を組み込むことが可能で，多くのPET装置で採用されている〔2章1「ガンマカメラ・SPECT(SPECT/CT)装置」を参照〕。

■3次元データを2次元データに変換して画像再構成する方法
①リビニング法

傾斜サイノグラムを平行サイノグラムに集約する方法を**リビニング**(re-binning)とよぶ(図22)。平行サイノグラムに変換されたデータは，2D収

集と同じ画像再構成法を適用できる。

　傾斜サイノグラムをその中間点を含むスライスのサイノグラムとして束ね，平行サイノグラムに変換する方法を SSRB（single slice re-binning）法，傾斜サイノグラムを通過したすべてのスライスに割り当てることで平行サイノグラムに変換する方法を MSRB（multi slice re-binning）法とよぶ。

図22 リビニング

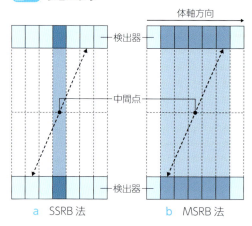

a　SSRB 法　　　b　MSRB 法

②３Ｄ再投影法

　３Ｄ収集データは３次元データであるが，検出器リングの体軸方向の幅が有限な（頭尾方向には検出器がない）ため，全方向の同時計数データを含むわけではなく，体軸方向に大きく傾いたデータには欠損ができる。そこで，３次元データのうち平行サイノグラムだけを２Ｄ画像再構成して取得した断層画像から３次元画像を作成し，それを実測値のない方向に再投影して，欠けている部分を補う作業を繰り返すことで再構成画像を得る方法である。

③FORE（fourier re-binning）法

　サイノグラムを２次元フーリエ変換して得られる FDR（frequency distance relation）に基づく方法で，実空間の平行サイノグラム上にある原点から，距離 d の位置にある傾斜サイノグラムは，周波数空間において，傾きが $d=-k/w$ となる。これを利用して周波数空間で傾斜サイノグラムを分解して平行サイノグラムに足し合わせ，逆フーリエ変換することで傾斜サイノグラムを平行サイノグラムに変換する方法である。３次元データを２次元データに変換して画像再構成する方法のなかでは，最もよく利用される（図23）。

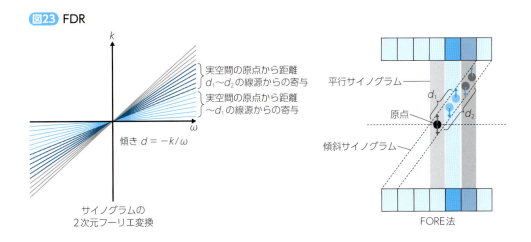

図23 FDR

5 各種補正法

　放射性医薬品投与後の被検者を寝台に寝かせて行うエミッションスキャンにより取得した被検体内から発生する消滅γ線の同時計数データは，画像再構成されてPET画像となる（図24）。優れた定量性および画質を確保するには，検出器感度補正，**偶発同時計数補正**，**散乱同時計数補正**，円弧（アーク）補正，計数損失補正，減衰補正，**減弱補正**などの各種補正が必要不可欠である。

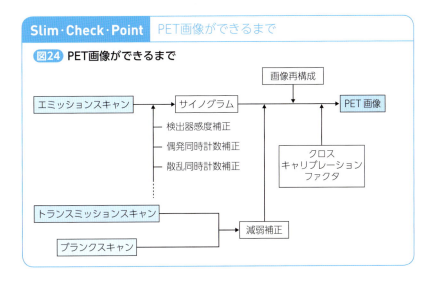

Slim・Check・Point　PET画像ができるまで

図24 PET画像ができるまで

■ 検出器感度補正

　PET装置には多数の検出器が搭載されている。各検出器はシンチレータクリスタルの実効厚やPMTへの光の伝達に個体差があるため，各検出器の感度は均一ではない。さらに，経時的な劣化度合いも検出器によって異なる。そのため，検出器間での感度の補正が必要となる。
　被検者がいない状態で，円柱ファントムやロッド線源により，視野内の線源強度を均一にしてデータ収集（**ノーマライズスキャン**）する（図25）。理想的な検出器であれば，すべての検出器の計測値は等しくなるが，実際

図25 ノーマライズスキャン

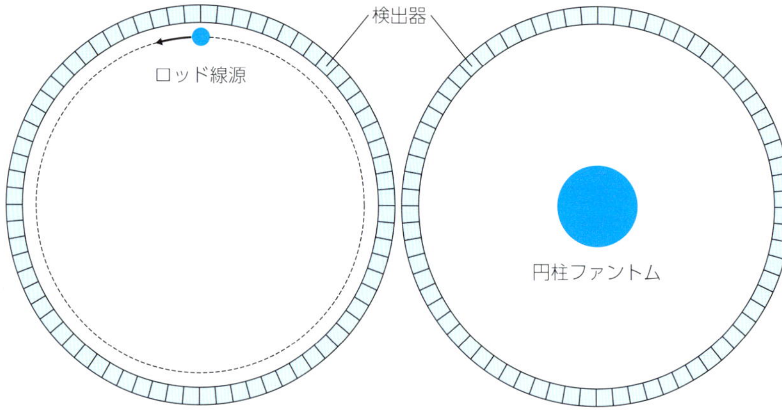

検出器
ロッド線源
円柱ファントム

には検出器ごとに差が生じる。そこで，各検出器の計測値と既知の値を比較する方法や，全検出器の平均計測値に対する各検出器の計測値比を利用する方法によって，感度補正係数を算出して補正している。

■ 偶発同時計数（ランダム）補正

別々に発生した消滅γ線の1本ずつが，偶然同時に計測された偶発同時計数は，画質劣化および定量性低下の要因となる。実際に計測した同時計数データの中から偶発同時計数成分を見分けることはできないため，偶発同時計数成分を推定し，同時計数から差し引くことによって補正している。

> **Slim・Check・Point** 偶発同時計数補正：シングルス計数率法
>
> 偶発同時計数は，放射能濃度の2乗，同時計数時のtiming windowの長さおよびγ線の検出確率に比例して増加する。シングルス計数率法では，各検出器のシングルス計数率にtiming window幅を乗じた次の式によって，偶発同時計数を推定している。
>
> 偶発同時計数率 $= 2\tau \cdot r_1 \cdot r_2$
> τ：coincidence timing window幅
> r_1：r_1検出器のシングルス計数率　　r_2：r_2検出器のシングルス計数率

また，偶発同時計数を推定する別の方法として，**遅延同時計数**を利用した方法がある（図26）。偶発同時計数が計測された際，本来同時計数として計測されはずだったγ線を，遅延計数ウィンドウ（同時計数timing windowよりも一定時間遅らせて設定した別のtiming window）によって計測し，遅延同時計数として検出する。得られた遅延同時計数は，即発同時計数に含まれる偶発同時計数成分と一致するため，偶発同時計数の推定に利用している。

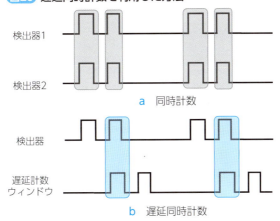

図26 遅延同時計数を利用した方法

a　同時計数

b　遅延同時計数

■ 散乱同時計数補正

　被検体内で消滅γ線が発生し，散乱した際のエネルギーは511 keVよりも低くなる。収集するエネルギーウィンドウにより散乱成分を除去できるが，PET検出器のエネルギー分解能は10％前後であるため，400〜600 keV程度に設定したエネルギーウィンドウ内にも散乱した消滅γ線が含まれる。

> **Slim・Check・Point**　散乱同時計数補正：SSS法
>
> 　現在，標準的に用いられる補正法は，SSS法（single scatter simulation法）とよばれるγ線の散乱をモデル化してシミュレーションすることにより散乱線成分を推定する方法である。この方法では，被検体内の減弱係数分布（トランスミッションスキャンにより取得した情報）とRI分布（エミッションスキャンにより取得した情報）を利用する。消滅γ線が被検体内で1回だけコンプトン散乱を起こすと仮定したときの散乱線分布を，モンテカルロシミュレーションにより推定し，計測したデータから減算することで補正している。SSS法は減弱係数が不均一な被検体でも比較的正確に散乱線補正できる利点を有するが，視野外にあるRIからの散乱線の補正は困難である。
>
> 　ほかにも，モデル化した散乱応答関数を計測データに重畳積分して散乱線成分を推定する方法（**CS法**：convolution subtraction）や複数のエネルギーウィンドウを利用した方法もある。

MEMO

SSS法
シミュレーションに使用するRI分布は，補正前の散乱線も含んだデータであるため，高計数な領域や減弱係数が異常に大きい領域では過補正となる場合がある。そのため，補正値に制限を設けて過補正を防いでいる。

計数損失補正
高計数率条件での収集では，検出器および信号処理系で数え落としが発生する。LORごとに計数率に応じた係数を乗じることにより補正している。

減弱補正（AC：attenuation correction）

> **Slim・Check・Point**　PETの減弱補正
>
> 被検体内で発生した2本の消滅γ線が体内を通過する距離をLa，Lb（図27），飛行経路に沿った減弱係数μ(l)とすると，2本の消滅γ線が検出器に到達する確率pは，
>
> $$p = exp\left\{-\int_0^{La} \mu(l)\,dl\right\} exp\left\{-\int_0^{Lb} \mu(l)\,dl\right\}$$
> $$= exp\left\{-\int_0^{L} \mu(l)\,dl\right\}$$
>
> と表すことができ，2本の消滅γ線が検出器に到達する（減弱される）確率は，0からLまでの積分値となるため同一LOR上であれば消滅γ線の発生位置によらず同値となる。さらに，消滅γ線の発生点が被検体外のLOR上であっても，減弱される確率は同値である。
>
> これにより，消滅γ線の飛行経路に沿った減弱係数を，外部線源を用いて調べることで減弱補正が可能となる。
>
> **図27** 消滅γ線の減弱
>
>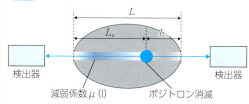

被検体内で発生した消滅γ線は，被検体を透過して検出器に入射する。発生した消滅γ線のすべてが検出器に到達するわけではなく，一部は被検体内で相互作用を起こし散乱および減弱される。特に，被検体深部で発生した消滅γ線では減弱による影響が大きく，被検体内のRI分布を正確に描出するためには，減弱による影響を補正する必要がある。

PET装置に搭載した外部線源を被検体周囲で回転させながらデータ収集する**トランスミッションスキャン**と，被検体なしで収集した**ブランクスキャン**[*1]データの計数比から，消滅γ線の吸収率を算出して減弱補正が行われる（図28）。

Term a la carte

＊1　ブランクスキャン
被検体がいない状態で，トランスミッションスキャンと同条件の収集を行う。ノーマライズスキャンでも同様に，被検体がいない状態で収集するが，各スキャンの目的は異なり，それぞれ別で行う必要がある。

図28 トランスミッションスキャン

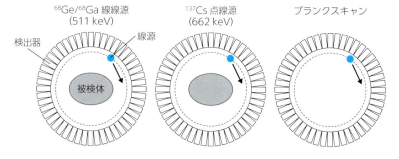

近年普及しているPET/CT装置では，外部線源ではなく**X線CT画像を用いて減弱係数を取得**している．CT画像はX線の透過と吸収を反映した画像であることから，CT値[HU]は減弱係数へと変換が可能である．しかし，CT画像で用いるX線の実効エネルギーは70 keV程度，消滅γ線のエネルギーは511 keVであるため，CT値から変換した減弱係数を，消滅γ線に対する減弱係数に変換して減弱補正が行われる．

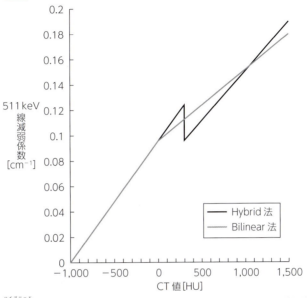

図29 CT値から511 keV線減弱係数への変換テーブル

hybrid法：HU=300を閾値として，300以上を骨組織，以下をその他組織として分類
bilinear法：HU=0を閾値として，0以上と以下で異なる変換式を使用
(氏家盛通 ほか：PET検査における吸収補正法(外部線源とX線CT)の比較〜吸収補正法と被ばくに関する臨床現場での対応〜, 診療放射線技術科学論文集, 2008. より引用)

MEMO

CT画像を用いた減弱補正(CTAC)

PET画像の空間分解能はCT画像と比べて低いため，CT画像を減弱補正に使用する場合は，平滑化フィルタなどにより空間分解能を劣化させてから減弱係数画像を作成する．減弱係数画像の各領域の係数は，人体内部を骨・軟部組織・空気などのいくつかのグループ分類して減弱係数を割り当てていくSAC(segment attenuation correction)法を用いることで，画像再構成計算を高速化できる．
CT画像上に金属アーチファクトがある場合，減弱係数が誤って設定され，過補正を生じる場合がある．こうしたケースでは，CT画像から変換した減弱係数値に上限を設定する方法や，部分的に減弱補正を施さない画像を作成する場合もある．

■ 空間分解能補正

①部分容積効果

部分容積効果は，空間分解能などの制限により信号(hotspot)が真のサイズよりも周囲に広がり，hotspotの画素値を過小評価する現象である．空間分解能が低い画像やhotspotのサイズが小さい場合，部分容積効果の

影響が大きい。

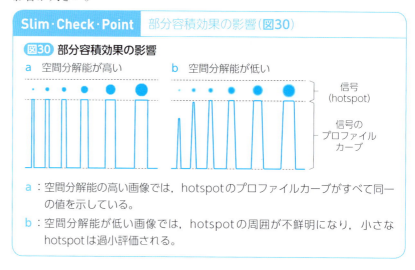

> **Slim・Check・Point** 部分容積効果の影響(図30)
>
> **図30** 部分容積効果の影響
> a 空間分解能が高い　　b 空間分解能が低い
>
> 信号(hotspot)
> 信号のプロファイルカーブ
>
> a：空間分解能の高い画像では，hotspotのプロファイルカーブがすべて同一の値を示している。
> b：空間分解能が低い画像では，hotspotの周囲が不鮮明になり，小さなhotspotは過小評価される。

　部分容積効果(partial volume effect)の影響を受けた画素値と真の画素値との比をリカバリー係数(RC：recovery coefficient)とよび，RCが0.5である場合，取得した画素値は真の画素値の半値となる。RCが約1.0となるhotspotのサイズと空間分解能(FWHM)の比は約3.0となる。これは，FWHMの約3倍のhotspotサイズであれば，部分容積効果により過小評価されないことを表す(図31)。

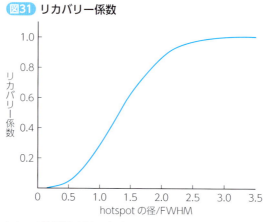

図31 リカバリー係数

hotspot径/FWHMは，真のhotspot径と画像の空間分解能の比であり，空間分解能が高い(FWHMが小さい)場合や大きなhotspotの場合にRCが高値を示す。

②点広がり関数補正

　空間分解能劣化要因の1つに，PET検出器リングの視野中心から離れた場所で発生した消滅γ線の検出器への斜入がある。γ線がシンチレータを突き抜けて複数の検出器で検出されるため，発生位置を特定する精度が低下し，視野中心と比べて視野辺縁に位置する点線源の応答関数は，幅が広がり，空間分解能の劣化が生じる(図32)。

　辺縁部に対応するサイノグラムに処理を加え，再構成画像の見た目の空間分解能を改善する方法，空間分解能を劣化させる物理過程を逐次近似再

構成法のシステムに再現して空間分解能を補正する方法などがある。これらの視野内の点広がり関数（PSF：point spread function）の違いを補正する方法は，画像の空間分解能やコントラストの改善率は高いが，信号の輪郭部分で画素値が過剰に補正される傾向（**ギブスアーチファクト**）があり，注意が必要となる（図32）。

図32 視野内のPSFの違い

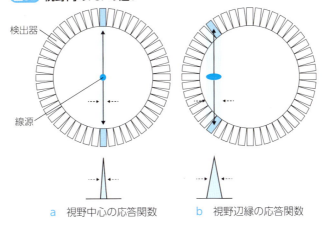

a 視野中心の応答関数　　b 視野辺縁の応答関数

6 CCFとSUV

■ クロスキャリブレーション

画像にregion of interest（ROI，関心領域）を設置して計測される値は，各画素のカウント値［count/pixel］である。臓器の機能や代謝を定量的に診断するためには，臓器や組織に集積した放射性医薬品量を推定するための放射能濃度［Bq/mL］を計測する必要がある。画像から得られるカウント値を放射能濃度に変換するため，**CCF（cross calibration factor）**とよばれる係数が使用される。

> **Slim・Check・Point　クロスキャリブレーションファクター**
>
> ドーズキャリブレータで計測した放射能濃度A［Bq/mL］の線源を，PET装置で計測して，得られた計数率をB［count/pixel］とすると，両者の比からCCFは以下の式で算出される。
>
> $$\mathrm{CCF} = \frac{A[\mathrm{Bq/mL}]}{B[\mathrm{count/pixel}]}$$
>
> CCFを評価したいカウント値［count/pixel］に乗じることで，放射能濃度が算出される。クロスキャリブレーションは，ドーズキャリブレータによる測定値にPET装置の測定値を一致させるための調整であり，ドーズキャリブレータが正しく較正されていることを前提としている。また，CCFを算出する場合は，臨床条件で計測する。

> **MEMO**
> ^{18}F-FDGの正式名称は^{18}F-fluorodeoxy-glucoseである。

■ SUV

^{18}F-FDGなどの放射性医薬品を用いたPET検査では，**standardized uptake value（SUV）**とよばれる半定量的な指標が診断に用いられる。核医学検査における解析では，動脈採血やダイナミックスキャンを必要とするものが多いが，SUVはPET画像のみから算出することができる。

> **Slim・Check・Point　SUVの算出方法**
>
> PET画像にROIを設置して取得される組織放射能をA[Bq]，組織放射能を測定した組織体積をV[cm^3]，被検者に投与した放射能量（投与量）をD[Bq]，被検者の体重をW[g]とすると，
>
> $$SUV = \frac{A(組織放射能)[\text{Bq}]/V(組織体積)[\text{cm}^3]}{D(投与量)[\text{Bq}]/W(体重)[\text{g}]}$$
>
> と表される。Aが腫瘍の放射能である場合，腫瘍のSUVが算出される。人体の密度を1.0[g/mL]と仮定するとWは体積に変換され，SUVは放射性医薬品が全身均一に分布した場合の放射能濃度とROI内の組織放射能濃度の比となる。

設置したROI（またはVOI：volume of interest）内の最大SUVを表すmaximum SUV（**SUV$_{max}$**）は，臨床診断で最も普及した指標である（表3）。SUV$_{max}$は配置したROI内の1pixelを反映した値であるため，再現性に優れ，計測者に依存しない利点を有する。しかし，1pixelの値であるため，ROI内に画像ノイズなどの影響により高count/pixelが存在した場合，病変とは異なるSUVを示す可能性がある。

配置したROI内の平均SUVで定義されるmean SUV（**SUV$_{mean}$**）は，画像ノイズに影響されにくいが，ROIの配置によって値が大きく変動するため，再現性が低く，計測者による差が大きい欠点をもつ。

画像に配置したVOI内の最大pixel周囲1cm^{3}における平均SUVとして定義されるpeak SUV（**SUV$_{peak}$**）は，計測者に依存せず，さらに画像ノイズに影響されにくいため，SUV$_{max}$とSUV$_{mean}$の両者の利点を併せもつ指標であるが，計測できる対象に制限があるという課題も有している。

脂肪組織は^{18}F-FDGの集積が少ないため，組織への薬剤の集積を，投与量と体重で標準化した指標であるSUVでは，脂肪組織を多く含む体型の場合に，SUVを過大評価する可能性がある。そこで，体重に代わって除脂肪体重を用いて標準化したlean body mass SUV（SUV$_{lbm}$）や，体表面積を用いて標準化したbody surface area SUV（SUV$_{bsa}$）などが使用されることもある。

表3 SUVの種類

SUVの種類	利点	欠点
SUV$_{max}$	再現性に優れる	画像ノイズの影響が大きい
SUV$_{mean}$	画像ノイズの影響が小さい	再現性が低い
SUV$_{peak}$	再現性に優れる 画像ノイズの影響が小さい	計測できる対象に制限がある

MEMO

SUVの利点

投与した ^{18}F-FDGは，コンパートメントモデルに基づきある一定の割合で病変部位や組織に取り込まれるため，投与量や体重が変化した場合，病変や組織の放射能濃度も同様に変化する。しかし，SUVは組織の放射能濃度を投与量と体重で除して，均一分布に対する特異度として算出しているため，投与量や体重が変化した場合でも病変部位の評価が容易となる(表4)。

表4 SUVの正確度に影響を及ぼす因子

被検者の状態や検査方法に関連する因子	体型	脂肪組織は ^{18}F-FDGの集積が少ないため，脂肪組織が多く含まれる体型では，SUVを過大評価する
	血糖値	^{18}F-FDGはグルコースと類似しているため，SUVに影響を与える。血糖値が高い場合はSUVが低い値を示す
	uptake時間	uptake時間は，放射性薬剤を投与してから撮像するまでの時間で，uptake時間が変化すると ^{18}F-FDGの腫瘍への集積も変化し，SUVに影響を与える
	呼吸	呼吸によってPETスキャンデータ(emissionデータ)とCT画像を基に作成する減弱補正データの間に大きな位置の差異が生じ，SUVに影響を与える
装置や画像の物理特性に関連する因子	装置の測定精度	放射能測定装置の放射能測定精度によってCCFが変化し，計測した放射能濃度が変化する
	装置の個体差	メーカーによって検出器の形状，感度，補正方法などが異なるため，計測される放射能濃度も異なる
	画像再構成法	画像再構成法や再構成条件によって，病変部の描出や画像ノイズが異なり，計測される放射能濃度が変化する
	部分容積効果	空間分解能が低い画像や小病変では，部分容積効果の影響が大きく，画素値を過小評価する

7 PET装置の性能評価・保守点検

■ 性能評価

核医学装置は，時間の経過や条件によって性能が変動しやすい装置である。そのため，装置の性能や状態を定期的に確認する必要がある。PET装置の性能評価方法には米国電気工業規格(NEMA：national electrical manufacturers association)の「**NEMA NU 2-2018**」や日本画像医療システム工業会の「**JESRA X-0073*D PET装置の性能評価法**」などがある。

■ 保守点検

装置製造業者が出荷時に行う性能評価や，装置設置後に使用者が性能の把握および確認のために行う性能評価は，装置の初期性能や装置の有する性能の最大値を把握するための点検である。一方，保守点検は，装置稼働後の変化によって定められた基準値を超えて性能が劣化していないことを確認する作業で，装置を安全かつ有効に使用するための最低限度を保証する点検といえる。

日本画像医療システム工業会の「JESRA TI-0001*B PET装置の保守点

検基準」では，近年のPET装置は，安全性の向上に加え，簡便で精度の高い日常点検項目を独自に有していることから，性能の保守点検に関しては実用的な点検項目が望ましいとして，基本的な測定項目を「Dairy QC」「ノーマライズ，クロスキャリブレーション」「SUV確認」の3項目としている。また，「JESRA TI-0001*B」では，PET/MR装置の点検項目も新たに追加されている。

例題①

Q 検出器サイズ4mm，検出器リングの径100cmのPET装置における視野中心でのシステム分解能（FWHM）を算出しなさい。ただし，使用するポジトロン放出核種は^{18}Fとする。

A
$FWHM = \dfrac{d}{2}$ より

$FWHM_{detector} = 4/2 = 2 \,[mm]$

$FWHM_{range} = 0.22 \,[mm]$ （**図2**参照）

$FWHM_{angulation} = 0.0022 \times 1000 = 2.2 \,[mm]$

$FWHM = \sqrt{FWHM^2_{detector} + FWHM^2_{range} + FWHM^2_{angulation}}$ より

$FWHM = \sqrt{2^2 + 0.22^2 + 2.2^2}$

$FWHM ≒ 2.98 \,[mm]$

例題②

Q PET装置の体軸方向視野は20cm程度であるため，全身スキャンなどの広範囲データの収集では，複数回に分けてデータ収集する必要がある。3D収集による全身スキャンでは，PET検出器の中心部リングと辺縁部リングの感度差から生じる体軸方向の感度のばらつきを，どのようにして調整しているか。

A PET装置による全身スキャンでは，体軸方向への寝台移動とデータ収集を繰り返す方式（ステップアンドシュート方式）が採用されている（連続的に体軸方向に移動しながらデータ収集するPET装置もある）。3D収集では，体軸方向に並んだ検出器リングの中央と辺縁部で感度の差が生じるため，寝台を移動させる際に一部の測定範囲を重複（オーバーラップ）させ，2重にデータを収集して加算することで，感度の低下した領域のデータを調整している。

例題③

Q PETの定量性が優れる理由について，減弱補正の観点から説明しなさい。

A PETでは消滅γ線の体内での減弱は，LOR上の線源位置によらず一定であるため，断面の減弱係数分布がわかれば減弱補正を正確に行うことができるため，定量性に優れる。

例題 ④

Q 9時30分時点で240 MBqの ^{18}F-FDGを患者に投与し，10時25分から3D収集でPET撮像した．画像再構成したPET画像の病変部にROIを設置して計測したところ，計測値は14,000 Bq/cm^{3}だった．この病変のSUVはいくつか．

ただし，被検者は身長170 cm，体重60 kg，血糖値95 mg/dLで，人体の密度は1 g/cm^3，^{18}Fの半減期は110分とする．

A 投与時（9時30分）に240 MBqあった放射能が撮像時（10時25分）には，

$$A = 240 \times 10^6 \times \left(\frac{1}{2}\right)^{55/110} [Bq]$$
$$\fallingdotseq 169.68 \times 10^6 [Bq]$$

に減衰している．人体の密度は1 g/cm^{3}であるから，患者の体重は体積に変換すると 60×10^3 cm^{3}となる．従ってSUVは

$$SUV = \frac{A(組織放射能)[Bq]/V(組織体積)[cm^3]}{D(投与量)[Bq]/W(体重)[g]]} \text{より，}$$

$$SUV \fallingdotseq \frac{14000 [Bq/cm^3]}{169.68 \times 10^6 [Bq]/60 \times 10^3 [cm^3]}$$

$$SUV \fallingdotseq \frac{14000 [Bq/cm^3]}{2.828 \times 10^3 [Bq/cm^3]} \fallingdotseq 4.95$$

となる

【参考文献】
1) Derenzo SE: Mathematical removal of positron range blurring in high resolution tomography. IEEE Trans Nucl Sci, 33: 565–569, 1986.
2) 野原功全：ポジトロン・エミッション・トモグラフィ 1．原理と概要，RADIOISOTOPES, 42: 189–198, 1993.

試料測定装置

核医学装置

試料測定装置とは，検査に使用する放射性医薬品の放射能計測，生体から取り出した試料の放射能計測などの用途で使用される装置である。画像診断装置とは異なり，被検者の撮像に直接的なかかわりはないが，正確な放射能計測は，核医学診断の特徴である定量的な診断に欠かすことのできない要素の一つである。

試料測定装置は，放射線の検出方法と効率の違い，対象とする放射線種の違いなどからいくつかの種類が存在する。本項では，各測定装置の原理や特性について解説する。

1 ウェル型シンチレーションカウンタ

Slim・Check・Point ウェル型シンチレーションカウンタの特徴

- 幾何学的効率が非常によい。
- 試料の容積，位置，試験管材質などが異なると計数効率が変化する。

試験管内に入れた試料から発生するγ線のカウントを測定する装置で，NaI(Tl)シンチレータに井戸型の穴を開けた構造をしているため，ウェル型とよばれる（図1）。核医学検査では，*in vitro*検査のほか，*in vivo*検査においても放射性医薬品を投与された血中放射能濃度の測定などに使用される。

図1 ウェル型シンチレーションカウンタ

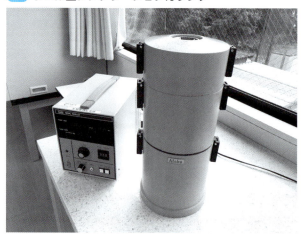

ウェル型シンチレーションカウンタは，NaI(Tl)シンチレータ，光電子増倍管(PMT：photomultiplier-tube)，比例増幅器，波高分析器，計数回路などで構成される（図2）。標準的なNaI(Tl)シンチレーションカウンタの検出器は，直径約5cm，高さ約5cmのクリスタルに，直径約2cm，深さ約4cmの試料を入れるための穴が開けられ，周囲は厚さ5cm程の鉛で囲まれている（図3）。この構造により**バックグラウンドの計数を抑え**，さらに，**微量の放射線に対しても高い検出効率**を有している。試料の測定の際には，核種と測定時間を設定する。

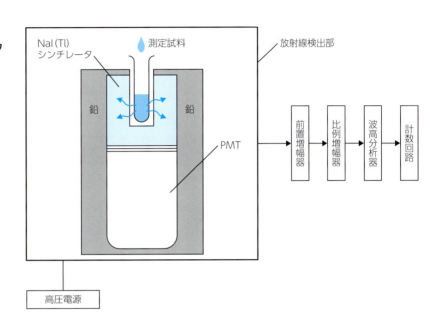

図2 ウェル型NaI(Tl)シンチレーションカウンタの構成

図3 ウェル型シンチレーションカウンタの検出効率の変化

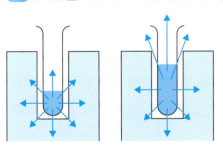

a 試料の容積の変化

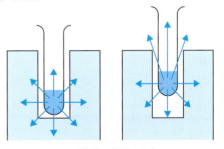

b 試料の位置の変化

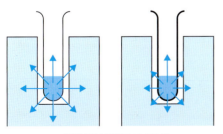

c 試験管材質（厚さ）の変化

(福士政広 編：改訂第2版 診療放射線技師 スリムベーシック 放射線計測学，p.134，メジカルビュー社，2018. より改変引用)

■ 計数率特性

試料が高放射能の場合，数え落としが発生する（図4）。シンチレーションカウンタの分解時間が$1×10^{-6}$秒程度のため，試料の放射能が$4×10^5$ cpm以上の計数率にならないよう注意する。

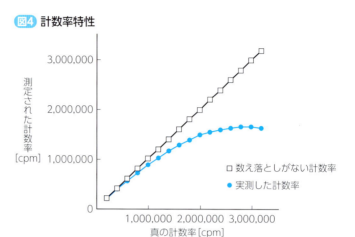

図4 計数率特性

（大西英雄 ほか編：核医学検査技術学，オーム社，2002．より引用）

■ 液量依存性

同じ放射能であっても，試験管内の液量により計数率が異なる（図5）。これは，試料液面の高さによってシンチレーションカウンタの計数効率が変化するためである。試料液面が高い場合は，液面方向にγ線を検出できない領域が拡大する。さらに，液面が高い場合は試料の自己吸収によっても計数値が減少する（図6）。

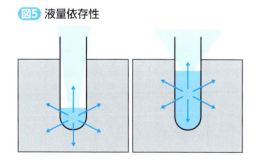

図5 液量依存性

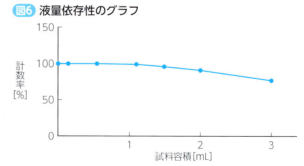

図6 液量依存性のグラフ

縦軸は，液量が微量の場合の計数率を100％とした相対値で，液量の増加に伴い計数率は減少する。
（大西英雄 ほか編：核医学検査技術学，オーム社，2002．より引用）

■ 測定容器の特性

試験管の材質や厚みによってもγ線の吸収は変化する。一連の検査では同種類の試験管を使用する。

2 オートウェルカウンタ（自動ウェルカウンタ）

放射線の検出原理に関してはウェル型シンチレーションカウンタと同様であるが，試験管を自動的に交換し多数の試料を測定する装置である。オートウェルカウンタあるいはオートウェルガンマカウンタともよばれる（図7）。

試料自動送り機構は一般的にラック移動式で，試験管立てと似た構造のラックに試験管を多数並べて，前の試験管の測定が終了すると移動し，マニピュレータが次の試験管に自動的に交換する。

図7 オートウェルカウンタ

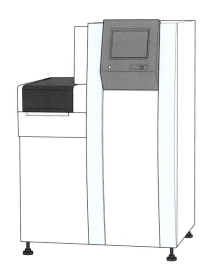

> **MEMO**
>
> **シンチレーション検出器**
> シンチレータとよばれる物質を利用した検出器で，入射した放射線のエネルギーを吸収し，吸収したエネルギーに応じた強さの光を発する特徴を有する。放射線の検出効率や発光効率，吸収エネルギーと発光量の比例関係などの特性に優れるNaI（Tl）シンチレータがよく用いられる。シンチレーション検出器では，シンチレータによる発光を光電陰極およびPMTにより光電子に変換および増幅し，波高分析器や計数装置で入射放射線のエネルギーと量を計測している（図8）。
>
> 図8 シンチレーション検出器の構成
>
>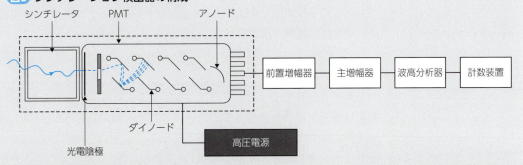
>
> NaI結晶に不純物（Tl）を混ぜることにより，電子の存在できるエネルギー準位をもたなかった禁止帯に，新たなエネルギー準位（不純物の励起状態）ができる。励起された電子が禁止帯にある不純物の励起状態に捕獲され，効率的にシンチレーション光が放出される（図9）。放出される光は青色の可視光となる。

図9 NaI(Tl)シンチレータの発光原理

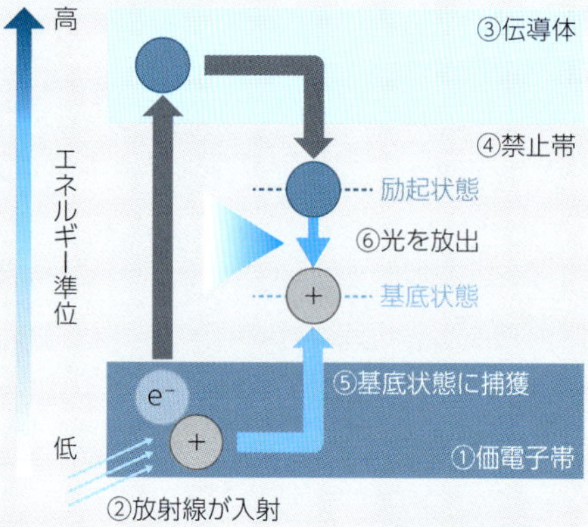

③伝導体
④禁止帯
⑥光を放出
⑤基底状態に捕獲
①価電子帯
②放射線が入射

エネルギー準位 高～低
励起状態
基底状態

① 電子が結晶に束縛され，安定した状態（価電子帯）
② 放射線が入射すると，価電子帯の電子が電離・励起される
　→励起された電子と正孔ができる
　→電子と正孔は自由に動ける
③ 励起された電子は伝導体に移動する
④ 禁止帯内のエネルギー準位（不純物の励起状態）に電子が捕獲される
⑤ 正孔が不純物の基底状態に捕獲される
⑥ 電子と正孔が出会うと，電子が価電子帯に落ちて，余剰エネルギーを光として放出

3 ドーズキャリブレータ

　ドーズキャリブレータは，比較的大きな放射能測定時に使用されるウェル型電離箱式放射能測定装置である。この装置では，ジェネレータ溶出液の放射能，検査のために調製された放射性医薬品の放射能，業者から購入した放射性医薬品の放射能など，NaI(Tl)シンチレーション検出システムよりも大きな放射能の測定に使用される。

> **Slim・Check・Point**
> 測定対象：バイアル，シリンジ，試験管に入った試料
> 測定範囲：3.7 kBq〜100 GBq（^{99m}Tcの場合）
> 測定線種：30 keV以上のγ線

　ドーズキャリブレータには電離箱式とプラスチックシンチレータ式があり，臨床現場では電離箱式のドーズキャリブレータが広く用いられている（図10, 11）。また，電離箱式には1気圧空気電離箱式と加圧ガス入り電離箱式の2種類があり，加圧ガス入り電離箱式は，1気圧空気電離箱式よりも感度が1桁以上高い性能を有している。
　ドーズキャリブレータは，ウェル型シンチレーションカウンタと同様に，試料の容積，位置，試験管材質などが異なると計数効率が変化する。

■ 測定時の注意点

　市販のドーズキャリブレータは，加圧ガス式電離箱が大半であるため，電流値から放射能を決定している。このため，測定を行う60分以上前には電源を入れて使用可能な状態としておき，安定性を確保する。ドーズキャリブレータが測定可能な状態にあること，周辺に線源がないことを確認し，さらにバックグラウンド測定を3回以上実施する。

図10 ドーズキャリブレータ

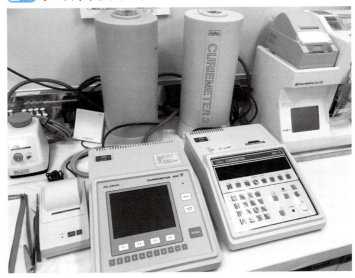

図11 ドーズキャリブレータ(ウェル型電離箱式)

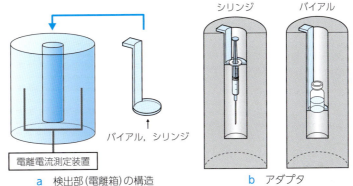

a　検出部(電離箱)の構造　　b　アダプタ

電離箱式ドーズキャリブレータの検出部である電離箱は，周囲気圧による変化を避けるため，密封され，加圧された空気やアルゴンガスが充填されている。試料から放出されたγ線が電離箱内に入射し，これによって生じたイオンの総量を測定することにより，存在する放射能量を算出している。一般的に，電離箱は入射したγ線のエネルギーを弁別する能力をもたない。

■ ドーズキャリブレータの点検項目

正確な計測結果を得るためには，次の項目について日常的に点検する必要がある。

・オートゼロ調整
・バックグラウンド調整
・システム試験(バイアス電圧調整)
・内蔵メモリチェック
・正確性試験(標準線源により測定放射能との比較)
・安定性試験(標準線源により測定放射能との比較)
・汚染試験など

> **MEMO**
> ▎設置環境
> ○十分な荷重に耐えられる低い場所
> ・ドーズキャリブレータの重量は20～30 kg程度
> ・誤転倒による故障を防ぐ
> ・振動の少ない場所
> ○室温が安定している場所
> ・空調が直接当たらない場所
> ○設置温度が10～30℃の範囲で安定している場所
> ・90％以上の高湿では電気回路に異常をきたすおそれがある
> ○ドーズキャリブレータの周辺に鉛ブロックを配置
> ・バックグラウンドに対する遮蔽

4 液体シンチレーションカウンタ

> **MEMO**
> PPO, bis-MSB, DM-POPOPの化学名と化学式は，それぞれ2,5-ジフェニルオキサゾール：$C_{15}H_{11}NO$，1,4-ビス(2-メチルスチリル)ベンゼン：$C_{24}H_{22}$，1,4-ビス-2-(4-メチル-5-フェニルオキサゾリル)ベンゼン：$C_{26}H_{20}N_2O_2$である。

　液体シンチレーションカウンタは，生体合成元素である^3H(18 keV)，^{14}C(156 keV)などの低エネルギーβ線放出核種の測定で主に使用される。この装置では，結晶などの固形型シンチレータを使用したシンチレーションカウンタとは考え方が異なり，試料をシンチレータ溶液に溶解して使用している。

　放射線励起による液体シンチレーションの発光現象は，放射線のエネルギー吸収による溶媒分子の励起が生じ，励起溶媒分子から溶質分子へのエネルギー移行が行われ，溶質分子から発光現象が生じる。その発光した蛍光をPMTで検出して計測する。キシレン，トルエンなどの溶媒にPPOなどの第1溶質およびbis-MSB，DM-POPOPなどの第2溶質を溶かしたものが液体シンチレータである。

　バイアルが透明であれば，そのシンチレーション光は外から計測できる。このシンチレーション光をPMTが信号に変える。PMTを2本使用する理由は，シンチレーション光であれば2本のPMTから同時に信号が出力される。PMTからの雑音(熱電子などで光が入射していなくても出てきてしまう信号)はそれぞれ独立して出力される。雑音か本来のシンチレーション光による信号かは，同時に信号出力されたかどうかで区別できる。同時信号の場合のみ，パルス高を合算して増幅し，波高分析器に送られる(図12)。

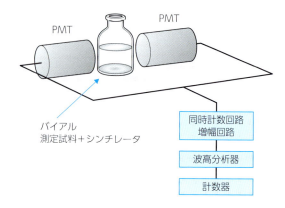

図12 液体シンチレーションカウンタの計測原理

■ クエンチングによる計数率の低下

試料中に含まれる物質によってシンチレーションが妨害され，発光が弱くなってしまう現象をクエンチングとよぶ。クエンチングには化学クエンチング，色クエンチング，酸素クエンチング，濃度クエンチングがある（図13）。また，クエンチングに対する補正法として，チャネル比法，外部標準法，自動効率トレーサ法がある。

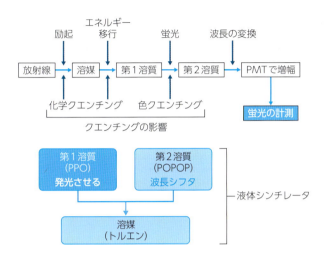

図13 液体シンチレータの発光過程

> **MEMO**
> 測定する試料に合わせて，いろいろな液体シンチレータが販売されており，目的にあったものを購入できる。数百本のバイアルを1度にセット可能で，それらを順に測定し，結果をベクレル単位で出力する便利な装置も販売されている。

①化学クエンチング

溶媒分子から第1溶質分子へのエネルギー移動のとき，試料中に含まれる化学物質によってエネルギーが奪われ，計数率が低下する現象。
クエンチング物質（クエンチャー）：ニトロ化合物，アミン類，ケトン，酸素など

②色クエンチング

第1溶質分子の蛍光が試料中の血液や尿により奪われ，計数率が低下する現象。
クエンチャー：赤，黄色など

Slim・Check・Point　液体シンチレーションカウンタ

- 放射線により励起されたシンチレータから発生する蛍光を検出
- 幾何学的効率が100％のため，α線，低エネルギーβ線の測定が可能（図14）
- 試料中の色や化学物質によりクエンチングが発生する場合がある

図14 液体シンチレーションカウンタ

試料がシンチレータに溶け込むため，4π測定が可能
↓
試料による自己吸収がない
↓
α線や低エネルギーβ線の測定に適する

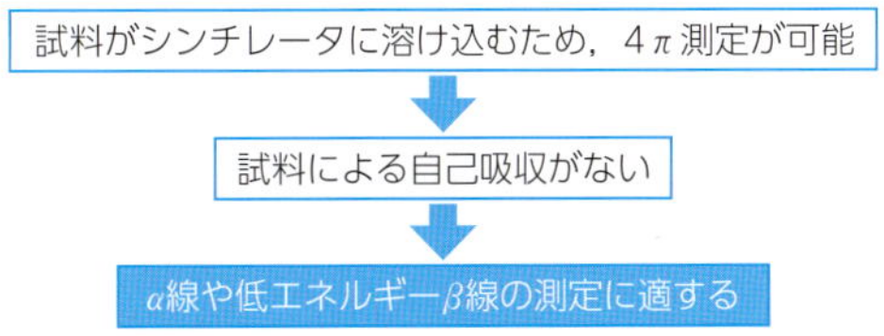

例題 ①

Q ウェル型シンチレーションカウンタについて正しいのはどれか。
1. β線の測定に用いる。
2. 測定の幾何学的条件は無視できる。
3. 試料容積が大きいほど計数率は大きくなる。
4. 計数率は比放射能の影響を受ける。
5. *in vivo* 検査で欠かせない。

A <u>4</u>
1. γ線の測定に用いる。
2. 試料容積や試験管挿入状態などを一定にする必要がある。
3. 自己吸収などにより減少する。
5. 主に *in vitro* 検査で用いられる。

例題 ②

Q 上方に立体角 $3\pi/5$ [sr] 開いたウェル型シンチレータの図を示す。点線源での幾何学的検出効率はどれか。
1. 0.01
2. 0.15
3. 0.50
4. 0.85
5. 0.99

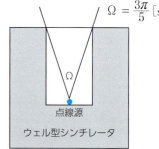

A <u>4</u>
全体を1として<u>検出できない割合を x</u> とすれば、

$$x : \frac{3\pi}{5} = 1 : 4\pi \quad \rightarrow \quad x \cdot 4\pi = \frac{3\pi}{5}$$
$$x = 0.15$$

従って、幾何学的効率(<u>検出できる割合</u>)= 1 − 0.15 = 0.85

例題 ③

Q 放射性試料を検出器で5分間測定し、6,000カウントが得られた。また、バックグラウンドの計数値は30分間で3,000カウントであった。この試料の正味の計数率 [cpm] はどれか。
1. 300
2. 900
3. 1,000
4. 1,100
5. 1,200

4

放射能の測定では，試料の測定計数率からバックグラウンドの計数率を差し引いて正味計数率を算出する。

> 計数時間：$T_{\min}$
> 計数値：N_{count}
> バックグラウンド時間：$Tb_{\min}$
> バックグラウンド値：Nb_{count}
>
> 正味計数率 $= \dfrac{N}{T} - \dfrac{Nb}{Tb}$
>
> より，
>
> 正味計数率 $= \left(\dfrac{6000}{5} - \dfrac{3000}{30}\right) = 1200 - 100 = 1100\,[\text{cpm}]$

例題 ④

次の文章の（　）部分に入る最も適切な語句または記号を解答群から選べ。

　管理区域の汚染検査にしばしば用いられる液体シンチレーション計数装置の特徴として，放射線源がシンチレータ溶液中に溶解していることから，（　A　）の補正が必要である。^{3}Hのような低エネルギー（　B　）放出核種や^{210}Poのような（　C　）放出核種の測定に適する。

　試料中の血液や尿により蛍光が奪われ，計数率が低下する現象を（　D　），試料中に含まれる化学物質によってエネルギー移動が妨げられ，計数率が低下する現象を（　E　）という。

　液体シンチレーション計数装置では，蛍光の検出に一対の（　F　）と同時計数回路を用いている。

解答群
　1　空間分解能　　2　自己吸収　　3　α線　　4　β線
　5　γ線　　6　色クエンチング　　7　化学クエンチング
　8　結晶型シンチレータ　　9　PMT　　10　トルエン

A　A：2　　B：4　　C：3　　D：6　　E：7　　F：9

4 その他の測定装置

核医学装置

1 半導体カメラ

　一般的なSPECT（single photon emission computed tomography）装置やPET（positron emission tomography）装置では，シンチレータと光電子増倍管（PMT：photomultiplier-tube）を用いてγ線を検出している。シンチレータがγ線を吸収してシンチレーション光を発生させ，PMTにより光を電子に変換および増幅することで，電気信号としてγ線の入射を検出している。これらの装置で採用している検出システムでは，検出器の小型化が困難であり，優れた空間分解能やエネルギー分解能を得にくい特徴があった。

　半導体カメラでは検出器が区画化されており，γ線の入射情報を光に変換することなく，デジタル信号として直接検出することができる。これらの検出器には，サイズが1.4〜3.0 mm角，厚さ4〜8 mm程度の大きさの半導体結晶（表1）が用いられる。小型の検出器であるため，信号検出そのものがピクセル単位で行われることになり，高い空間分解能を得ることができる。

　半導体結晶にγ線が入射すると，検出器を構成する原子と光電効果を起こし，発生した光電子により次々と電子と正孔が発生し，これらが電気信号として検出される（図1）。一対の電子・正孔を発生させるのに必要なエ

表1 半導体検出器の比較

半導体	原子番号	バンドギャップ [eV]	電離エネルギー [eV]	動作温度
Ge	32	0.62	2.96	液体窒素温度
Si	12	1.12	3.62	常温−低温
CdTe	48, 52	1.44	4.43	常温
CdZnTe（CZT）	48, 30, 52	1.5〜2.2	5	常温

図1 半導体検出器の検出原理

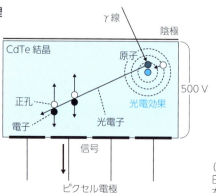

入射したγ線が検出器を構成する原子と光電効果を起こし，そのとき発生した光電子によって電離（電子と正孔が発生）し，これを電気信号として検出する。半導体結晶によって電離に必要なエネルギーは異なる。

（尾川浩一：半導体ガンマカメラの光と影，日本心臓核医学会誌，16(3)：12-13，日本心臓核医学会．より引用）

ネルギーは，CdTeでは4.43 eV，CZTでは5 eVと小さいためエネルギー分解能が向上する。CdTeおよびCZTは，GeやSiよりもバンドギャップエネルギーが大きいため常温での使用が可能であり，原子番号も大きいため光子を効率よく光電吸収させることが可能である。

> **MEMO**
>
> **半導体**
> - 価電子帯：物質の最外殻電子のエネルギー準位の電子が存在
> - 伝導帯　：電子が自由に移動できる領域
> - 禁止帯　：電子が存在できるようなエネルギー状態が存在しない領域，禁止帯のエネルギー幅をバンドギャップとよぶ。
>
> バンドギャップが大きい物質は，電子が価電子帯から伝導帯へ遷移しにくいため，電気を通しにくく（絶縁体），金属のように禁止帯をもたない物質では，価電子帯の電子が伝導帯に遷移できるため電気を通しやすい性質をもつ（導体）。半導体はその中間の性質をもち，絶縁体と同様に禁止帯が存在するが，価電子帯の電子に熱や光などで外部からエネルギーを与えることにより，容易に伝導体へ遷移できる特徴をもつ（図2）。

図2 半導体のエネルギーギャップ

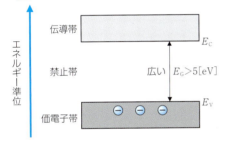
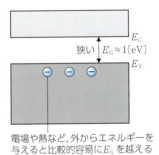
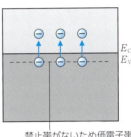

a　絶縁体　　b　半導体　　c　導体

E_C：伝導帯の最小エネルギー
E_G：バンドギャップ
E_V：価電子帯の最大エネルギー

（福士政広 編：改訂第2版 診療放射線技師 スリムベーシック 放射線計測学，p.141，メジカルビュー社，2018. より引用）

■ 半導体カメラを搭載した装置

半導体カメラは優れた空間分解能およびエネルギー分解能を有するが，非常に高価なため，現在販売されているSPECT装置およびPET装置の多くはシンチレーション検出器を搭載した装置である。一部のPET装置や特定の臓器を対象としたSPECT装置では，半導体検出器を搭載した装置も販売されている。

2　ガンマプローブ

ガンマプローブは微小部位への放射性医薬品集積を検出するための装置で，手で持てる大きさであり，指向性を有するカウンタである。一般的に，乳がんやメラノーマ患者のセンチネルリンパ節の検出に利用されている。

放射性医薬品が集積したリンパ節を，ガンマプローブによって手術中に識別し，病変を切除する範囲を決める補助としての役割や，γ線を検出した部位で生検サンプルを採取して病理検査などが行われている。

高エネルギーγ線用のプローブには，CsI(Tl)シンチレータを搭載した検出器が用いられる。低エネルギーγ線用のプローブには，CZTやCdTeなどの半導体検出器が使用されている。

3 医療用小型サイクロトロン

サイクロトロンは電場と磁場を用いてイオンを円軌道で加速する装置で，加速したイオンをターゲット物質に衝突させて核反応を起こし，放射性同位元素（RI：radioisotope）を製造することができる（表2）。らせん軌道でイオンを加速することにより，直線軌道よりも長い加速距離を確保でき，回転半径が大きくなるほど取り出すビーム（イオン）のエネルギーも大きくなる。大型のサイクロトロンでは陽子を50 MeV以上に加速できる。

表2 核医学検査で使用されるサイクロトロン製造核種例

製造核種	壊変形式	製造反応
^{11}C	β^+, EC	$^{14}N(p, \alpha)^{11}C$ $^{10}B(d, n)^{11}C$
^{13}N	β^+	$^{16}O(p, \alpha)^{13}N$ $^{12}C(d, n)^{13}N$
^{15}O	β^+	$^{14}N(d, n)^{15}O$ $^{15}N(p, n)^{15}O$
^{18}F	β^+, EC	$^{18}O(p, n)^{18}F$ $^{20}Ne(d, \alpha)^{18}F$

MEMO

サイクロトロンによるRI製造の特徴
① 製造過程の反応において，プラスイオン（正電荷）を標的核に照射する組み合わせが多いため，製造されるRIにはECおよびβ^+壊変核種が多い。
② 標的核にプラスイオンを照射するため，標的物質と生成物質の原子番号が異なり，製造したRIを無担体で取り出しやすい。
③ 原子炉よりも少ない放射能量を扱うため，原子炉での中性子照射と比較して，荷電粒子の反応断面積が小さく，ビーム強度が低くても問題ない。

■サイクロトロンの原理

サイクロトロンは，大きな電磁石の間に配置された一対の半円形の金属電極（ディー電極）で構成される。ディー電極は狭い隙間で互いに隔てられ，その中心部にイオン源があり，荷電粒子が生成される（図3）。これら構成部品はすべて真空（10^{-8} atm以下）のタンク内に格納されている。

図3 サイクロトロンの原理

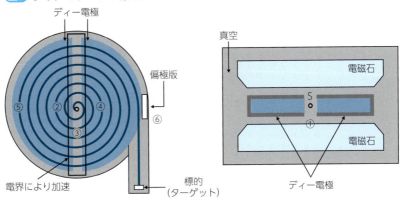

① イオン源によって生成された粒子は（図中S），ディー電極に印加された高周波交流電圧によって発生した電界により，電極に向かって加速される。
② ディー電極の内側には電場は存在しないが，電磁石による磁場（ローレンツ力）の影響により，粒子は反対のディー電極方向へと曲げられ，円形の経路をたどる。
③ 再びディー電極の隙間に到達した粒子は，交流電圧によって発生した電界によって再度加速され，反対側のディー電極へと到達する。
④ 粒子は，ローレンツ力と遠心力が釣り合った円運動をする。
⑤ 粒子がディー電極の隙間を横切るたびにエネルギーを得るため，軌道半径は連続的に増加し，粒子は外向きにらせん状の経路をたどる。
⑥ 粒子がサイクロトロン内の最大軌道半径に達すると，外部の標的核へと向けられる。粒子がプラスイオンであれば，負に帯電したプレートによって静電的に偏向してターゲットに向ける。
(Simon R. Cherry ほか：Physics in Nuclear Medicine, 4th edition, Elsevier, 2012. より引用)

> **MEMO**
>
> **等速円運動**
>
> 電磁石による磁束密度Hの磁場内で，質量m，電荷e，速度vの粒子が運動しているとき，粒子には，進行方向に対して直角な向きに働くローレンツ力と遠心力が釣り合った，半径rの円軌道を描く。これにより，サイクロトロン内では，粒子が円軌道を移動する。
>
> $$evH = \frac{mv^2}{r}$$

■ 小型サイクロトロン

最近では，サイクロトロン自体を遮蔽体として利用（自己遮蔽型）し，さらに，磁場を発生させる電磁石も遮蔽体として利用することによって，遮蔽体の小型化を図った小型サイクロトロンが開発および販売され，院内でのRIの製造が可能となっている。

一般的に，小型サイクロトロンでは負イオン（H⁻）を加速する方式を採用している。負イオンもプラスイオンの粒子と同様の原理で加速されるが，粒子をサイクロトロンから取り出す際に，炭素薄膜を通過させることで負イオンから電子を取り除き，陽子ビームとして取り出し，ターゲット物質に照射している（図4）。

図4 小型サイクロトロンの原理

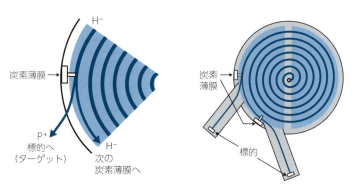

炭素薄膜は，加速されたH⁻がもつ2つの電子を取り除き，陽子に変換する。陽子は磁場の影響によりH⁻とは逆向きの力を受けて曲げられる。最初の炭素薄膜で反応するH⁻は加速したビームの一部であり，別の取り出し口を設けて2つのビームを同時に抽出できる。
(Simon R. Cherry ほか：Physics in Nuclear Medicine, 4th edition, Elsevier, 2012. より引用)

おさらい

1 ガンマカメラ・SPECT（SPECT/CT）装置

1	ガンマカメラ	⇒ 体内に投与されたRIから放出されるγ線を画像化する
	●SPECT（SPECT/CT）装置	⇒ 検出器を回転させ，投与されたRIの体内分布を断層像として得る
2	装置構成	⇒ 検出器，コリメータ，ガントリ，寝台・天板，各種データ収集・信号処理機構で構成
3	検出器	
	●シンチレータ	⇒ NaI（Tl）シンチレータが使用される
	●ライトガイド	⇒ シンチレーション光をPMTに伝える役割をもつ
	●PMT	⇒ 2次電子群を10^6〜10^7倍にする
	●エネルギー演算機構	⇒ Z信号加算回路と波高分析器からなる
	●位置演算機構	⇒ 主に抵抗マトリクス方式が使用される
4	コリメータ	⇒ 一定方向のみのγ線だけを検出器に入射させるために使用
5	コリメータ効率と幾何学的分解能の関係	⇒ コリメータを使用することで変化するγ線の収集量を計算からも理解する
6	その他の付属機器	
	●ガントリ	⇒ 検出器を支え，検出器の移動と回転を担う
	●寝台・天板	⇒ カーボンやアルミで作られており，ヘッドレスト・アームレストも同様の材質が用いられる
	●接触安全マット	⇒ 触れると装置の動きが停止する
	●緊急停止ボタン	⇒ 患者に危機が迫った場合に，装置の動作を停止する
7	ガンマカメラの収集方法	
	●静態画像収集	⇒ 一定時間，検出器を移動せずに収集を行った後に画像を得る

	●動態画像収集	⇒	体内のRIの分布変化を，時間情報を付加して撮像される
	●全身画像収集	⇒	検出器もしくは被検者の乗る寝台が移動することで全身を走査し，画像を得る
8	データ処理装置画像		
	●データ管理	⇒	DICOMという医療画像用フォーマットを用いる
	●画像表示	⇒	カラースケールやグレースケールを調整し表示する
	●関心領域を使用した統計処理	⇒	ROIの設定により統計処理や，TACの作成をする
	●画像演算	⇒	画像同士の演算やフィルタ処理を行う
	●レジストレーション・フュージョン	⇒	核医学装置での画像と，異なる装置で得られた画像の位置合わせを行い，重ねて表示することができる
9	半導体SPECT装置	⇒	CsI(Tl)シンチレータ+APDもしくはCdTeやCZTを用いる
10	SPECTの計測原理		
	●回転軌道	⇒	円軌道，楕円軌道，自動接近法がある
	●収集角度	⇒	主に360°収集が行われる
	●回転収集方法	⇒	ステップ回転収集と連続回転収集がある
	●画素サイズと角度サンプリング	⇒	画素サイズと角度サンプリングの決定は標本化定理に基づいて行われる
11	断層画像の投影理論	⇒	単純逆投影法は投影切断面定理に基づく
12	さまざまな画像再構成法		
	●FBP法	⇒	rampフィルタを用い，逆投影を行う方法である
	●ML-EM法	⇒	画像から計算された投影データが，測定した投影データに一致する確率を最大にする方法である
	●OS-EM法	⇒	ML-EM法の原理に基づき，サブセット数で投影データを分割することで高速化された方法である
13	さまざまな補正法		
	●減弱補正	⇒	ソレンソン法，チャン法，外部線源法，X線CT法などがある
	●散乱線補正	⇒	DEW法，TEW法，TDCS法などがある
	●空間分解能補正	⇒	FDRを利用した方法，逐次近似法を利用した方法などがある
2	PET装置		
	●PET	⇒	ポジトロン放出核種を用いた検査：ポジトロン消滅，ポジトロンレンジ，角度揺動
	●PET装置の構成	⇒	ブロック検出器（シンチレータ+PMT）をリング状に配列
		⇒	PETで使用されるシンチレータの特性
		⇒	PET/CT装置，PET/MR装置
	●PETの計測原理	⇒	同時計数の原理：2本のγ線を同時に検出
		⇒	TOF機能：検出器に到達した時間差を利用して消滅γ線の発生位置を特定
		⇒	PETシステム分解能：検出器サイズ，ポジトロンレンジ，角度揺動によって決定
		⇒	同時計数の種類：真の同時計数，散乱同時計数，偶発同時計数，即発同時計数
	●PETデータの収集	⇒	2D収集（セプタあり）と3D収集

●PET画像再構成法	⇒	3次元データを画像再構成する方法：3D-FBP法，3D-逐次近似法（3D ML-EM法，3D OS-EM法）
	⇒	3次元データを2次元データに変換して画像再構成する方法：リビニング法，3D再投影法，FORE法
●各種補正法	⇒	検出器感度補正
	⇒	偶発同時計数補正：シングルス計数率法，遅延同時計数を利用した方法
	⇒	散乱同時計数補正：SSS法，CS法，エネルギーウインドウを利用した方法
	⇒	減弱補正：トランスミッションスキャン，ブランクスキャン，CTAC
	⇒	空間分解能補正：部分容積効果，リカバリー係数，PSF補正
●CCFとSUV	⇒	CCFの算出
	⇒	SUVの算出
3　試料測定装置		
●ウェル型シンチレーションカウンタ	⇒	ウェル型シンチレーションカウンタの構成と特徴：計数率特性，液量依存性，容器の特性
●オートウェルカウンタ	⇒	試験管を自動的に交換し，多数の資料を測定する
●ドーズキャリブレータ	⇒	ドーズキャリブレータの特徴：比較的大きな放射能測定時に使用されるウェル型電離箱放射能測定装置
	⇒	点検項目：オートゼロ調整，バックグラウンド調整，システム試験など
●液体シンチレーションカウンタ	⇒	液体シンチレーションカウンタの特徴：主に低エネルギーβ線放出核種の測定で使用される
	⇒	クエンチングの影響：化学クエンチング，色クエンチング，酸素クエンチング，濃度クエンチング
4　その他の測定装置		
●半導体カメラ	⇒	半導体検出器の構成と特徴：半導体結晶の種類，バンドギャップ，電離エネルギー
●ガンマプローブ	⇒	手で持てる大きさであり，指向性を有する
●医療用小型サイクロトロン	⇒	サイクロトロンの加速原理
	⇒	サイクロトロン製造核種

3章
核医学検査法の原理

1 核医学検査法の原理

核医学検査は，放射性医薬品の標識に用いられた放射性同位元素（RI：radioisotope）から発せられる放射線をシグナルとして計測し，被検者や検体の生理・生化学的状態や形態学的状態を調べる検査である。すなわち，「**放射性トレーサ法***1」を用いた機能と形態の検査である。測定対象と放射性医薬品の使用法により**表1**のように分類できる。

Term a la carte

*1 **放射性トレーサ法（radiotracer法）**
ある系における特定物質の伝播の範囲や状態を調べられるように，放射能を目印に検出できるようにした特定物質（追跡子）を系に添加し追跡する方法。通常は，その物質の添加により本来の系が乱されないように極微量が用いられる。

表1 核医学検査法の分類

		放射性医薬品の使用法	
		体内使用：*in vivo*（被検者に投与）	体外使用：*in vitro*（被検者由来の試料と反応）
測定対象	被検者	①体外計測検査法	—
	検体	②試料計測検査法	③ *in vitro* 検査法

本章では，
1. 放射性医薬品を被検者に投与し体内のRIを放射能計測装置（ガンマカメラ，PET装置，摂取率測定装置，動態機能測定装置など）で測る**体外計測検査法**
2. 放射性医薬品（もしくは血液成分などを放射性医薬品で標識したもの）を投与した被検者から検体を採取し目的物質を定量する**試料計測検査法**
3. 検体と放射性医薬品を反応させ内因性物質や薬物などを定量する ***in vitro* 検査法**

の基本的な原理について総括的に解説する。核医学検査法には，通常の検査に加え，必要に応じて運動や薬物などによる負荷検査も行われることがあるが，これらについては他章で詳しく解説する。

MEMO 放射性トレーサ法の創始者たち

Antoine Henri Becquerel（1852−1908） (アントワーヌ アンリ ベクレル)

1896年，フランスのベクレルは，ウラン化合物がX線とは異なる透過力の強い放射線を絶えず放出していることを発見し，物質が放射線を出す性質を「**放射能**」と名付けた。

George de Hevesy（1885−1966） (ゲオルグ ド ヘベシー)

ハンガリー生まれのヘベシーは，RIをトレーサとして最初に研究に利用した科学者。天然の鉛の放射能を用いて，鉛化合物の溶解度（1913年），マメ科植物の代謝回転（1923年），ラットの ^{32}P-リン酸ナトリウムの体内分布と排泄（1935年）を測定するのに成功し，「**放射性トレーサ法**」を開発した。「**核医学の父**」とよばれている。

2 体外計測検査法の原理

Term a la carte

*1 代謝 (metabolism)
「生命の維持を目的として行われる一連の化学反応〔**異化**(catabolism)と**同化**(anabolism)〕」を代謝(metabolism)という。物質の変換に伴いエネルギーの変換が合わせて起こるため，**物質代謝**と**エネルギー代謝**という異なった視点からとらえることができる。

被検者に投与（吸収）された放射性医薬品は，体内で分布・代謝*1・排泄という一連の動的な過程（図1）を経ると同時に，放射能の減衰により体内から消失していくが，体外計測検査法は，このような放射性医薬品の投与から放射能の消失までの間の目的臓器の放射性同位元素（RI：radioisotope）を体外から測定し，機能・形態情報を得るための検査法である。

利用される主な核種は，シングルフォトン放出核種（^{67}Ga，^{81m}Kr，^{99m}Tc，^{111}In，^{123}I，^{131}I，^{133}Xe，^{137}Cs，^{201}Tl）やポジトロン放出核種（^{11}C，^{13}N，^{15}O，^{18}F）などで，体内動態を追跡できる適度の半減期をもち，計測装置に適したエネルギーのγ線や消滅放射線を放出するものが臨床的に用いられる。

Slim・Check・Point

図1 各種測定と放射性医薬品の体内動態

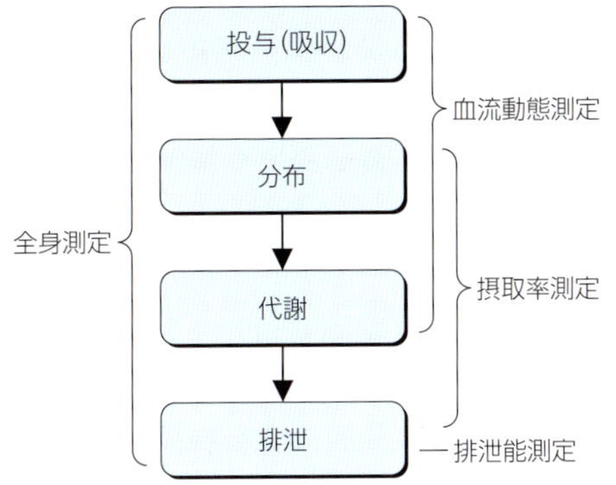

```
          投与（吸収）
              ↓
            分布          ─ 血流動態測定
全身測定     ↓
            代謝          ─ 摂取率測定
              ↓
            排泄          ─ 排泄能測定
```

体外計測検査は，データ収集時間とその間隔から図2のようにおおまかに分けることもできる。一般に放射性医薬品が投与（吸収）された直後に，その放射能の分布に最初に寄与するのは主に血流であり，この時点では短時間・短間隔のデータ収集が要求され，時間が経つと次第に代謝・排泄の寄与が大きくなり，比較的長時間・長間隔のデータ収集になる傾向がある。

核医学検査の結果として提供するものには，①画像，②時間放射能曲線などのグラフ類，③検査値などがある。

図2 データ収集の時間や間隔の長短による体外計測検査法のおおまかな分類

分布（血流）

① 短時間・短間隔のデータ収集
（データ収集時間：1秒以下，間隔：0.1秒以下）
【例】心血行動態測定（循環時間，心拍出量，心内外短絡，心室容量）など

② 中程度の時間・間隔のデータ収集
（データ収集時間：1分以下，間隔：1秒程度）
【例】冠動脈血流量，肝血流量，脳血流量，希釈曲線の解析（静注），呼吸機能（放射性ガス）など

③ 比較的長時間・長間隔のデータ収集
（データ収集時間：1分以上，間隔：1秒以上）
【例】腎機能（有効腎血漿流量，糸球体濾過率），肝・胆道系機能検査，肝機能（アシアロタンパク受容体），脳の受容体解析，脳血流測定，脳脊髄液の循環・吸収，甲状腺ヨウ素摂取率など

代謝・排泄（各臓器・組織）

① 画像（シンチグラムまたはイメージ）

シンチグラフィまたはイメージングは**画像法**のことであり，シンチグラムまたはイメージは収集した**画像**のことである。収集する画像が，投影像か断面像かで**プラナーイメージング**，**断層イメージング**と分類され，連続的な分布の変化を逐一追うか，ある時点での分布を得るかで，「**動態（ダイナミック）イメージング**」と「**静態（スタティック）イメージング**」に分けられる。体全体を撮像する場合は，「**全身（ホールボディ）イメージング**」といい，一部分を撮像する場合は，「**スポットイメージング**」とよばれる。**定性画像**として**陽性像**や**陰性像**（欠損像）を得るだけで十分な検査もあるが，**定量画像**を得る場合は，減弱補正や散乱線補正などを必要とする。また，心電図同期の心機能検査（左室機能評価，心プールなど）のように断層イメージング（SPECT：single photon emission computed tomography，PET：positron emission tomography）をもとに心筋などの3次元の**動画像**を作成し，その動きを解析するものもある。また，心筋血流検査のブルズアイのように，臓器の展開図に検査結果をマッピングするものもある（**図3**）。さらに，脳血流量測定などでは，年齢や性別ごとの正常人の検査値の正規分布を基に，被検者の検査値（Zスコア[*2]）の**統計処理画像**を作成することもある。

Term a la carte

＊2 Zスコア（Z score）
正規分布において，個々のデータが平均値から標準偏差（1SD）のいくつぶん離れているかを表した値。

図3 2次元極座標表示（bull's eye）
亜急性期心筋梗塞症例。^{201}Tl-心筋シンチグラフィによる心筋血流と^{123}I-BMIPPによる脂肪酸代謝のbull's eye map表示。左側から，^{201}Tl-心筋血流，^{123}I-BMIPP脂肪酸代謝，両者の差分画像を示す。両者の低下部位がよく一致しているのがわかる。

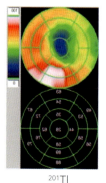
^{201}Tl

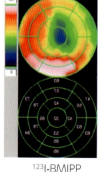
^{123}I-BMIPP

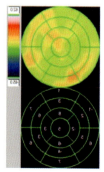
subtraction

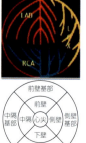
冠動脈支配図

②時間放射能曲線などのグラフ類

心プールデータからの左室駆出率（LVEF：left ventricular ejection fraction），心拍出量（CO：cardiac output）などの解析，およびレノグラム解析，ヘパトグラム解析などの動態解析やパラメータ解析では，関心領域（ROI：region of interest）内の計数率の時間変化曲線，すなわち**時間放射能曲線（TAC：time activity curve）**について，スムージング，微積分，四則演算，数値の読み取り，多項式近似，指数関数近似，γ関数近似，フーリエ級数近似，半減期計算などを行い解析する。

③検査値

体外計測により実測したデータを解析する場合，薬物動態を数学的動態モデルで記述し，理論式に基づいて血流量，クリアランス，代謝速度，そのほかの検査値を算出する。例えば，数学的動態モデルには，**コンパートメントモデル（compartment model）**が多く用いられる。またグラフから検査値を求める方法として，局所脳血流解析に用いられる「**パトラックプロット法（patlak plot法）**」などがある。循環時間，血流測定などには，それぞれの簡便なモデルが用いられることがある。その他，検査項目に応じてさまざまな方法が考えられている。

図1にすでに示したように体外計測検査法を，血流動態測定法，摂取率測定法，排泄能測定法，全身測定法に便宜的に分類し，その原理を解説する。

1 血流動態測定法

血流動態測定法（血流量・循環時間・血液量などの測定）に用いられる放射性医薬品は，「**非拡散型**」と「**拡散型**」に分けられ，さらに組織にトラップ

MEMO

拡散と捕捉

血流測定用放射性医薬品のタイプを拡散と捕捉の有無で分類したものを示す（図4）。動態解析の際に血流測定用放射性医薬品のタイプ分けに用いる拡散と捕捉は，集積機序に用いる生化学的用語とは異なる定義で使われるので注意すること。

図4 血流測定用放射性医薬品の挙動様式

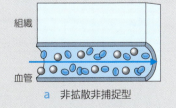
a 非拡散非捕捉型

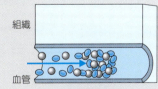
b 非拡散捕捉型

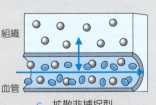
c 拡散非捕捉型

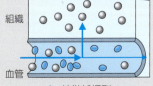
d 拡散捕捉型

○：放射性医薬品　●：赤血球

(捕捉)されるものとされないものに分けられる(表1)。これらにより，関心領域内の放射能濃度の時間変化を解析する。

循環時間測定

①2点間の循環時間

トレーサ注入部より検出器までの循環時間 T は，図5に示すように検出

表1 血流測定用放射性医薬品のタイプ

		拡散	
		なし	あり
捕捉	なし	①非拡散非捕捉型：急速静注し関心領域内の循環動態から血流を定量する。脳などの実質臓器の平均通過時間などはOldendorf法で，心拍出量の測定にはStewart-Hamilton法を利用できる。 【例】標識赤血球，標識ヒト血清アルブミン(心プール，大血管)など	③拡散非捕捉型：初回循環で速やかに組織に拡散し，血管内腔との間で分布平衡が成立する理想的な性質をもつ。^{133}Xeでは，クリアランス法または洗い出し法，^{15}O水では平衡法で血流を求める。 【例】不活性ガス〔^{133}Xe(脳血流)〕，^{15}O水(脳血流)など
	あり	②非拡散捕捉型：目的臓器の血流のある毛細血管で微小塞栓を起こすことにより血流を定量する。血流により目的臓器に運ばれた放射性医薬品はすべて組織中にとどまる。このような放射性医薬品を**微小塞栓子**(microsphere)という。 【例】^{99m}Tc大凝集ヒト血清アルブミン(肺血流)など	④拡散捕捉型：血液中から組織への移行をコンパートメントモデルで記述し実測データを当てはめて解析する。^{99m}Tc-ECDでは，単一コンパートメントモデルで脳血流量が血液から脳組織への移行係数に相当することを原理とした簡便法(patlak plot法)で，実測値から脳血流量をグラフ的に求める。^{123}I-IMPも原理的に単一コンパートメントモデルである**ケミカルマイクロスフェア**(化学的微小塞栓子)**モデル**，もしくは2-コンパートメントモデル(ARG法)で解析する。 【例】^{123}I-IMP(脳血流)，^{99m}Tc-ECD(脳血流)など

図5 2点間の循環時間測定

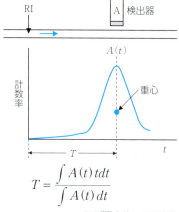

$$T = \frac{\int A(t)\,t\,dt}{\int A(t)\,dt}$$

ほぼ最大値に至る時間

a 注入部から検出部までの循環時間

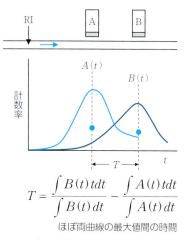

$$T = \frac{\int B(t)\,t\,dt}{\int B(t)\,dt} - \frac{\int A(t)\,t\,dt}{\int A(t)\,dt}$$

ほぼ両曲線の最大値間の時間

b 2検出間の循環時間

器Aで得られた放射能曲線を$A(t)$とすると，$A(t)$とt軸で囲まれた図形の重心(荷重平均)のt座標となる．2つの検出器間の循環時間は，図5のように，それぞれの検出器の放射能曲線の囲む図形の重心間の時間となる．

② Oldendorf法による平均通過時間

脳などの実質臓器の平均通過時間Tを1本の検出器で測定する方法である．原理は図6に示すとおり，注入されたトレーサの最も高濃度の部分が，検出器Aの視野に流入するとき放射能曲線$A(t)$の立ち上がりの勾配が最大となり，ついで最高濃度部が視野から流出するとき下り勾配が最大になるとするものである．従って，$A(t)$の1次微分曲線を求めると，その極大・極小間の時間が平均通過時間に相当する．

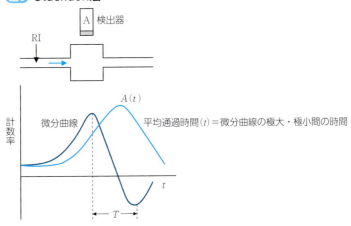

図6 Oldendorf法

③ area over height法による平均通過時間

図7のように，系の入口にトレーサを注入し，系内残留放射能曲線$A(t)$を求める．この$A(t)$より平均通過時間Tが導かれる．すなわち，0時に投与されたトレーサ総量をQとすると，平均通過時間は，$A(t)$とt軸の囲む面積と等しい長方形のt座標T，すなわち，この面積を0時における高さ

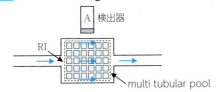

図7 area over height法による平均通過時間

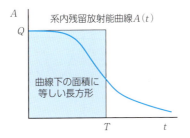

Q で除した値 T となる。

$$T = \frac{\int_0^\infty A(t)\,dt}{Q} = \frac{A(t) の面積 (area)}{0時の高さ (height)}$$

■ 血流量測定

①指示薬希釈法（Stewart-Hamilton法）による心拍出量

一定の単位時間流量 F の系において，入口に全量 Q のトレーサを注入し，出口における時間 t の濃度 $C(t)$ とすると，トレーサは各単位時間に $F \cdot C(t)$ だけ流出するので，これを全時間にわたり積分すると投与全量に等しくなる。心拍出量の測定に応用されている（図8）。

図8 Stewart-Hamilton法の心拍出量

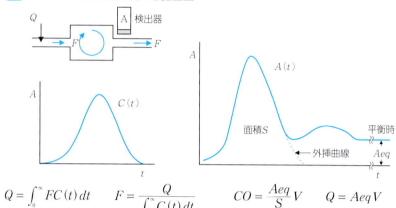

a　Stewart-Hamilton 法の原理　　b　心拍出量 (CO) の求め方

②洗い出し（wash out）法による濃度曲線C

図9において，容量 V の系の入口にトレーサを注入し，系内のトレーサが常に十分に混和されていると仮定したとき，その濃度曲線 $C(t)$ は，初期濃度を $C(0)$，流量を F とすると

$$C(t) = C(0)e^{-kt}$$
$$K = \frac{F}{V}$$
$$\ln C(t) = -kt + \ln C(0)$$

となる。

図9 洗い出し（wash out）法による血流量測定

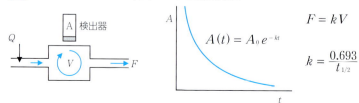

また、半減期を$t_{1/2}$とすると、速度定数kは、

$$k = \frac{0.693}{t_{1/2}}$$

となる。

この方法は^{133}Xeによる局所脳血流量測定に応用されていた。

③ height over area法による流量と単位容積当たりの流量

系の容積V、流量F、平均通過時間Tの間に「$F = V/T$」の関係があり、$T = area/height$であるから、

$$F = \frac{V}{\frac{area}{height}} = \frac{height}{area} V$$

ここでもVが既知であるか別に求めることができれば、Fは全流量として得られる。従って、前項と同様に単位容積当たりの流量$fv = F/V$として

$$fv = \frac{height}{area}$$

と求めることができる。

④ クリアランス法

特定の臓器・組織に選択的に高率に摂取されるトレーサを利用して、流量中からの消失曲線、あるいは臓器摂取曲線から臓器血流量を求める方法である。図10のように、循環血中のトレーサが目的臓器を1回通過することで臓器に摂取され、血中から除かれる割合を除去率（抽出率）Eとすると、血中および臓器中の放射能曲線$B(t)$、$A(t)$はそれぞれ、

$$B(t) = B(0)e^{-kt} \quad A(t) = A(0)(1-e^{-kt}) \quad k = \frac{E \cdot F}{V}$$

となる。

図10 クリアランス法による血流量測定

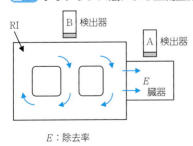
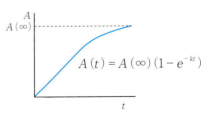

$$F = \frac{kV}{E}$$

E：除去率　V：循環血液量

従って、臓器有効血流量Fは、除去率Eおよび循環血液量Vが既知または別に求めることができれば、$B(t)$または$A(t)$を測定して速度定数kを求

め，「$F=kV/E$」として算出できる。この方法は放射性コロイドによる肝血流量測定，腎から特異的に排泄されるトレーサによる腎血漿流量測定などに応用される。

■ コンパートメント解析

放射性医薬品は，通常，非放射性の同じ化学形をした化合物と生理化学的に同じ挙動を示す。従って同位体効果はほとんど無視できる。また，投与量が極微量なので生体の代謝定常状態を乱さない。このような前提のもとに放射性医薬品の体内動態は，「**Fickの原理**[*3]」に基づき，常係数の線形微分方程式で表され，その解は多項指数関数で表現される。

Term a la carte

＊3 Fickの原理
組織のある微小領域iのトレーサ濃度$Ci(t)$の時間変化率$dCi(t)/dt$は，単位時間当たりの動脈側からの入力量$f_1 \cdot Ca(t)$と静脈側への排出量$f_2 \cdot Cv(t)$の差に等しいというコンパートメントモデル解析の根本的な原理。

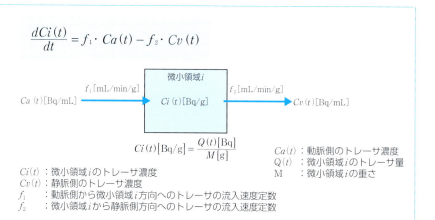

$\dfrac{dCi(t)}{dt} = f_1 \cdot Ca(t) - f_2 \cdot Cv(t)$

$Ci(t)[Bq/g] = \dfrac{Q(t)[Bq]}{M[g]}$

$Ci(t)$：微小領域iのトレーサ濃度
$Cv(t)$：静脈側のトレーサ濃度
f_1：動脈側から微小領域i方向へのトレーサの流入速度定数
f_2：微小領域iから静脈側方向へのトレーサの流入速度定数
$Ca(t)$：動脈側のトレーサ濃度
$Q(t)$：微小領域iのトレーサ量
M：微小領域iの重さ

放射性医薬品が分布する組織・部位がn個あると仮定すると，n個の微分方程式で記述できることになる。このような場合，数理モデルとしてn個のコンパートメントからなるコンパートメントモデルが定義される。コンパートメントモデルとグラフの形の基本的な関連を示すために，**図11**にいくつかの例を挙げる。単純な微分方程式は高等数学で解けるが，複雑なものはラプラス変換[*4]などを使うとよい。

Term a la carte

＊4 ラプラス変換
微分・積分を，積などの代数的な演算に置き換えることができる関数の変換のこと。複雑な微分方程式を代数的に解くことが可能である場合がある。

■ パトラックプロット（patlak plot）

パトラックプロットは，脳，肝臓，腎臓などの血流やクリアランスをグラフ的に計算するものとして広く利用されている。放射性医薬品の排泄や洗い出しが臓器から始まらない時間範囲においては，**図12**のように「$Y=Z \cdot X(t)+k$」型直線が得られる。実測値から作成したこのグラフを「**パトラックプロット**」という。**傾きZは血流量やクリアランスに，切片kは放射性医薬品の非特異的初期部分布容積**[*5]に相当する。求めた値には通常種々の補正を行う。臓器中に集積した放射性医薬品は細胞などに取り込まれたもののほか，動脈血中のバックグラウンドとして非特異的に存在するものがある。パトラックプロットは両者を区別するのに有効な手法である。

Term a la carte

＊5 分布容積
$V = X/Cp$
V：分布容積[L]
X：総放射能[MBq]
Cp：プラズマ中濃度[MBq/L]
薬物の組織移行性の指標（実容積ではない）

図11 コンパートメントモデルの実例

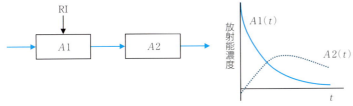

a 直列解放2コンパートメントモデル

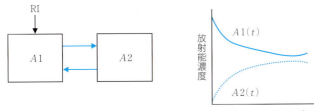

b 可逆性閉鎖2コンパートメントモデル

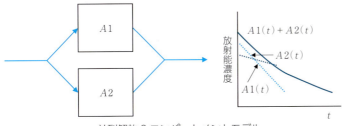

c 並列解放2コンパートメントモデル

図12 パトラックプロット

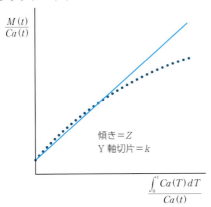

$Ca(t)$：時刻 t における動脈血中濃度
$M(t)$：時刻 t における組織内濃度
Z ：血液から組織への一方向性の流入速度定数
k ：トレーサの非特異的初期部分布容積
実線 ：$Y = Z \cdot X(t) + k$ 直線
点線 ：実測値を基にプロットした曲線

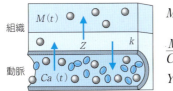

$$M(t) = Z \int_0^t Ca(T)\,dT + k\,Ca(t)$$

$$\frac{M(t)}{Ca(t)} = Z \cdot \frac{\int_0^t Ca(T)\,dT}{Ca(t)} + k$$

$$Y = Z \cdot X(t) + k$$

●：放射性医薬品，●：赤血球

2 摂取率測定法

「**摂取率(uptake)**」とは，投与した放射性医薬品のうちどれだけが目的とする臓器・組織に取り込まれたかをその割合で示した値である。例えば，^{123}I-NaIによる甲状腺摂取率測定，^{99m}Tc-MAG$_3$や^{99m}Tc-DMSA（腎静態イメージング）の腎摂取率（RUR：renal uptake ratio），^{15}O-酸素ガスの脳への摂取率などはよく測定される。摂取率が，臨床的に何を意味しているかは，組織への集積機序のうち何が放射能の集積に主に寄与しているかで決まってくる。目的とする臓器・組織に取り込まれる放射性医薬品が用いられるが，その後に出ていくタイプのものもあり，コンパートメントモデルによる解析も行われる。

摂取率の簡便な指標として「**SUV（standardized uptake value）**」がある。関心領域中の組織1 mL当たりの集積放射能（T）を体重1 g当たりの投与放射能（D）で除した値である。腫瘍へ取込まれた^{18}F-FDGのSUVなどがよく測定される。

$$SUV = \frac{組織放射能[Bq]/組織体積[mL]}{投与量[Bq]/体重[g]}$$

ここでは，比較的よく行われる検査である「**甲状腺ヨウ素摂取率測定法**」について説明しておく。甲状腺は血中の無機ヨウ素（ヨウ化物イオン：I$^-$）を選択的に捕獲して有機化合成を行い，甲状腺ホルモンを合成・分泌する。放射性ヨウ素を投与して，甲状腺に集積した放射性ヨウ素を体外測定することにより甲状腺機能を知る検査法である。

■ 甲状腺ヨウ素摂取率測定法

①**投与放射性医薬品**：^{123}I（3.7 MBq）あるいは^{131}I（0.925～1.85 MBq）を**経口投与**する。または^{99m}TcO$_4^-$（37～74 MBq）を静注する。

②**測定**：被検者の頸部からの散乱線と同一条件にするため，甲状腺ファントム内に被検者の放射性医薬品と同様の放射能を入れ標準線源とする。次に甲状腺の前方30 cmに検出器を置き，甲状腺の部分を測定PA，甲状腺の前方にBフィルタを置いてバックグラウンドPBを測定する。同様に甲状腺ファントムで標準線源を測定し，SA，SBを測定する。投与後，^{123}I，^{131}Iでは3，6，24時間後，^{99m}TcO$_4^-$では30分後に行う。

$$甲状腺ヨウ素摂取率[\%] = \frac{PA - PB}{K(SA - SB)} \times 100$$

K：標準用線源と患者投与線源の比 　PA：患者甲状腺部分の計数率
PB：患者のバックグラウンド 　　　SA：標準線源の計数率
　　　　　　　　　　　　　　　　　SB：バックグラウンド

③**正常値**：24時間値で10～35％，40％以上は機能亢進症，10％以下は低下症である。

3 排泄能測定法

　排泄臓器である腎臓や肝臓の機能に関する体外測定検査法，唾液腺の分泌刺激もこれに類する。膜輸送や糸球体濾過には，^{99m}Tc-DTPA，^{99m}Tc-MAG$_3$によるレノグラムなどのTAC，尿細管分泌機能には^{99m}Tc-MAG$_3$によるクリアランスの測定，肝胆嚢機能には，^{99m}Tc-PMT，唾液腺機能には^{99m}TcO$_4^-$が用いられる。

　「血漿（または血液）クリアランス」とは，血漿（または血液）中から単位時間内に特定物質が完全に除去される血漿量または血液量を表し，単位はmL/分になる。実際には，除去率Eは大抵1より小さく，1回の循環だけで特定物質が血漿（または血液）から完全に除去されてしまうことはないので，クリアランスは排泄能を表すための計算上の仮想的な血漿（または血液）の量になる。腎機能の場合，単位時間当たりに尿中に排泄された特定物質の量を，その時間における特定物質の血漿または血液中濃度で除することで求めることができる。血液クリアランスをCL，臓器有効血流量をF，除去率をE，循環血液量をV，特定物質の排泄速度定数をkとすると，次の関係がある。

$$CL = E \cdot F (= k \cdot V)$$

4 全身測定法

　^{22}Na，^{47}Ca，^{59}Feなどの微量の放射能の全身測定をするために，「**ホールボディカウンタ**（「ヒューマンカウンタ」，「全身カウンタ」ともよばれる）」が用いられる場合がある。ホールボディカウンタは，放射線障害防止や放射線防護のために放射線を利用している事業所などでの内部被ばくを推定する際などに，「**保健物理学的**[*6]」な用途で利用される。ビタミンB$_{12}$吸収試験として^{58}Coシアノコバラミンと^{57}Co内因子シアノコバラミンを経口投与した後，尿と糞便の放射能測定とホールボディカウンタでの測定から定量評価を行う方法もある。

　全身のイメージングには大視野の2検出器角型ガンマカメラを利用し，被検者の体軸方向に連続スキャン運動させるのが一般的である。検出器が移動する方式とベッドが移動する方式がある。このとき，コリメータの表面から被写体までの距離が短いほど分解能のよい画像が得られるため，赤外線センサなどを利用して近接距離を保ちながらスキャンする自動近接機構を利用できる装置もある。骨シンチグラフィや腫瘍シンチグラフィのような病変の局在診断（全身サーベイ）を目的とする定性的な検査で行われることが多い。

Term a la carte

[*6] 保健物理学
放射線防護および放射線の安全利用などを扱う物理学の分野。

例題

Q 体外計測検査法の原理に関連する記述で**誤っている**ものはどれか。
1. 平均通過時間は，ある系における2点間の距離をトレーサが移動するのに要する平均時間のことである。
2. 平均通過時間は通過時間の度数分布から求める。
3. 完全に拡散性のトレーサでは組織1 g中と血液1 mL中の放射能濃度は等しい。
4. 流量はStewart-Hamilton法により計数率曲線下面積比（混和希釈平衡時/1回循環時）と希釈容積の積で求められる。
5. 流量はarea over height法で求められる。

A 5
流量はheight over area法で求める。

核医学検査法の原理

試料計測検査法

放射性医薬品を投与，または，被検者の血液成分などを放射性医薬品で標識して投与し，尿や血液などの試料を採取して放射能を計測することで生理・生化学的機能を計測する検査法である．希釈法による測定，血液クリアランスによる測定，代謝の測定などがこの検査法の項目として挙げられる．

被検者の血液成分を標識したものを**静注**で投与するものの例としては，循環血液量（^{51}Cr-または^{99m}Tc-赤血球），循環赤血球量（^{51}Cr-または^{99m}Tc-赤血球），循環血漿量（^{131}I-ヒト血清アルブミン），赤血球寿命（^{51}Cr-赤血球），鉄代謝測定（^{59}Fe-トランスフェリン結合鉄）がある．また，放射性医薬品を**経口投与**するものの例としては，ビタミンB_{12}吸収試験（シリングテスト）（^{58}Co-シアノコバラミンと^{57}Co-内因子シアノコバラミン）がある．

1 希釈法による測定

閉鎖系に投与された放射性医薬品は，一定の時間後に均一の濃度に希釈される．このとき，系内に注入した放射性医薬品の放射能をQ，希釈され平衡に達した時点のトレーサの放射能濃度をCとすると，希釈容量Vは次のようになる．

$$V = \frac{Q}{C}$$

この原理に基づいて，循環血液量，循環赤血球量，循環血漿量を測定することができる．以前は循環赤血球量の測定には^{51}Crが用いられたが，現在では^{99m}Tc，^{111}Inが用いられ，循環血漿量の測定には^{125}I，^{131}I標識ヒト血漿アルブミンが使用される．

術前術後，心不全，腎不全などでも循環動態を検査する．貧血状態では循環赤血球量は減少するが，循環血漿量が増加して循環血液量は変わらない．

■ ^{51}Cr法による循環血液量

クロム酸ナトリウム（^{51}Cr）注射液の標識赤血球（1.11～3.7 MBq）を静注した後，10分で採血し，ウェル型シンチレーションカウンタで各放射能を測定する．

$$\text{循環血液量[mL]} = \frac{\text{標準試料の放射能[cpm/mL]} \times \text{標準試料の希釈倍数} \times \text{投与量[mL]}}{\text{投与直後の血液放射能[cpm/mL]}}$$

■ ^{51}Cr法による赤血球量

クロム酸ナトリウム(^{51}Cr)注射液の標識赤血球(1.11〜3.7 MBq)を静注した後,10分で採血し,ウェル型シンチレーションカウンタで各放射能を測定する。

$$循環赤血球量[\text{mL}] = 循環血液量[\text{mL}] \times \frac{\text{ヘマトクリット}[\%]}{100} \times 0.92$$

■ ^{99m}Tc法による循環血液量,赤血球量

^{99m}Tcは短半減期であるため,繰り返し検査が可能である一方,赤血球寿命の測定は不可能である。

① 被検者の血液10 mLをヘパリン[*1]採血する。
② 20 mLの生理食塩水で洗浄したのち,新しく調整した塩化第一スズ($SnCl_2 \cdot 2H_2O$)を加えて5分間放置する。
③ $^{99m}TcO_4^-$(925 kBq)を加え,5分間インキュベート[*2]し,生理食塩水で洗浄後,赤血球浮遊液として標準液一部を残して被検者へ投与する。そのとき投与量を記録する。
④ 投与して,10分後,30分後に採血し,投与直後の放射能を求める。赤血球から4〜10%の溶出があり,補正のため数回の採血が望ましい。また,ヘマトクリット値[*3]を測り,^{51}Cr法と同様に循環血液量,赤血球量を算出する。

Term a la carte

*1 ヘパリン
生体内の肝臓で生産される物質で,血液の抗凝固薬として利用される。

*2 インキュベート
保温して一定時間育成・保存すること。培養すること。

*3 ヘマトクリット値
血液中に占める赤血球の体積の割合を示す数値のこと。

■ 循環血漿量

^{125}Iまたは^{131}Iが用いられる。^{125}Iは^{51}Cr,^{99m}Tcと分離測定が可能であるため,2重測定のときは^{125}Iを使用する。

① 被検者より血液10〜20 mLをヘパリン採血する。
② 血漿7 mLに^{131}I-HSA(ヒト血漿アルブミン)として0.185〜0.74 MBqを加えてよく混和し,正確に5 mLを投与する。また,このとき甲状腺ブロックを忘れない。
③ 投与して10,20,30分後に5 mLを採血し,血漿2 mLをとり,0時間の血漿中放射能減少曲線を外挿して求める。
④ 標準試料は投与した血漿1 mLを100倍に希釈し,正確に2 mLとって作成し,放射能を測定する。

$$循環血漿量[\text{mL}] = \frac{標準試料の放射能[\text{cpm/mL}] \times 100 \times 投与量[\text{mL}]}{投与直後の放射能[\text{cpm/mL}]}$$

2 血液クリアランスによる測定

　放射性医薬品を投与した後，血中から消失する経過を観察し，特定臓器の機能，血液成分の寿命などを測定する。鉄代謝の測定，血漿鉄消失率（時間）PIDT1/2，血漿鉄交換率PIT，%^{59}Fe利用率，赤血球鉄交替率RITについて解説する。

■ 赤血球寿命

　被検者より採血し，赤血球を^{51}Crで標識し，再び体内に投与して赤血球の破壊される状態を観察する。通常，赤血球の寿命は120日といわれているが，本法では^{51}Crの放射能が投与30分後，または24時間の50%になる日数，すなわち赤血球の見かけの半寿命として表す。赤血球の半寿命は，正常値28〜40日である（図1）。

> ①被検者より，ACD液[*4]3mLの入った注射器で15mL採血し，無菌バイアルにクロム酸ナトリウム（^{51}Cr，7.4MBq）とともに37℃で15分間混和インキュベートし標識する。
> ②反応後アスコルビン酸（50mg）を加えて血漿中に残っているクロム酸ナトリウムを6価から3価の^{51}Crに還元し，赤血球に標識されないようにする。さらに5分程度撹拌する。
> ③この^{51}Cr標識赤血球を静注し，30分または24時間後に反対側の肘静脈より採血する。その後，隔日で1カ月間2mLをヘパリン採血する。
> ④30分後または24時間後のカウント数に対する百分率を縦軸に，日数を横軸にとり，50%になる日数を求める。

Term a la carte

*4　ACD液
ACD液とは，保存用抗凝固剤のことで，クエン酸，クエン酸ナトリウム，ブドウ糖の混合液である。「血液：ACD液」を「4：1」の割合で混合すれば4℃で3週間ほど保存可能である。

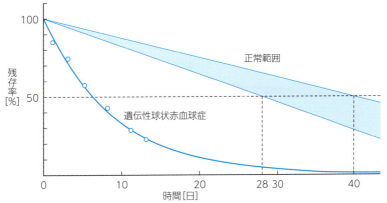

図1　赤血球寿命

（日本核医学技術学会　編：最新核医学検査技術　第8章　血液・造血器系　3赤血球寿命検査，メディカルトリビューン，2001.より引用）

■ 鉄代謝の測定

　生体には3,000〜4,000mgの鉄が存在するが，成人男子ではわずか1mgが吸収され排泄されるにすぎない閉鎖系の代謝を営んでいる。体内におけ

Term a la carte

*5 トランスフェリン
血漿に含まれるタンパク質の1種で，3価鉄イオン〔Fe(Ⅲ)〕すなわち第二鉄イオンの結合部位を有し，その輸送を担っている。

る鉄の交換は赤血球の生成と崩壊に左右されるところが大きいので，血漿中のトランスフェリン*5結合鉄の一部を^{59}Feで標識し，その消失を観察することにより赤血球の生成と崩壊を定量的に評価することができる。

① 血漿中のトランスフェリンをクエン酸第二鉄(^{59}Fe)で標識する。ヘパリンを加えた全血より血漿を分離し185 kBqの^{59}Feを加え，30分間室温で標識する。
② 標識後，標準試料を正確に1 mL残し，残りを被検者へ投与する。投与量は秤量して正確に求めておく。
③ 標準試料は，1 mLを100倍に希釈して正確に2 mLずつ数本を測定用チューブに採る。
④ ^{59}Fe標識トランスフェリン投与を行ってから，血漿鉄消失時間を得るため5，10，15，30，60，120，240分後に5 mLずつヘパリン採血し，血漿を分離して2 mLずつ測定用チューブに採る。
⑤ ^{59}Fe投与後，体表面計測は指向性NaI(Tl)計数管を心臓部，肝臓部，脾臓部，仙骨部にあてて放射能の消える速さを追跡する(図2)。
⑥ 赤血球への^{59}Feの転入率は次のように求める。投与後，連日または隔日にヘパリン採血して正確に2 mLを測定用チューブに入れる。2週間目までを取り終わった段階で標準試料，血漿および全血試料の放射能を測定する。

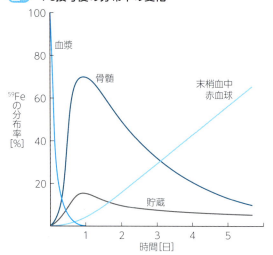

図2 ^{59}Fe投与後の分布率の変化

(久田欣一 ほか編：最新臨床核医学 第13章 血液・造血器系Ⅱフェロカイネティクス，金原出版，1996. より引用)

血漿鉄消失率(時間)(PIDT1/2)

血漿の放射能を片対数グラフにプロットし，直線が0時間を横切る点から放射能が半分になるまでに要する時間が「**PIDT1/2(plasma iron disappearance rate 1/2)**」である。血漿鉄の正常値は「120±40 μg/dL」であり，PIDT1/2の正常値は「90±30分」である。造血能が亢進すると

PIDT1/2が短く，低下すると延長する．従って，鉄欠乏性貧血，溶血性貧血，巨赤芽球性貧血では速く，再生不良性貧血では延長する（図3）．

図3 血漿鉄消失率

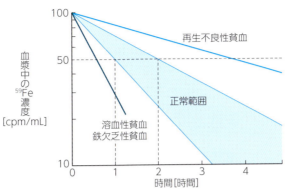

（日本核医学技術学会 編：最新核医学検査技術 第8章 血液・造血器系 2鉄代謝検査，メディカルトリビューン，2001．より引用）

血漿鉄交換率（PIT）

「PIT（plasma iron turnover rate）」は単位時間（24時間）に血漿から消失し，組織に移行する鉄の総量を体重1 kgについて表した値である．PITの正常値は「0.65 ± 0.25 mg/kg/日」．

$$\text{PIT [mg/kg/日]} = \frac{0.693 \times 血漿量[\text{mL}] \times 血清鉄量[\text{mg/mL}] \times 24[\text{時間/日}]}{\text{PIDT1/2}[\text{時間}] \times 体重[\text{kg}]}$$

%^{59}Fe利用率

全血1 mL中の放射能から投与^{59}Feの全赤血球中への転入率を求めていき，平衡に達したときの最大%^{59}Fe利用率を決める．%^{59}Fe利用率の正常値は「90 ± 10％」（図4）である．

$$\%^{59}\text{Fe利用率} = \frac{赤血球1\text{mL}中の放射能 \times 循環血液量 \times 100}{^{59}\text{Fe投与量}}$$

図4 %^{59}Fe利用率

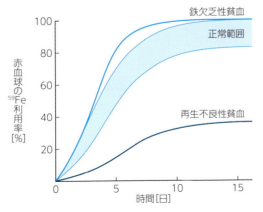

（日本核医学技術学会 編：最新核医学検査技術 第8章 血液・造血器系 2鉄代謝検査，メディカルトリビューン，2001．より引用）

■ 赤血球鉄交替率（RIT）

「RIT（red cell iron turnover rate）」は造血能の指標である。骨髄の全赤血球産生量を意味する。PIDのように血漿鉄濃度の影響を受けない。RITの正常値は「0.60 ± 0.3 mg/kg/日」。

$$\mathrm{RIT}[\mathrm{mg/kg/日}] = \mathrm{PIT} \times \frac{\%^{59}\mathrm{Fe}利用率の最高値}{100}$$

3 代謝の測定

放射性医薬品の経口投与または静注投与後、消化管からの吸収、糞便への排泄を観察し特定臓器の機能を診断する。

■ ビタミンB_{12}吸収試験（シリングテスト）

ビタミンB_{12}の吸収を定量的に測定するシリングテストでは、放射性B_{12}経口投与後、筋注により十分量の非放射性B_{12}を与えると小腸で吸収された放射性ビタミンB_{12}がほとんどそのまま尿中に排泄されるので、その尿中放射能を測定する。ビタミンB_{12}吸収試験の正常値は、健常人では12％以上の尿中排泄率があり、4％以下は吸収低下と考えられる。悪性貧血などの検査に利用される。内因子欠乏、吸収障害があると低値を示す。体外計測法として、ホールボディカウンタにより放射能の減衰から求める方法もある。

① 絶食時に^{58}Co-シアノコバラミン1カプセル（29.6 kBq），^{57}Co-内因子シアノコバラミン1カプセル（18.5 kBq）を服用する。
② 2時間後に非放射性シアノコバラミン1,000 mgを筋注する。
③ 服用後より24時間の蓄尿を行い、24時間の尿中^{58}Co，^{57}Co放射能を測定する。投与量を100％としたときの24時間尿中排泄率を求める。

例題

Q 次のテストのうち尿中排泄率で判定するのはどれか。
1. パークロレートテスト
2. 脂肪吸収試験
3. 鉄代謝
4. 赤血球寿命
5. シリングテスト

A 5

1：^{123}Iの摂取率が3時間値または24時間値で20％を超えていたら，パークロレートを経口投与しパークロレートテスト（放出試験ともいう）を行う。ヨード有機化障害（甲状腺ホルモン合成障害のなかで最も多くみられる原因）の有無を調べる。
2：^{131}I標識脂肪酸を経口投与し，糞便中の^{131}Iをウェル型シンチレーションカウンタで計測する。
3：^{59}Fe標識トランスフェリンを静注しγ線を体外計測する。
4：^{51}Cr標識した赤血球を投与し経時的に採血して放射能を計測する。
5：^{57}Coで標識したビタミンB_{12}を投与し尿中排泄率で判定する。

4 核医学検査法の原理

*in vitro*検査法

　核医学*in vitro*検査は，血液や尿などの生体試料（検体）に含まれた検査目的である物質（極微量の生体物質，ウイルス，薬物など）に特異的に結合する標識化合物（標識されたタンパク質，抗原，抗体，ホルモン，神経伝達物質，ある種の薬物など）を反応させ，定量分析する検体の検査方法で，表1のように分類される。被検者に標識化合物は投与しない。表2に*in vitro*検査に利用される核種を挙げる。このうち，^{125}Iは半減期が60日と比較的長く，低エネルギーγ線を出すために，ウェル型シンチレーションカウンタで計測でき，標識もクロラミンT法などで比較的容易に行えるために最も多用されている。

Slim・Check・Point

表1 *in vitro*検査の分類

分類	測定法
直接飽和分析法	直接飽和分析法（DSA）
競合法	放射免疫測定法（RIA） 競合的タンパク結合能測定法（CPBA） 放射受容体測定法（RRA）
非競合法	免疫放射定量測定法（IRMA）

表2 *in vitro*検査に利用される核種

核種	壊変形式	半減期	γ線エネルギー [keV]	β線エネルギー [keV]
^{3}H	$β^-$	12.32年	—	19
^{14}C	$β^-$	5,700年	—	156
^{125}I	EC[*1]	59.4日	35	—
^{131}I	$β^-$	8.02日	365	606

Term a la carte

*1　EC壊変
EC (electron capture)壊変とは，軌道電子が原子核に取り込まれる壊変の一種である（電子捕獲）。捕獲された電子は原子核内の陽子と反応し中性子となり，同時に電子ニュートリノが放出される。

1 直接飽和分析法（DSA）

　検査目的物質である血液中の鉄やトリヨードサイロニン（甲状腺ホルモンの一種）などは，これらと特異的に結合するキャリアタンパクに結合している。これらが結合していないキャリアタンパクの不飽和部分に既知量の標識化合物を結合させて，結合できなかった標識化合物の量を吸収物質に吸着させて測ることにより検査目的物質の量を推定する検査法が「**直接飽和分析法（DSA：direct saturation analysis）**」である（図1）。不飽和部分は検査目的物質の量に依存し，結合できない標識化合物の量を決めるので，キャリアタンパクの量が常にほぼ一定であれば検査値の比較が可能である

が，キャリアタンパクの量には実際は変動があり個人差もあることが欠点である。不飽和鉄結合能測定（UIBC：unsaturated iron binding capacity）やトリヨードサイロニン摂取率測定法（T_3U：triiodo-thyronine uptake assay）などがある。

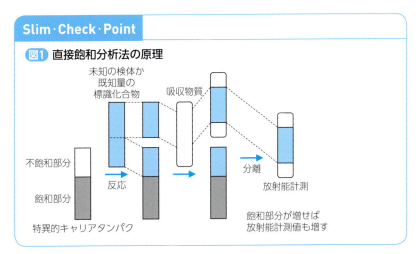

Slim・Check・Point

図1 直接飽和分析法の原理

Term a la carte

＊2　BF分離法
放射能計測に先立ち，BとFを分ける方法で，例えば，
- 免疫（2抗体法）と固相法（樹脂，濾紙，セファロース）の組み合わせ
- クロマトグラフィ（電気泳動法，クロマト電気泳動法，ゲル濾過法）
- 化学的沈降（塩析法）
- 化学的配分（エタノール法，PEG法など）
- 分子量差（遠心分離法）
- 吸収・吸着（イオン交換樹脂法，珪酸法，炭末法）
- 拡散（透析法）

などがある。

2 競合反応を利用した測定法（競合法）

競合反応を利用した測定法は椅子取りゲームに似ている。検体中の目的物質と一定量の目的物質の標識体を混ぜる。これらが競争して椅子に座ろうとするが，標識体の数と椅子の数は決まっているので，目的物質の参加数が多ければ多いほど目的物質の標識体は少ししか座れなくなる。あらかじめ，目的物質の参加数を既知変数として変えて椅子取りゲームを行い，椅子に座れた目的物質の標識体の量との関係を求めてグラフ（標準曲線）にしておけば，ゲームをしたときに座れた目的物質の標識体の量から逆に目的物質の参加数がわかる。ここで，椅子に相当する抗体，結合タンパク，レセプタ（受容体）に結合した目的物質（B：bound）と結合していない目的物質（F：free）を計測のために分ける操作を「**BF分離**＊2」という。椅子に相当する物質の違いによって，図2のように異なる名称でよばれるが，原理は競合反応であり同じである。検査の流れは図3のようになる。

図2 競合反応を利用した測定法

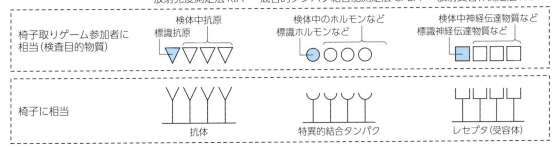

※RIA：radioimmunoassay，CPBA：competitive protein binding assay，RRA：radioreceptor assay

図3 競合反応を利用した測定法の流れ

検体の前処理 → 試薬調製 → インキュベーション → BF分離 → 計測 → データ処理

放射免疫測定法（RIA）

検体中の検査目的物質である抗原と既知量の標識抗原に一定量の抗体を加え競合的に「**抗原抗体反応**[*3]」を行う。

Term a la carte

＊3　抗原と抗体
抗原とは，生体が異物と認識することにより抗体を生産する要因になる物質。抗原は抗体と結合（抗原抗体反応）することにより生体への影響が抑えられる。抗体には，ウサギやモルモットで作られ特異性や親和性の異なる多数の抗原決定基からなる「**ポリクロナル抗体**」，Bリンパ球と骨髄腫細胞を融合したハイブリドーマから単離した細胞が作り出す単一の抗原決定基をもつ「**モノクローナル抗体**」がある（図4）。優れた性質をもつ抗体の開発には，相当の手間や時間を要する場合が多い。

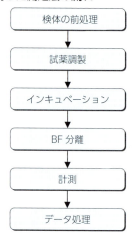

図4 抗体（免疫グロブリン）の基本構造

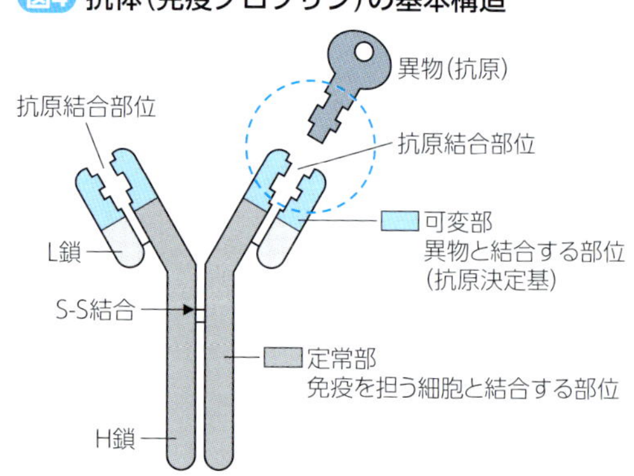

- 異物（抗原）
- 抗原結合部位
- 抗原結合部位
- 可変部　異物と結合する部位（抗原決定基）
- L鎖
- S-S結合
- 定常部　免疫を担う細胞と結合する部位
- H鎖

MEMO

RIAのはじまり
1959年にBersonとYalowが，糖尿病患者にインスリン治療をした後，その血清に^{131}I標識インスリンを加え電気泳動すると放射能がγグロブリン分画に現れることから，患者にインスリンに対する抗体が生じていることを明らかにした。この方法の開発でノーベル賞を受賞した。

抗原抗体結合物（B）と未反応抗原（F）を分離する。検査目的物質である抗原が多いとBの放射能は少ない。抗原の濃度を種々変えた標準物質を用いてそれぞれのBの放射能を求め，標準曲線を作成し，未知検体中の抗原濃度を求めるのが「**放射免疫測定法（RIA：radioimmunoassay）**」である（図5）。検出感度，特異性，精度・再現性，操作性などに優れる。自己抗体の影響や交叉反応がある場合がある。

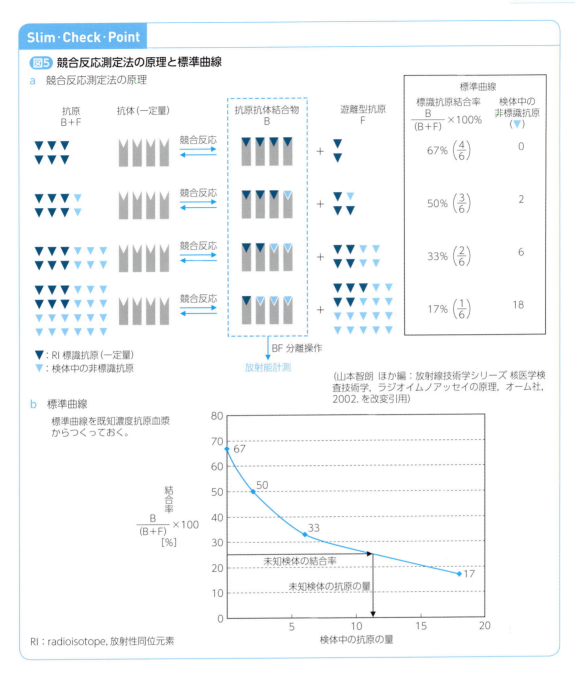

競合的タンパク結合能測定法（CPBA）

「競合的タンパク結合能測定法（CPBA：competitive protein binding assay）」は，ホルモンや生理活性物質（目的物質）で特異的結合タンパクを有するものの定量に用いられ，前処理として，目的物質を検体の特異的結合タンパクから分離し抽出することに続き，RIAと同様に目的物質（非標識体）とその既知量の標識体（検査試薬）との特異的結合タンパク（検査試薬）に対する競合反応を利用する。目的物質の濃度とBF分離後のBの放射能の関係として，標準曲線を求め未知検体の定量に用いる。長所は抗体が不要な点だが，短所としてはタンパク質の特異性が抗体より低い点がある。

■ 放射受容体測定法(RRA)

「放射受容体測定法(RRA:radioreceptor assay)」は，細胞膜や核内などにある受容体(receptor)と特異的に結合する生理活性物質や，ホルモン(目的物質)とそれらの標識体との間の競合反応を利用する方法である。異種の動物の受容体の利用が可能であるが，タンパク濃度やpHの影響を受けやすく，RIAに比べ，感度，精度，再現性が低い。

3 非競合反応を利用した測定法(非競合法)

■ 免疫放射定量測定法(IRMA)

RIA法は標識抗原を放射性薬品として用いるが，「**免疫放射定量測定法(IRMA:immunoradiometric assay)**」は標識抗体を用いる。固相化したビーズまたはプラスチックチューブに非標識抗原を加え，次に標識した抗体を反応させて，結合しなかった標識抗体を洗浄し，結合している放射能を測定する(図6)。この方法は，「**サンドイッチ法(sandwich assay)**」ともよばれる。固相化抗体と抗原(検体)と標識抗体を同時に混合して反応させる「ワンステップ法」と，固相化抗体と抗原(検体)を結合させ洗浄した後に

Slim・Check・Point

図6 IRMAの原理と標準曲線

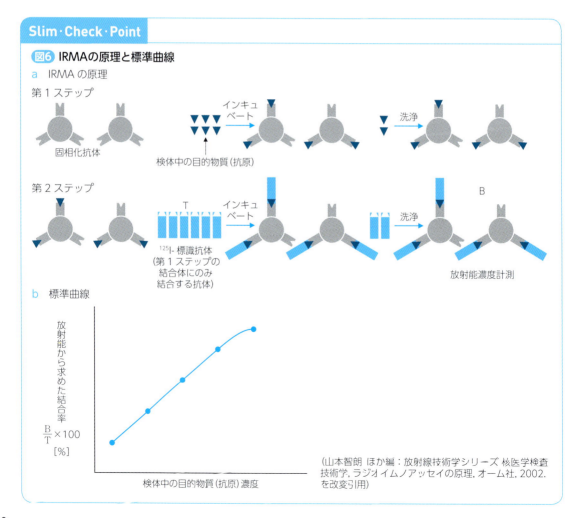

(山本智朗 ほか編:放射線技術学シリーズ 核医学検査技術学, ラジオイムノアッセイの原理, オーム社, 2002. を改変引用)

Term a la carte

＊4　フック現象
抗原（目的物質）が極端に多い場合に，固相化抗体への結合にあぶれたフリーの抗原のほうに標識抗体が結合してしまい，測定結果が過小評価になる場合がある。ワンステップ法は操作が簡便であるがフック現象がある。

標識抗体を加えて結合させる「ツーステップ法」がある。「フック現象＊4」を避けるためにツーステップ法がよく用いられる。

放射アレルゲン吸着試験（RAST）

「放射アレルゲン吸着試験（RAST：radioallegosorbent test）」は，特定のアレルゲンに対して検体中の特異的なIgEを検出する方法である。アレルゲン（抗原）を試薬とし，これに反応する患者血清中の抗体，すなわち特異IgE抗体を結合させ，次にその結合体と特異的に結合する標識抗体を使って定量する。

4 検査の管理

正しい検査値を提供するために，次の項目について管理する必要がある。

① **標準曲線用の回帰式**：競合反応（log-logit 1, 2, 3次多項式，logistic曲線）と非競合反応（直線，双曲線，斉次多項式）でフィッティングの適合するものを選ぶ。
② **再現性試験**：同時再現性（複数の試料計測のその日の再現性）と日差再現性（異なった日での再現性）がある。どちらも平均測定値，標準偏差（SD：standard deviation）から変動係数（CV％）を求める。
③ **希釈試験**：検体と標準品との間の反応性の差や検体の非特異的反応の有無を，ゲタ履き誤差（相加誤差），比例統計誤差として検出する。
④ **回収試験**：検体に高純度の目的物質を添加し回収率を求め測定値の正確さを調べる。
⑤ **交叉反応**：類似抗原，前駆体，代謝物，関連薬剤が測定系に及ぼす影響を調べる。
⑥ **妨害物質**：検体血液中の溶血，乳び，ビリルビン，抗グロブリン抗体，自己抗体などの影響を調べる。
⑦ **最小検出感度**：2SD法，希釈法，precision profile法，intercept法などで濃度ゼロと区別できる測定可能な最小値を求める。
⑧ **基準値**：健常人の示す数値のこと。臨床的検査学的に異常を示さない人の数値を母集団として「平均値±2SD（標準偏差）」を求め，この範囲を「基準範囲」，平均値を「基準値」とよぶ。検査値を臨床的に解釈するときの基本的な尺度となる。健常人の95％がこの範囲に含まれる。ほかにHoffmann法，ROC曲線法などで基準値やcut off値（病態認識値）を求める。

精度管理

狭義の精度管理は，測定値データそのものの管理を，また，**広義の精度管理**は検体採取から報告書作成にいたるまでの包括的な内容を含む管理を意味する。**内部精度管理**（施設内での管理）と**外部精度管理**（施設間での差

をコントロールサーベイで調べる）を実施して**精度保障**を行う。

例題①

Q *in vitro*検査法で競合反応を**利用しない**のはどれか。2つ選べ。
1. IRMA
2. RRA
3. CPBA
4. RIA
5. RAST

A 1，5

例題②

Q *in vitro*検査法で**誤っている**のはどれか。
1. 腫瘍マーカー，ホルモン，薬剤，酵素などの微量物質を簡便に感度よく測定できる。
2. 低エネルギーのγ線放出核種やβ線放出核種が用いられる。
3. RIAは感度，特性ともにIRMAより優れている。
4. IRMAとRIAは免疫学的活性を利用し，RRAは生物学的活性を利用する。
5. BとFの分離には固相法と2抗体法がよく用いられる。

A 3
IRMAは，感度，特性ともにRIAより優れている。

例題③

Q RIAで正しいのはどれか。2つ選べ。
1. 液体シンチレーションカウンタがよく用いられる。
2. 標準曲線が必要である。
3. 核種は^{123}Iが用いられる。
4. 患者の被ばくがある。
5. BとFの分離を行う。

A 2，5

5 核医学検査法の原理

画像処理

項目5，6では，診療放射線技師が核医学領域で必ず理解していなければならない「画像処理」と「動態解析」の基本を解説する。

信頼性の高い核医学画像を得るためには，適切なデータ測定，補正，解析，画像処理，そして診断用に画像表示を行う必要がある。測定と補正については他章で扱われているので，ここでは，それ以外の事項として，*in vivo*検査における「デジタル画像処理（digital image processing）」を中心に述べ，さらに，動態解析については，「コンパートメント解析」などについて述べる。

1 デジタル画像の基本

アナログ画像を離散的な画素（ピクセル）に分割することを「**標本化**（sampling）」といい，連続的な濃度値を離散的な値に（一般的には整数値）に置き換えることを濃度の「**量子化**（quantization）」という。これら標本化と量子化を合わせて行うことを「**デジタル化**」という。

デジタル化の際に配慮すべき重要な定理として，「**標本化定理**（sampling theorem）」がある。標本化定理とは，「あるアナログ画像 g が f[cycles/cm]以上の周波数成分を含まないときに $1/(2f)$ [cm]のサンプリング間隔で標本化を行えば，それに基づいて得たデジタル画像 G は完全に g を表現できる」というものである。この f は，「**ナイキスト周波数**[*1]（nyquist frequency）」といい，「画像に含まれる最高周波数」を意味する。標本化を行う際に，標本化定理を最低限に満たすように行うと，**冗長性**すなわちデータ量が過大になることを防ぐことができるほか，「**エアリアシングエラー**[*2]」も防ぐことができる。

Term a la carte

＊1 ナイキスト周波数
画像に含まれる最高周波数 f を「ナイキスト周波数」という。デジタル画像上では，隣り合った白と黒の2画素（ピクセル）が，1サイクルとして認識できる最短波長となるので，ナイキスト周波数は0.5[cycles/pixel]となる。しかし，画素サイズが装置や撮像条件で異なってくるので，cycle/cmで表現することが多い。すなわち，1画素が A cmならナイキスト周波数は $f = 1/(2A)$[cycles/cm]で表される。分母の $2A$ は1波長（白と黒の2画素）分の大きさに相当する。

＊2 エアリアシングエラー（aliasing error）
エアリアシングエラーとは，画像に含まれる最高周波数よりも大きい画素サイズに設定した場合，高周波成分が低周波成分に折り返される現象が生じ，「モアレ」という波のようなアーチファクトが観察されること。モアレは，音波ではうなりに相当する。

> **MEMO**
> **システム空間分解能と画像マトリックスサイズの選択**
> 例えば，FWHM（full width at half maximum：半値全幅）で1cmのシステム空間分解能（総合分解能）のガンマカメラシステムがあるとする。このガンマカメラの視野が32 cmならば，収集画素を64×64に設定すると，画素サイズは「0.5 cm（＝32/64）」であり，画像に含まれる最高周波数，すなわちナイキスト周波数は1[cycles/cm]（＝32/64×2）となり，システム空間分解能と一致する。従って，データの冗長性を避ける意味でもシステム空間分解能を超えるこれより細かい画像マトリックスサイズを選ぶ必要はない。

量子化は等間隔にする場合と，あえて等間隔にしない場合がある。また，画素の濃度階調（グレースケール）は，1bitであれば白黒の2値画像となるが，最低8bit（$2^8 = 256$）あれば濃度は連続しているように見える。しかし，

デジタル画像のデータ収集時に，各ピクセルに最大1,000カウントが記憶できるようにするには，各ピクセルにつき最小で10bitのメモリ（$2^{10} = 1024$）を準備しなければならない。次の式から求められる画像データ量に相当するメモリが必要である。

$$画像データ量 = 総画素数 \times 階調数$$

核医学の画像処理を行う際には，元画像が空間的な複数の波から合成されたものと考えることができることから，元画像や画像処理後に読影に用いられるような**実空間**での画像と，画像処理の過程で利用する**周波数空間**での画像を扱う。周波数空間の画像は，実空間での画像の縦軸，横軸についてその周波数分布を表示したもので，両者は互いにフーリエ変換と逆フーリエ変換で求めることができる。画像に含まれる周波数の分布をみるためには，「**2次元パワースペクトル**[*3]」を利用する。

Term a la carte

*3　パワースペクトル
　　　（power spectrum）
信号強度（パワー）の周波数ごとの分布のことを「パワースペクトル」という。画像の2次元パワースペクトルでは，信号強度はその画像のフーリエ変換したものの絶対値の2乗で得られる。パワーの分布が原点に近いほど空間周波数が低く大雑把な，遠いほど空間周波数が高く複雑な実空間画像に対応する。画像をフーリエ変換したものは，実数だけでなく虚数になる場合がある。虚数のままでは，スペクトルを図示するのは難しいので，実数部と虚数部の2乗の和の平方根として実数化して図示できるように工夫したものである。

2 画像処理

画像処理装置の概要と種類

核医学のこれまでの in vivo 検査では，計測装置とインターフェイスを経て中央演算装置と外部記憶装置，入出力表示装置に接続された比較的大きなデータ処理装置を用いていた。近年の核医学の画像は，アナログ画像からデジタル画像になり，普通に市販されているパーソナルコンピュータのメモリ容量の劇的な増加によりパーソナルコンピュータでの処理が主流となった。すなわち，CPU（central processing unit），主メモリ，ハードディスク，通信インターフェイスなどを内蔵する本体とカラーCRT（cathode ray tube）もしくは液晶モニタ，画像印刷用カラープリンタ，フィルムプリンタが付属している。in vitro 検査でも，計測から血中濃度の測定までを一連の作業として行うことができるシステムがある。

パーソナルコンピュータで使用する核医学基本ソフトは，**表1**に示すように，データ収集，基本画像処理，臨床解析，データ保管，ユーザープログラミング，メンテナンスの各ソフトに分かれる。これらのソフトのなかには，ユーザーが検査から画像処理までのフローを作り，決まりきったルーチン検査やユーザーが行う臨床研究に利用できるものもある。

基本画像処理ソフトとしては，関心領域（ROI：region of interest）処理，カーブ解析，画像演算（フレーム演算），SPECT（single photon emission computed tomography）処理〔再構成処理，断面変換処理，3D表示，MIP（maximum intensity projection）処理〕，表示処理用のソフトがある。

臨床解析ソフトには，心機能解析，脳循環解析，腎機能解析，その他，各種臓器の処理解析ソフトが多数開発されている。

データについては，処理前後のデータとも外部記憶装置やサーバにも保存できる。データ保管・検索，検査オーダ，データ配信管理〔HIS（hospital information systems：病院情報システム），RIS（radiology information systems：放射線科情報システム）〕などのソフトが利用でき，「DICOM (digital imaging and communications in medicine)」規格の普及により，ネットワークを経由して他科との送受信が可能になっている。メーカーのメンテナンスは，電話回線を用いて遠隔で行われることも多い。

次に主な画像処理について解説する。

表1 核医学基本ソフトの分類

データ収集	planar像収集	スタティック収集，ダイナミック収集，心電図同期収集，ホールボディ収集
	SPECT収集	スタティックSPECT収集，ダイナミックSPECT収集，心電図同期SPECT収集，減弱補正用トランスミッションデータ収集
基本画像処理	ROI処理	―
	曲線処理	―
	演算処理	―
	SPECT処理	再構成処理，断面変換処理，3D表示，MIP処理
	表示，陰影	―
臨床解析処理	心機能解析	ファーストパス心プール解析処理，平衡時心電図同期心プール解析，心筋SPEC解析
	脳循環解析	―
	腎機能解析	―
	その他の臓器機能解析	―
データ管理	データ保管，検索	―
	検査オーダリング，データ配信（HIS，RIS）	―
	データ交換（DICOM）	―
ユーザプログラミング	―	―
メンテナンス	―	―

（日本核医学技術学会 編：最新核医学検査技術 第2部核医学検査概論 5.データ処理装置 図2 核医学ソフト，メディカルトリビューン，2001より改変引用）

■ フレーム演算処理

デジタル画像では，画面内での四則演算（例えば，スムージング，サブトラクションなど）を行うデータ処理，すなわち「**フレーム演算処理**」が容易である。

■ フィルタ処理

核医学画像では，ノイズの除去や鮮鋭化に「**フィルタ処理**」を行うことがある。放射能の壊変の統計変動が，画像上高周波成分のノイズとして画像に影響し，被検者の被ばく低減の観点から投与量や計測時間には制限があるため，画像処理でノイズ除去を行う必要がある。また，応答関数によるぼけもデータ測定の時点で改善するには限界があるため，画像処理で鮮鋭化を行う必要がある。ノイズの除去には，「**平滑化（スムージング）**」のための「**加工フィルタ**」（低域通過フィルタ，バンドパスフィルタなど）が，また鮮鋭化には，特定空間周波数の強調を行う「**復元フィルタ**」（Wienerフィル

タなど）が用いられる。ただし，フィルタ処理では画素値の変化を伴い，平滑化処理で解像力は低下する。

フィルタリング処理には「**実空間フィルタ処理**」と「**周波数空間フィルタ処理**」がある。

①実空間フィルタ処理

実空間フィルタ処理は，現画像とフィルタ関数との**重畳積分**[*4]で行う。図2に示したように，現画像$f(X, Y)$にフィルタ関数$h(X, Y)$を重ねてそれぞれの積和を求め，処理画像$g(X, Y)$の値に置き換え，1つずつ画素をずらしながら繰り返し計算を行う。画像マトリックスの辺縁部は通常ゼロにする。空間フィルタは，その中央の位置に相当する画素の処理後の値を決めることができる。デジタル画像の重畳積分と考えることができる。

Term a la carte

*4　重畳積分（convolution integral）
2つの関数$A(x)$と$B(x)$の重畳積分は，$A(x) \otimes B(x) = \int_{-\infty}^{+\infty} A(X) \cdot B(x-X) dX$で示される積分で，「畳み込み積分」ともよばれる（図1）。

Slim・Check・Point

図1 重畳積分$A(x) \otimes B(x)$の概念

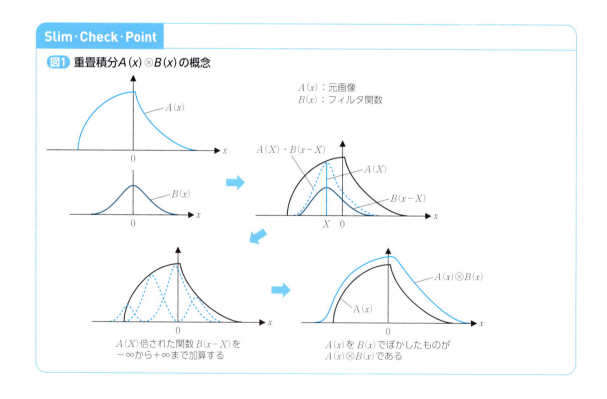

Slim・Check・Point

図2 実空間フィルタ処理

a 基本となる処理　フィルタ$h(X, Y)$は，処理前$f(X, Y)$の画素値Eとその周囲のA，B，C，…Iなどの画素値を使って処理後，$g(X, Y)$の画素値E'を決めるための関数である。(A')，(B')，(C')…(I')などE'以外の画素値を決めるには，$f(X, Y)$のその画素の周りのマトリックスを用いて同様の処理を行わなくてはならない。

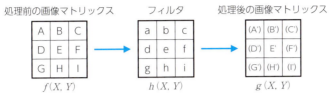

左の画像マトリックスについて，フィルタのマトリックスeの位置に相当する画素として，フィルタ処理後の画像マトリックスのE'の値が計算でき，その値は，

$$E' = \frac{Aa + Bb + Cc + Dd + Ee + Ff + Gg + Hh + Ii}{a + b + c + d + e + f + g + h + i}$$

となる。
E'を求めるこの処理は，重畳積分を意味しており，次の図のようにこの重畳積分的処理を処理前の画像に1画素ずつずらしながら行うことで処理後の画像全体が完成する。

b デジタル画像のフィルタ処理

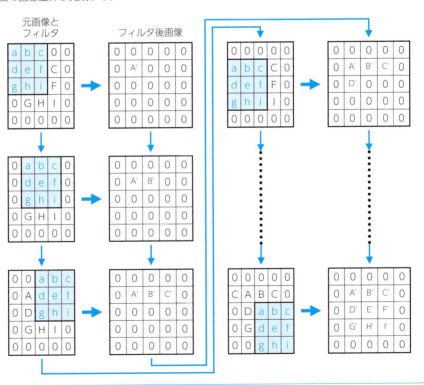

図3に平滑化フィルタの処理例を示す。スムージングフィルタでは，3×3マトリックスのフィルタによる9点スムージングが行われることが多い。フィルタを工夫することで画像のエッジを強調したり，鮮鋭化をすることも可能である。5×5マトリックスの25点スムージングも可能であるが，

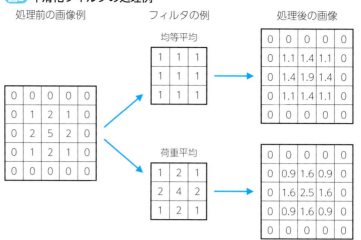

図3 平滑化フィルタの処理例

それだけ処理時間がかかる。

画像再構成の項でも触れられているように，フィルタ補正逆投影法で前処理フィルタとしてプロジェクションデータに用いられる鮮鋭化処理には，RamachandranとLakshminarayananが開発した「rampフィルタ（ラマチャンドランフィルタ）」，「Shepp and Loganフィルタ」などもある（図4）。

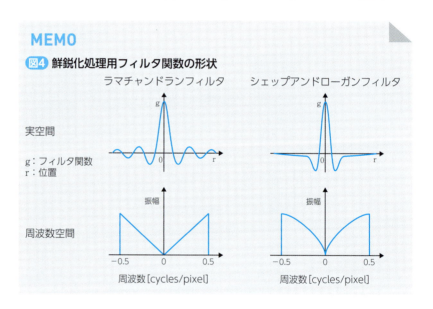

> **MEMO**
> **図4** 鮮鋭化処理用フィルタ関数の形状

このほか，プリューウイット，ソーベルなどの偏微分（方位に依存したエッジの強調）やラプラシアン（端点，細い線，孤立点の強調）などの演算処理が施せるマトリックスが考案されている。これらのマトリックスを「**オペレータ**」とよぶことがある。

②周波数空間フィルタ処理

実空間の画像をフーリエ変換した周波数空間での画像上でフィルタ処理を行うことができる。処理後は，逆フーリエ変換して実空間に戻す。

ノイズ除去用の周波数空間フィルタには，低域通過型フィルタ（ローパ

スフィルタ)がある。「Butterworthフィルタ」やハニングフィルタはこれに相当する。バターワースフィルタは，次式で表される。

$$B(f) = \frac{1}{\sqrt{1 + \left(\frac{f}{fc}\right)^{2n}}}$$

それぞれ，fはナイキスト周波数を0.5[cycles/pixel]で規格化した空間周波数，fcは**遮断周波数（カットオフ周波数）**，nはフィルタ次数（オーダ）を示す。遮断周波数fcは，通過させたい周波数を示す周波数特性の曲線$B(f)$が$1/\sqrt{2}$になる周波数で表す。次数nは，遮断の鋭さを示し，nが小さいと高域周波数にまでを緩やかに遮断し，大きいと急激に遮断する（図5）。

Slim・Check・Point

図5 バターワースフィルタの周波数特性

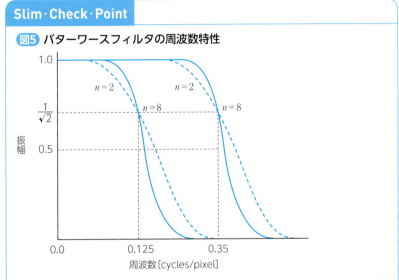

実線はカットオフ周波数0.125[cycles/pixel]と0.35[cycles/pixel]で，次数$n=8$の場合。点線は$n=2$の場合。

鮮鋭化用の周波数空間フィルタには，中域強調フィルタおよび高域強調フィルタ（ハイパスフィルタ）を用いる。「ウィーナーフィルタ」やメッツフィルタはこれに相当する。ウィーナーフィルタは，MTF(f)を装置などの測定系の変調伝達関数（modulation transfer function），すなわち点広がり関数（PSF：point spreadfunction）をフーリエ変換したものとすると，次式のように表される。

$$W(f) = \frac{MTF(f)}{\{MTF(f)\}^2 + Pn(f)/Ps(f)}$$

$Pn(f)$と$Ps(f)$は，対象とする画像の雑音成分と信号成分のパワースペクトルである。ウィーナーフィルタは入力画像と出力画像を最小にする復元フィルタであり，特定の空間周波数領域を強調する（図6）。雑音成分がないシステムであれば$Pn(f)=0$であり，$W(f)=1/MTF(f)$となるので，

元画像がこのフィルタリング処理で完全に復元できることを示す。

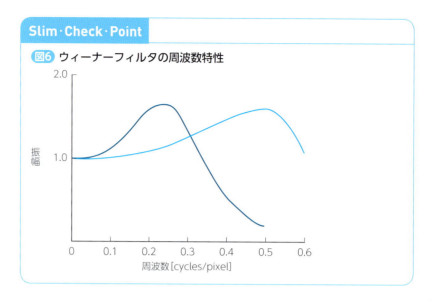

Slim・Check・Point

図6 ウィーナーフィルタの周波数特性

臨床的には，これらのフィルタ条件をファントム実験などで最適化して使用すべきである。

■ ROI処理と関連した処理

画像内のある一定領域をライトペン，カーソル，トラックボール，デジタイザ，ジョイスティックなどを用いて，任意の図形のカウント域として設定する。設定された領域を「**ROI**」といい，通常は複数個設定できる。

ROI内のカウントの時間変化をグラフにしたものが「**時間放射能曲線（TAC：time activity curve）**」である。TACは，スムージング，微積分，四則演算，数値の読み取り，多項式近似，指数関数近似，γ関数近似，フーリエ級数近似，半減期計算などを行い解析に用いる。

また，バックグラウンドの値を得るために放射能の特異的な集積のない領域をROIとして選択し，「**バックグラウンド処理**」をする場合がある。「**輪郭抽出**」を必要とするときには，フリーハンドでROIを囲む場合と，カウントの閾値（threshold）を設定し自動的に輪郭を決めるプログラムを利用する場合がある。腎機能測定では，バックグラウンドの関心領域の部位や形状の設定が異なると分腎機能測定値は変化してしまうので注意を要する。

■ 機能画像処理（ファンクショナルイメージ処理）

連続的に得られた一連の画像から微小単位部位ごとに機能パラメータを算出し，局所機能画像として表示する処理を「**機能画像処理（ファンクショナルイメージ処理）**」という。データとして動脈中のトレーサ濃度が必要になることがある。薬物動態解析結果を画像として表示する。脳や心筋の局所血流，放射性医薬品の代謝，受容体結合などの生化学的機能や生理学的機能の診断に有用である。

■ ゲート画像処理（心電図同期，呼吸同期など）

フレームモード収集で動態連続イメージを得る際に，生体信号同期フレームモードを選択することができる。心音や心電図（ECG：electrocardiogram）のR波などを同期信号として心収縮のような周期的現象を数時相（心臓核医学検査では，R波からR波の間を16〜32等分する）に分割し，連続イメージとして同一時相のフレームを加算していく。1フレームの画素数は64×64，128×128，256×256で，画素数が増えれば解像力は上がるが，画素当たりの計数値が低く，長時間の収集になる傾向にある。ゲートイメージ解析では，平衡時の心プール解析として，駆出率算出（EF：ejection fraction），ボリュームカーブ解析，壁運動解析，フェーズ解析などが行える。同様の原理で呼吸同期などが行える。

図7に示すように，R波をトリガーとし，心プールシンチグラフィの平衡時法では20〜40分割，心電図同期SPECTでは8〜16分割程度にして，フレームを各位相ごとに足し合わせていく。

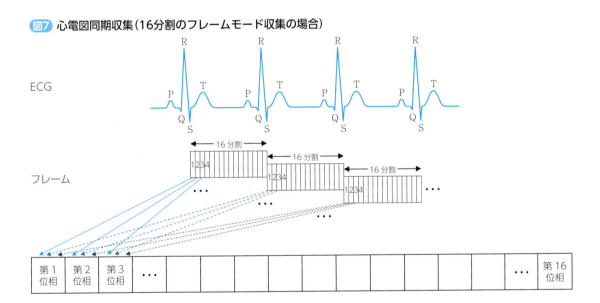

図7 心電図同期収集（16分割のフレームモード収集の場合）

■ 3次元画像処理

SPECT画像やPET（positron emission tomography）画像処理では，体軸に垂直な断面を得るための投影データ収集時に，2次元データで得ることから，体軸方向にも連続性のあるデータが得られる。このため，初めに体軸に垂直な各断面像をすべて求め，各画素値を得ておけば，それらを3次元中に分布する値の集合（ボリュームデータ）として用いて描画することが可能である。すなわち，3次元空間を「**体素（ボクセル）**」に分割し，画素値を各ボクセルに与えボクセルデータとする。描写（rendering）には，ボクセルデータから面を構成する「**サーフェスレンダリング（surface rendering）**」と，空間の各部分が反射と透過をもつものとし，透過率を加味して視線上の反射光を積分して画像を合成する「**ボリュームレンダリング（volume rendering）**」がある。脳血流や，心筋・心筋血流の画像再構成

では，任意の面をレンダリングすることが可能である．また，コンピュータグラフィックス（CG：computer graphics）の手法を使って陰影をつけて立体表示したり，回転させたりすることも可能である．

■ 画像表示

核医学画像の表示は，電子カルテの普及とともに，これまでのフィルムとシャーカステンを用いた方法，およびレーザーイメージャやプリンタを用いた方法からモニタ表示に変遷してきている．画像の白黒表示のほかに，カラー表示としてレインボーカラー表示法その他，カウント数に応じた擬似カラー表示がある．モニタと各種イメージング出力装置類の画像は一致するように調整する必要がある．

骨シンチグラフィやガリウムシンチグラフィなどはほとんど白黒画像が利用され，断層画像や機能画像表示などにはカラー表示が用いられる傾向がある．CT（computed tomography）や MRI（magnetic resonance imaging）画像と SPECT や PET などの画像の融合画像（fusion image）にはカラー表示が用いられる（図8）．

核医学の白黒モニタは通常8bit，すなわち256階調が用いられる．カラーモニタ表示は，パーソナルコンピュータのモニタの場合，3原色「**RGB**〔R：red（赤色），G：green（緑色），B：blue（青色）〕」それぞれに256階調（3つの8ビット，すなわち24 bit：1,677,216色）で表示できるが，核医学の画像処理の目的では，3原色を混ぜ合わせたかたちの256階調で表示されている．RGBすべてが0で黒，すべてが255で白となる．カラープリントの場合は，3原色「**CMY**〔C：cyan（水色），M：magenta（赤紫色），Y：yellow（黄色）〕」それぞれに256階調で行い，CMYすべてが0で黒，すべてが255で白となる．カラー表示により解析値に影響を与えることはない．

図8 PET＋MRI fusion

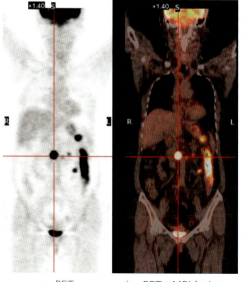

（首都大学東京 福士政広先生のご厚意による）

a　PET　　　b　PET＋MRI fusion

デジタル画像の場合，モニタのカウント―階調特性は，横軸にカウントを縦軸に階調を対応させた曲線で表され，直線，シグモイド曲線など，写真科学でいうγ特性をさまざまに変えることができる。表示の上限は，通常，目的臓器や正常部位の最高カウントを100％とし，10〜20％程度のバックグラウンドのカウントをカットオフするように行うことが多い。

　モニタ表示の利点は，グレースケールやカラースケールの種類やカウント－階調特性などの表示条件の選択が診断時にできる点である。

例題

 SPECT画像の解析値に影響を与えないのはどれか。
1. 画像再構成フィルタ
2. 減弱補正法
3. 収集カウント
4. カラー表示法
5. 前処理フィルタ

 <u>4</u>

6 薬物動態解析

核医学検査法の原理

Term a la carte

*1 薬物動態学（pharmacokinetics）
pharmacokinetics（薬物動態学）は，薬物の**体内動態とその解析法**についての学問である。また，似た言葉で，pharmacodynamics（薬力学）は，生体内での薬物の**作用機構**，または薬物の濃度と作用の関係についての学問である。

*2 クロスキャリブレーション（cross calibration）
ウェルカウンタで測った**単位質量当たりの計数率** W（cps/g）と撮像装置でファントム実験により得た画像再校正後の**画素値** S（cps/pixel）の関係，すなわち**相互較正係数** Cf（pixel/g）＝S/Wを求めることをクロスキャリブレーションという。直径16～20 cmの円柱ファントムがよく使われる。

「**薬物動態解析（pharmacokinetics[*1] analysis）**」は，一般に薬品の血中濃度などを速度論的に取り扱うための方法である。「**コンパートメント解析（compartment analysis）**」は，その基本的な方法の1つであり，核医学では，特定の臓器や関心領域（ROI：region of interest）内のトレーサの動態を定量的に解析する手段に用いられる。

検査中の血液中のトレーサ濃度は薬物動態解析を行う際に入力関数として必要である。それは，大動脈弓部にROIを囲んでその中のカウントから求めるか動脈採血により得るが，動脈採血による場合ウェルカウンタによって係数率やトレーサ濃度と，SPECT（single photon emission computed tomography）やPET（positron emission tomography）などの測定で得られる画素値との関係を「**較正係数**」として求めておく必要がある。そのために，既知の放射能の水溶液を円筒形のファントムに満たして画像を得るとともに，その一部をウェルカウンタで測定して校正係数を求める。これを「**クロスキャリブレーション**[*2]」という。

以下に，臨床的によく利用されるコンパートメントモデルと平均通過時間，さらにデコンボリューション解析について説明する。

1 コンパートメント解析

動態解析をするうえで，トレーサが均一な分布と性質で存在する部分を便宜的に他と隔てたものを「**コンパートメント**」とよぶ。従って，コンパートメントは仮想的な区分であり，解剖学的な臓器・組織の区分とは一致しないこともある。

トレーサの投与量が極微量であるために生体内の状態を乱さないと仮定すると，トレーサの体内動態は常係数の線形微分方程式で記述され，その解は多項指数関数で記述できる。このとき，微分方程式の解が n 個であれば，生体は n 個のコンパートメントから構成されると考えることができる。それぞれの被検者についての実測値を求めた式に当てはめることにより，血流量などの検査値を速度定数として得る。

ここで，説明するものよりも複雑なモデルのパラメータの推定は，極端に難しくかつ推定値の信頼度も低下する。また，速度定数が時間とともに変化する場合やトレーサ濃度やレセプターの量に依存する場合は非線形微分方程式を解くことになり，速度定数の推定は不可能に近い。

■ 並列開放型コンパートメントモデル

コンパートメントが，1つまたは複数並列に結合したモデルで，瞬時に

トレーサが臓器の各組織に入力され，完全混和され，臓器から洗い出されるという場合を考える(図1)。

図1 並列開放型コンパートメントモデル

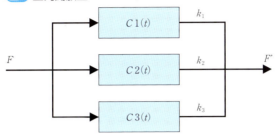

$C(t)$を時間tにおけるトレーサ濃度，kを洗い出し率，すなわち臓器の単位体積当たりの血流(F/V)とすると，単一コンパートメントの場合は，

$$\frac{dC(t)}{dt} = kC(t)$$

という微分方程式で表され，その解は，

$$C(t) = C(0)\exp(-kt)$$

となる。これは，洗い出し曲線(wash out curve)に相当し，単一の指数関数で表される。コンパートメントが複数の場合は，単に線形結合となり，

$$C(t) = C_1(0)\exp(-k_1 t) + C_2(0)\exp(-k_2 t) + C_3(0)\exp(-k_3 t) + \cdots$$

となる。モデル全体を脳とすれば，それぞれのコンパートメントを白質，灰白質に対応させ，洗い出し率から脳血流を解析する拡散非捕捉型トレーサによる検査のモデルとして用いることができる。

■ **閉鎖2コンパートメントモデル**
①**閉鎖2コンパートメント 1パラメータモデル(マイクロスフェアモデル)**
$Ca(t)$をトレーサの血中濃度，$Cb(t)$をトレーサの臓器中濃度とすると，流入したトレーサがすべて蓄積するモデルである(図2)。

図2 閉鎖2コンパートメント 1パラメータモデル

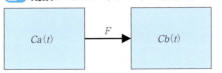

この場合，速度定数kは，血流量(F)になる。

$$\frac{dCb(t)}{dt} = FCa(t)$$

という微分方程式で表され，その解は，

$$Cb(t) = F \int_0^t Ca(T) dT$$

となる。

②閉鎖2コンパートメント 2パラメータモデル

$Ca(t)$ をトレーサの血中濃度，$Cb(t)$ をトレーサの臓器中濃度とすると，速度定数 k_1 で流入したトレーサのうち一部が速度定数 k_2 で逆拡散するモデルである（図3）。

図3 閉鎖2コンパートメント 2パラメータモデル

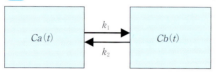

微分方程式は，

$$\frac{dCb(t)}{dt} = k_1 Ca(t) - k_2 Cb(t)$$

となる。

k_1/k_2 は，分配係数といわれ，2つのコンパートメント間のトレーサ濃度比である。k_1 は，血流量 F と1回循環での摂取量（E：extraction ratio）の積を表し，k_2 は逆拡散率になる。

この微分方程式の解は，

$$Cb(t) = k_1 \exp(-k_2 t) \int_0^t Ca(T) \exp(-k_2 T) dT$$

となる。この式は，「**重畳積分**」の形式であり，数学記号 $\otimes$ を用いて表すと次のようになる。

$$Cb(t) = k_1 Ca(t) \otimes \exp(-k_2 t)$$

MEMO

微分方程式(1)の解き方についてみていこう。

$$\frac{dCb(t)}{dt} = k_1 Ca(t) - k_2 Cb(t) \quad \cdots\cdots\cdots\cdots\cdots (1)$$

(1)の右辺第2項を左辺に移項して,

$$\frac{dCb(t)}{dt} + k_2 Cb(t) = k_1 Ca(t)$$

この式に関して,同次方程式(2)を考えてその解を求める。

$$\frac{dCb(t)}{dt} + k_2 Cb(t) = 0 \quad \cdots\cdots\cdots\cdots\cdots\cdots (2)$$

変数分離法を用いて,

$$\frac{dCb(t)}{dt} = -k_2 Cb(t)$$
$$\int \frac{1}{Cb} dCb = -\int k_2 dt$$

解は,

$$Cb(t) = A \exp(-k_2 t) \quad \cdots\cdots\cdots\cdots\cdots\cdots (3)$$

ただし,Aは任意定数。
(1)の非同次方程式の解を定数変化法により求める。
(3)の任意定数Aをtの関数であると仮定し,非同次方程式(1)の解を

$$Cb(t) = A(t) \exp(-k_2 t)$$

と表せると仮定する。これをtで微分すると,

$$\begin{aligned}\frac{dCb}{dt} &= \frac{dA(t)}{dt} \exp(-k_2 t) - A(t) k_2 \exp(-k_2 t) \\ &= \frac{dA(t)}{dt} \exp(-k_2 t) - k_2 Cb(t)\end{aligned}$$

これを式(1)に代入して,

$$\frac{dA(t)}{dt} \exp(-k_2 t) - k_2 Cb(t) + k_2 Cb(t) = k_1 Ca(t)$$
$$\frac{dA(t)}{dt} \exp(-k_2 t) = k_1 Ca(t)$$
$$A(t) = \int_{t_0}^{t} k_1 Ca(T) \exp(k_2 T) dT$$

ここで,時刻tに対する初期条件は$t_0 = 0$であるので,この積分の下限は0と考えてよい。これを式(3)に代入することにより,非同次方程式(1)の解は,(4)のように重畳積分の形式となる。

$$\begin{aligned}Cb(t) &= \exp(-k_2 t) \int_0^t k_1 Ca(T) \exp(k_2 T) dT \\ &= \int_0^t k_1 Ca(T) \exp[-k_2(t-T)] dT \\ &= k_1 Ca(T) \otimes \exp(-k_2 t) \quad \cdots\cdots\cdots (4)\end{aligned}$$

Term a la carte

＊3 ボーラス（bolus）投与
bolusは塊を意味する。短時間で薬物を投与する急速静注のこと。

MEMO

▎重畳積分とはどういうものか？

核医学検査では，例えば^{99m}Tc-ECDの脳血流の測定のように，トレーサをボーラス[＊3]で被検者に投与し，出力として動態画像を得ることがある。これは，電子工学や画像工学でいう，矩形波，デルタ関数，インパルス関数などとよばれる信号をある系に入力し，ある関数（伝達関数）により変換された出力を得ることに相当している。例えば，矩形波の形状でパルスとして^{99m}Tc-ECDを投与できた場合に，閉鎖2コンパートメント　2パラメータモデルでは，ある割合k_1（血流量）で血液から脳内にトレーサが取り込まれるので脳内のトレーサ濃度$Cb(t)$もそのとき増加するが，その直後から，逆にトレーサは脳内からk_2の割合で再び血中に戻る成分があるため，指数関数的に減少する。連続的に矩形波で入力した場合を考えると，図4に示したように$Ca(t)$が入力されると$Cb(t)$は，1つ1つが足し合わされた形状になる。離散的な入力間隔が無限に小さくなり連続になった場合，$Cb(t)$は，なめらかな連続関数となると想像できる。$Cb(t)$は，$Ca(t)$と$\exp(-k_2 t)$の重畳積分であるが，これは以上のようなことに対応する。

図4 閉鎖2コンパートメント　2パラメータモデル

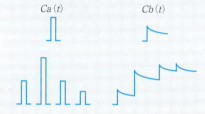

閉鎖3コンパートメントモデル　3パラメータモデル

このモデルは，脳の受容体（レセプター）に特異的に結合するリガンドを放射性医薬品として用いてレセプター解析をするときに用いられる。「閉鎖2コンパートメント　2パラメータモデル」で述べた，臓器$Cb(t)$のなかにさらに2つのコンパートメント$Ce(t)$と$Cm(t)$があると考えることができ，トレーサが速度定数k_3に第3のコンパートメント$Cm(t)$に結合する（取り込まれる）場合である（図5）。

図5 閉鎖3コンパートメントモデル　3パラメータモデル

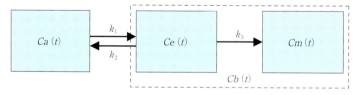

この場合，次のような連立微分方程式で表され，

$$\frac{dCe(t)}{dt} = k_1 Ca(t) - (k_2 + k_3)Ce(t)$$

$$\frac{dCm(t)}{dt} = k_3 Ce(t)$$

その解は，次のようになる。

$$Ce(t) = k_1 \exp[-(k_2+k_3)t] \otimes Ca(t)$$
$$Cm(t) = \frac{k_1 k_3}{k_2+k_3} \cdot \{1-\exp[-(k_2+k_3)t]\} \otimes Ca(t)$$
$$Cb(t) = Ce(t) + Cm(t)$$

2 平均通過時間（MTT）

平均通過時間（**MTT**：mean transit time）は，トレーサがある2点間を移動する平均時間である。系の容積をV，流量をFとすれば，$MTT = V/F$となる。実際は，トレーサはある分布をもって2点間を移動するので，時間放射能曲線（TAC：time activity curve）の曲線下の面積（**AUC**：area under the curve）をトレーサの総放射能で除したものになる。再循環の影響がある場合は，初回循環のグラフを指数関数的に外挿して最長の循環時間を求めて，そこまでのAUCと総放射能から求める。3章2の「循環時間測定」（p.120）も参照されたい。

3 デコンボリューション解析

デコンボリューション解析（deconvolution analysis）では，投与したトレーサの入力が，ある関数（伝達関数）により目的臓器の時間放射能曲線，すなわち出力に変換されると考える。出力と入力から伝達関数を求めて検査値の算出に利用する方法がデコンボリューション解析である。この方法では，脳や腎臓の平均通過時間や，腎では，有効腎血漿流量（ERPF：effective renal plasma flow）や糸球体濾過量（GFR：glomerular filtration rate）が求められる。トレーサ注入速度や心不全の有無など目的臓器以前の因子による影響がない鮮明なTACを得ることができる。

腎を例に説明すると次のようになる。図6のような生理的組織モデルの系に対し，血管にトレーサをボーラス注入することで理想的なパルス状入力I（impulse input）ができたとし，放射能の検出器（detector）から出力H_1〜H_6（impulse response）が得られたとする。青いカラムで示されたimpulse inputとimpulse responseの高さは放射能を表し，横方向の幅は時間を示す。図では横幅が1分間を表す。放射能の排泄が始まる直前の状態は，放射能が系内にありH_1，H_2，H_3の高さがまだ一定の時間帯であり，この高さが初期値（initial height）となる。排泄が始まると検出器で得られるカウントは，通過時間の短い管から排泄されて出ていった分だけ減ってH_4の高さとなり，次に長い管から1分遅れて排泄されて出ていった分だけ減ってH_5の高さに，さらにその次に長い管から1分遅れてH_6の高さに減り，と順次排泄が続き，すべて排泄されることで出力が完成する。

実際は，図7のようにパルスではなく，I_1〜I_6……で示されたようなひとつながりの入力（input）となるため，便宜上I_1〜I_6……を図6のようなパルス状入力の連続体と考える。そうすると，出力は，I_1〜I_6……のそれぞれ

の高さに応じたimpulse responseが，単位時間ずつずれて検出されて加算されたものと考えることができ，これが実際の出力（レノグラム）になる。

図6 生理学的組織モデル

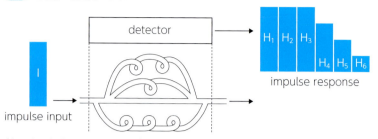

（小西淳二 編著：核医学ハンドブック，金鳳堂，1999，p269．より引用）

図7 入力（input）と出力（response）すなわちレノグラムの関係

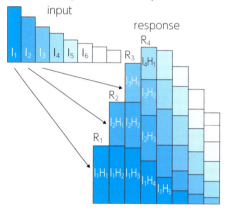

（小西淳二 編著：核医学ハンドブック，金鳳堂，1999，p269．より引用）

このような概念をもとに，平均通過時間を求めるために図8のようなレノグラムから入力と出力の関係式を記述すると次のような式になる。ただし，生理学的組織モデルの図6，図7の文字Hは，臨床的なレノグラムである図8とこの式では小文字hで表してある。

$$t = 1 \quad h(1) = R(1)/I(1)$$
$$t \geq 2 \quad h(t) = \left[R(t) - \sum_{\tau=2}^{t} h(t+1-\tau) \cdot I(\tau)\right]/I(1)$$

impulse response曲線下面積を初期値で割ることで平均通過時間が求まる。

図8 伝達関数h(t)（impulse response）とレノグラムR(t)

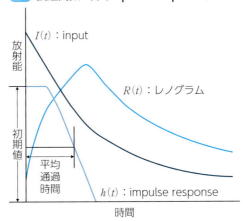

(小西淳二 編著：核医学ハンドブック, 金鳳堂, 1999, p270. より引用)

　臨床的にレノグラムの機能相$U(t)$における初期値を求めることは，血中放射能$B(t)$（動脈採血かROIから求める入力関数）の積分値のうち単位時間に尿細管に集積する割合K（uptake constant）を求めることに相当する。実際には統計変動に加え血中放射能のうち，尿細管にいかず直接腎静脈へ出ていく血液プールの放射能の割合Fが初期値に影響する。

　機能相$U(t)$を血中放射能$B(t)$の積分と考え，上記KとFを考慮すると次式を得る。

$$U(t) = K \int B(t)dt + FB(t)$$

　$B(t)$で両辺を割り，$Y=U(t)/B(t)$，$X=\int B(t)/B(t)$，Kを傾き，FをY切片とすると直線の式になる。

$$U(t)/B(t) = K \int B(t)dt/B(t) + F$$

　従って，図9のようにRutland法[*4]による直線近似を行うことができる。ここで，モデルで考察したときの関数（図8）と図9の関数の対応関係は，$B(t)=I(t)$，$U(t)=R(t)$である。この式において，臨床的にはガンマカメラでレノグラム$U(t)$を測定し，入力関数である血中放射能$B(t)$を動脈採血かROIから実測することで図9のような直線のグラフを得ることができ，この直線の傾きKが初期値になる。

Term a la carte

*4　Rutland法
排泄が始まるまでの臓器のTACを，RIの血中濃度（臓器に集積する成分）の積分と血中バックグラウンドの和として表した式を直線の式に変形，実測値によりグラフ化し，その傾きKを伝達関数$h(t)$の初期値とする方法。

図9 ラトランド法による直線近似

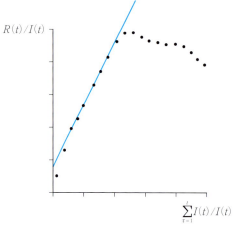

(小西淳二 編著:核医学ハンドブック,金鳳堂,1999,p270.より引用)

例題①

  コンパートメントモデルについて**誤っている**ものはどれか。
1. 放射性医薬品が分布する部分(コンパートメント)がn個あると仮定するとn個の微分方程式で動態を記述できる。
2. コンパートメントモデルではFickの原理が成り立っている。
3. 複雑なコンパートメントモデル解析ではラプラス変換を用いることがある。
4. 単一コンパートメントモデルで注目する臓器の放射能濃度曲線(出力関数)は,入力関数と伝達関数の重畳積分と血流量の積と考えることができる。
5. 入力関数を求めるには動脈採血以外の方法はない。

  <u>5</u>
大動脈弓部にROIを囲んで入力関数を求める方法がある。

例題②

  動態機能解析について**誤っている**のはどれか。
1. トレーサの動態を数理モデル化しその挙動を解析する。
2. トレーサはその機能を最もよく反映するものを選択する必要がある。
3. 1つのトレーサで同じ検査値を求める方法は多種類あることが多い。
4. 局所血流量や神経受容体の解析などができる。
5. 減弱補正や散乱線補正は必要ない。

  <u>5</u>
吸収補正や散乱補正が必要である。

3章 核医学検査法の原理

おさらい

2	体外計測検査法の原理		
	●体外測定法	⇒	被検者に放射性医薬品を投与した後，体外から臓器・組織の血流動態，摂取率，排泄能などを測定する
3	試料計測検査法		
	●試料測定法	⇒	被検者にRIを投与した後，経時的に採取した血液などの体液や尿，糞便などの検体を測定
	①希釈法	⇒	$V=Q/C$：循環血液量（^{131}I-ヒト血漿アルブミン，^{51}Cr-赤血球，^{99m}Tc-赤血球），循環血漿量（^{125}I，^{131}I-ヒト血漿アルブミン），循環血球量（^{51}Cr-赤血球，^{99m}Tc-赤血球）の測定など
	②クリアランス法	⇒	血中からの消失速度測定（^{59}Fe-クエン酸第二鉄による鉄代謝の測定），特定臓器機能，血液成分寿命（^{51}Cr-赤血球）など
	③代謝測定法	⇒	ビタミンB_{12}吸収試験（シリングテスト：^{58}Co-VB_{12}・^{57}Co-VB_{12}カプセル）など
4	in vitro検査法		
	●in vitro検査	⇒	検体中のホルモン，腫瘍マーカー，薬剤，酵素などの微量物質を感度よく定量
	①測定原理	⇒	飽和分析法（DSA），競合法（RIA，CPBA，RRA），非競合法（IRMA）
	②核種	⇒	^{125}Iの利用が多い
	③抗原抗体反応	⇒	RIAは標識抗原，IRMAは標識抗体を利用
	④BF分離	⇒	結合型と非結合型の分離（固相法，2抗体法，その他）
	⑤感度と特異性	⇒	IRMAがRIAより優れる
5	画像処理		
	●核医学画像処理	⇒	ほとんどデジタル画像が対象
	●処理装置	⇒	ガンマカメラとパーソナルコンピュータと周辺機器
	●デジタル化	⇒	標本化（画素に分割）と量子化（画素の濃度階調）
	●標本化定理	⇒	ナイキスト周波数
	●エアリアシングエラー	⇒	音波におけるうなり
	●フレーム演算処理	⇒	2画像間の演算（加・減・乗・除　ほか）
	●実空間と周波数空間の変換	⇒	フーリエ変換
	●画像の周波数分布	⇒	2次元パワースペクトル
	●フィルタ処理	⇒	実空間フィルタ処理，周波数空間フィルタ処理
	●ノイズ除去	⇒	スムージング，低域通過フィルタ，バターワースフィルタ
	●加工フィルタ	⇒	低域通過フィルタ，バンドパスフィルタなど
	●復元フィルタ	⇒	ウィーナーフィルタなど，鮮鋭化
	●関心領域	⇒	バックグラウンド処理，輪郭抽出，時間放射能曲線
	●機能画像処理	⇒	微小単位部位ごとに機能パラメータを算出し画像化
	●ゲート画像処理	⇒	心電図同期，呼吸同期など
	●3次元画像処理	⇒	ボクセル，サーフェスレンダリング，ボリュームレンダリング
	●3原色	⇒	RGB（パーソナルコンピュータのモニタ），CMY（カラープリント）

6 薬物動態解析		
●薬物動態解析	⇒	薬品の血中濃度などを速度論的に取り扱うための方法
●クロスキャリブレーション	⇒	トレーサ濃度と画素値の関係を求めること
●コンパートメント解析	⇒	特定臓器やROI内のトレーサ動態の定量解析 （コンパートメントは，仮想的な区分であり解剖学的な臓器・組織の区分とは一致しないこともある）
●デコンボリューション解析	⇒	鮮明な時間放射能曲線
●平均通過時間（MTT）	⇒	トレーサがある2点間を移動する平均時間

4章
臨床核医学検査

1 臨床核医学検査

脳神経

1 脳血流シンチグラフィ

■検査目的

　X線CT（computed tomography）やMRI（magnetic resonance imaging）では脳の鮮明で詳細な形態学的画像が得られるが，脳血流SPECT（single photon emission computed tomography）検査では脳機能に関する情報を非侵襲的に画像や数値として得ることができる。

　さらに，脳血流シンチグラフィでは，脳動脈閉塞や狭窄が原因で発症する脳梗塞や，虚血性脳血管障害の発作などが発生する直前からその変化を画像化することが可能である。特に，発作期でしか観察されない一過性脳虚血発作（TIA：transient ischemic attack）でも虚血の範囲を知ることができる。また，薬剤負荷を行うことで，正常血管を拡張させ，異常血管との血流差をより大きくすることで，異常部位をより鮮明に描出させた，脳循環予備能の評価を行うことが可能となり，病変部だけでなく，その治療方針の決定や予後予測にも利用される。

　統計学的処理を行うことで，認知症の鑑別診断のほか，てんかん，精神系疾患に対して利用されることがある。

■使用する薬剤と投与方法

　脳血流流量の検査用としての放射性医薬品は3種類が利用されている。^{123}I-IMPは成人投与量として111〜222 MBqを，^{99m}Tc-HMPAOでは370〜740 MBqを，^{99m}Tc-ECDでは400〜800 MBqを，光や音の反応を抑えるため，アイマスク着用で静寂な場所で安静下にて静注する。投与量は年齢や体重に応じて変化させる。薬剤負荷検査を実行する場合は単純に2回の投与ではなく，それぞれで投与量を調整する。^{99m}Tc製剤による定量解析は大動脈弓から頭頂部までを含んだ正面動態収集を行うが，その際，できるだけ投与部位は左ではなく，右肘部の静脈から行う。左側からでは，左鎖骨下静脈が大動脈弓部の極近傍または一部が重なる場合があり，関心領域（ROI：region of interest またはVOI：volume of interest）のカウントに影響が及ぶ場合がある。

　検査としてほとんど行われないが，^{133}Xe-ガスと^{81m}Kr-ガスなどの不活性ガスによる動態検査法がある。ここでは紹介のみとして詳細は割愛する。また，動注法は侵襲的な方法のため，行われることはほぼない。吸入法は非侵襲的であるが，煩雑なためこれもほぼ行っていない。なお，^{133}Xe-ガスは2016年に国内販売が中止となっている。

> **MEMO**
> ^{123}I-IMP，^{99m}Tc-HMPAO，^{99m}Tc-ECDの正式名称は，それぞれiodine-123 labeled N-isopropyl-p-iodoamphetamine，^{99m}Tc-hexamethyl propylene amine oxime，^{99m}Tc-ethyl cysteinate dimer である。

MEMO

脳の特徴

- 脳は成人で1,300〜1,500 gの質量があり、神経線維が集まった組織を白質（white matter），神経細胞が集まった組織を灰白質（gray matter）という。より脳表面に位置するのが灰白質である。大脳半球は前頭葉，頭頂葉，後頭葉および左右の側頭葉に分類される。
- これらを栄養する主要血管は，内頸動脈（ICA：internal carotid artery）から前大脳動脈（ACA：anterior cerebral artery）と中大脳動脈（MCA：middle cerebral artery）へ広がっている。椎骨動脈（VA：vertebral artery）からは後大脳動脈（PCA：posterior cerebral artery）へ広がっている。
- 主な脳循環代謝量としては，脳血流量（約60 mL/100 g/分），酸素代謝率（約160 μmol/100 g/分），グルコース代謝率（約30 μmol/100 g/分）がある。脳血流量では灰白質の脳血流量に対し白質の脳血流量は1/4程度といわれている。
- 脳には脳細胞への物質の輸送を調整する機能を有しており，血液脳関門（BBB：blood brain barrier）とよばれ，脳血管内皮細胞がその役割を担っている。特に，脂溶性物質はBBBを通過できるが，水溶性物質はBBBを通過できない。^{99m}Tc製剤ではこの性質を利用して脳血流量の簡便な検査に応用している。

■ 放射性医薬品の集積

^{123}I-IMP，^{99m}Tc-HMPAOおよび^{99m}Tc-ECDはすべて脂溶性物質であり，BBBを通過できる。しかし脳細胞内に侵入した^{99m}Tc-HMPAOについてはグルタチオン，^{99m}Tc-ECDについてはエステラーゼといった加水分解酵素によって水溶性物質に変化する。するとBBBを通過できなくなり，脳血流量に応じた放射性医薬品が脳細胞内に留まることになる。これを捕獲型トレーサという。

しかし^{123}I-IMPは酵素の影響を受けることはない。^{123}I-IMPは静注後一時的に肺に取り込まれ，徐々に血流中に放出され，脳細胞内に取り込まれた後，しばらく脳細胞内に留まる。しかし，しばらくすると再度血流中に放出され，脳細胞から出ていくものがある。これを洗い出しとよび，定量値にも影響を与える。不活性ガスはこのような特異的な代謝はとらず，受動拡散によって，体内を移動する。よって，これらを拡散型トレーサという。

■ 撮像開始時間

^{123}I-IMPでは静脈投与後15〜30分以内にSPECTを開始し，洗い出しの始まる60分までには終了する。^{99m}Tc-HMPAOおよび^{99m}Tc-ECDでは定量評価のために動態収集（RIアンギオグラフィ：radioisotope angiography）が必要である。動態収集は投与と同時に2分間収集を行う。終了後は続けて（投与後5分以降）SPECT検査を行う。

^{133}Xeでは吸入法が行われる。^{133}Xe-ガス111 MBq/Lを混合した空気を，酸素マスクを介して1分間の呼吸による吸入投与とする。^{81m}Kr-ガスは頸動脈投与となるため侵襲的な検査であり，行われることはほぼないので説明を割愛する。

■ 使用されるコリメータ

^{99m}Tc製剤では低エネルギー用が使われ，特に高分解能型の低エネルギー高分解能（LEHR：low energy high resolution）コリメータが多用される。低エネルギー汎用（LEGP：low energy general purpose）コリメータも利用可能であるが，若干空間分解能が劣る。SPECT専用に特化したファンビーム型コリメータは感度と分解能の両立ができる。^{123}I-IMPでは524 keVのエネルギーによるペネトレーション[*1]を低減するために，低エネルギー型よりやや隔壁の厚い低中エネルギー（LME：low-medium energy）型コリメータが適しているが，LEHRコリメータを利用する施設も多い。^{133}XeではLEGPコリメータまたはLEHRコリメータが適している。

■ 収集エネルギー設定

^{123}I-IMPでは159 keV±10％，^{99m}Tc製剤では141 keV±10％，^{133}Xeでは81 keV±15％とする。散乱線補正をする場合は，複数エネルギーを設定し，それらの値から推定散乱線を除去する設定が必要である。

■ 前処理

^{123}I-IMPは甲状腺にも取り込まれるため，投与前から甲状腺ブロックとして，数日間，無機ヨウ素を20 mg/日で経口投与することにより，甲状腺の被ばく低減を図ることが望ましい。^{99m}Tc製剤と^{133}Xeでは特に必要ない。しかし，薬剤負荷〔アセタゾラミド（acetazolamide）〕[*2]を行う場合，利尿作用が強いので，検査の直前に排尿してもらう。

> **MEMO**
> 大脳半球は前頭葉・側頭葉・頭頂葉・後頭葉に大別され，各部位によってさまざまな高次脳機能をつかさどっている。例えば感覚野は頭頂葉に，運動野は前頭葉後半部にあり，右の運動野は左半身を，左の運動野は右半身を支配している。機能が活発になっているときは血流が増加する。脳血流検査では，光刺激があると視覚野（後頭葉）が，音刺激があると聴覚野（側頭葉）の血流が増加するので，検査前は刺激を少なくする。

光や音による刺激は大脳半球の一部の活性化により脳血流量が増加する。そのため，投与前の10分程度は，アイマスクによる光低減，検査室内の音楽などは止めて音の刺激の低減を図ってから投与を行う。

■ 収集方法

^{99m}Tc製剤では，局所脳血流定量を同時に行うことが多く，その場合はSPECT検査の前にRIアンギオグラフィを行う。^{99m}Tc製剤による定量解析方法をグラフプロット法という。^{123}I-IMPではRIアンギオグラフィは行わないが，1点動脈採血を行い，動脈血の放射能濃度を利用して脳血流定量を行うことがある。

Term a la carte

＊1 ペネトレーション
放射性同位元素（RI：radioisotope）の光子エネルギーが高い場合，コリメータの鉛隔壁を通過してしまう現象。^{123}Iでは524 keVの光子エネルギーが，コリメータの鉛隔壁を通過し，159 keVの収集エネルギーに多くの散乱線を混在させる原因となる。さらに，散乱により高いエネルギーから低いエネルギーの散乱線が生じ，収集エネルギーに混在する。これをダウンスキャッタという。

＊2 アセタゾラミド
炭酸脱水酵素阻害薬で，水分と炭酸ガスの反応にかかわる酵素を阻害することで血中の二酸化炭素分圧を上昇させ，血管を拡張させる。健常血管で拡張されるが，異常血管は拡張がみられない。利尿作用がある。副作用は少ないが，吐き気や手足のしびれ感を訴えることがある。肝臓疾患や腎疾患患者への使用は注意を要する。商品名はダイアモックス®（Diamox®）という。

■ グラフプロット法と収集方法

① RIアンギオグラフィ

被検者を寝台上で背臥位にし，閉眼（またはアイマスク）してもらう。頭頂部から大動脈弓部が確実に入る位置にポジショニングする。右肘部の静脈にルートキープをし，投与と同時にマトリクスサイズは128×128，1秒120フレーム（2分間）の動態取集を行う。画像では大動脈弓部と，大脳半球（左右分割）にROIを設定し，時間放射能曲線（TAC：time activity curve）を得る。

② 脳血流SPECT

投与後，それぞれの放射性医薬品に応じた撮像開始時間でSPECT検査を実施する。マトリクスサイズは128×128，円形軌道で360°収集を行う。ステップ数は90〜120が望ましいが，2検出器か3検出器かに応じて，収集時間が20分程度になるようにセットする。

③ グラフプロット法

脳血流定量法としてパトラックプロット（patlak plot）解析を用いる。RIアンギオから大脳半球（Cp）と大動脈弓部（At）のカウントを用い，縦軸にAt/Cpを，横軸にCpの積分値とCpの比をそれぞれプロットすると，直線部分をみることができ，その部分を利用した直線相関式により大脳半球部のbrain perfusion index（BPI）を算出し，BPIをあらかじめ求めておいた平均脳血流量（mCBF：mean cerebral brain perfusion）との相関式によって大脳基底核のmCBFを算出する。（図1）

図1 パトラックの模式図

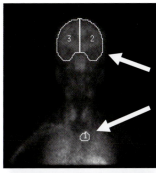

左右大脳半球 ROI

大動脈弓部 ROI

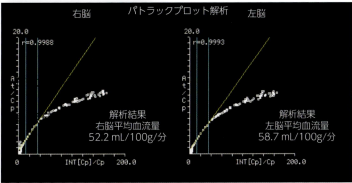

④ ^{99m}Tc製剤

^{99m}Tc製剤では高血流領域が過小評価される傾向があるため，Lassen（ラッセン）の補正式によって，局所脳血流量（rCBF：reginal cerebral brain perfusion）を求める。

■ 注意事項
① キット型製剤の標識（調整）

脳血流SPECT用^{99m}Tc製剤には院内で調整可能なキット型製剤があり，その調整には注意を要する。なお，標識率（放射化学的純度）への影響をなくすため，使用前24時間以内に抽出したことのあるジェネレータを用いて溶出されたパーテクネテート（^{99m}TcO$_4^-$）を使用すること。

^{99m}Tc-HMPAO

本製剤は標識後の安定性が劣るため，キット型製剤しか存在しない。乾燥製剤に^{99m}TcO$_4^-$を無菌状態で入れ攪拌する。標識後5〜30分以内に投与する。標識後は時間ごとにその標識率が低下する。

^{99m}Tc-ECD

本製剤は2種類の標識用バイアルがあり，手順を間違えると正常に標識されない。最初にバイアルB（リン酸緩衝液の乾燥粉末）に^{99m}TcO$_4^-$を無菌状態で入れ攪拌する。バイアルA（還元剤として塩化第一スズと，標識前駆体など）に注射用生理食塩水を加えて攪拌する。バイアルAから1 mLを無菌状態のまま抜き取り，直ちにバイアルBに入れ，混合攪拌させ，室温にて30分静置してから使用する。

② 負荷試験

薬剤負荷試験として血管拡張剤を使用する。放射性医薬品投与10分ほど前にアセタゾラミドを1,000 mg/10 mL（成人量）を被検者に静注する。薬剤負荷により健側の血流量と患側の血流量との差が広がり，コントラストが強く描出される。最初に安静像としてSPECT検査，次に薬剤負荷を行い，再び負荷像としてSPECT検査を行う。後者から前者を減算することで，負荷像のみの画像を理論的に得ることも可能である。この場合は検査時間が長くなるので，被検者の動きや利尿作用による影響が懸念される。

■ 放射性医薬品の集積の特徴と評価における注意点
① ^{123}I-IMP

中性の脂溶性化合物である。静注後は肺にいったん取り込まれ，その後血中内に放出される。脂溶性を保持するため，BBBを通過し脳細胞内に取り込まれるが，60分以上経過すると脳細胞内から洗い出しが始まる。そのため拡散型トレーサに分類される。初回循環で脳内にはほぼ100％が取り込まれ，投与量の約8％が脳内に取り込まれる。ほかのSPECT用放射性医薬品に比べ，脳血流量に比例した取り込みがみられ，投与後10〜30分で脳内の集積はピークを迎える。そのため収集はこの時間内に行われるようにする。

② ^{99m}Tc-HMPAO

中性の脂溶性化合物としてBBBを通過後脳内に取り込まれ，グルタチオンによって水溶性化合物に変化するため，BBBを通過できず脳内に保持される。そのため捕獲型トレーサに分類される。初回循環で脳内にはほぼ80～90％が取り込まれ，投与量の約5％が脳内に取り込まれる。投与後5分以降は長時間安定した集積を保持する。

③ ^{99m}Tc-ECD

中性の脂溶性化合物としてBBBを通過後脳内に取り込まれ，エステラーゼによって水溶性化合物に変化するためBBBを通過できず，脳内に保持される。そのため捕獲型トレーサに分類される。初回循環で脳内にはほぼ75～80％が取り込まれ，投与量の約6％が脳内に取り込まれる。投与後2～3分で長時間安定した集積を保持する。高血流領域では脳血流量を過小評価することと，小脳部の集積がほかの製剤に対して高くなる(図2)。

図2 薬剤による実局所脳血流と定量値の関係

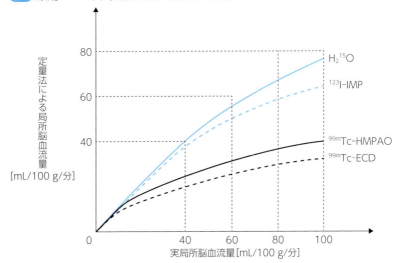

> **MEMO**
>
> 薬剤による実局所脳血流と定量値の関係
> PET(positron emission tomography)による局所脳血流の定量値はゴールドスタンダードとされている。PETに比べてSPECTは，高血流領域で過小評価される。SPECT用放射性医薬品にもその違いがあるので，定量値算出には補正式が用いられる。

■ 画像解析と臨床例

核医学画像は，X線CTやMRIなどの形態画像と比較すると分解能の劣る不鮮明な画像であるが，代謝などを表す機能画像であり，根本的に見ているものが異なる。図3は正常脳血流SPECTのシェーマである。

X線CTやMRIなどの形態画像では，脳梗塞などの不可逆性組織変化が生じている部位(器質的障害部位)は異常として検出されるが，脳血流シンチグラフィでは器質的障害部位だけでなく，器質障害が生じる前段階の脳血流低下といった可逆的虚血部位(機能的障害部位)を検出することができる。従って，TIAといった虚血変化のほか，異なる血流低下パターンを示す認知症の分類などに利用される。図4は薬剤負荷による脳血流SPECT画像，図5はアルツハイマー型認知症による血流低下の様子の画像である。

図3 正常脳血流SPECTのシェーマ（⁹⁹ᵐTc-ECD）

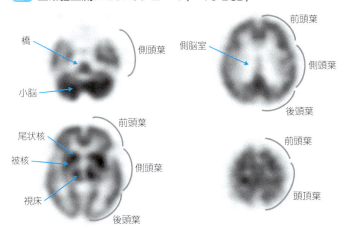

図4 薬剤負荷SPECT像（⁹⁹ᵐTc-ECD）

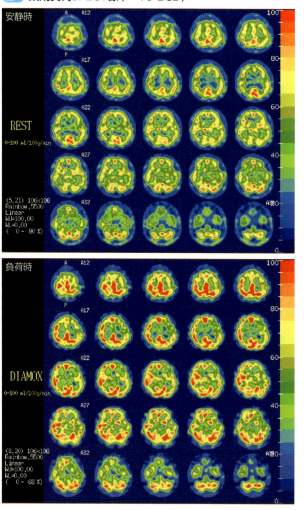

図5 アルツハイマー型認知症後部帯状回血流低下の画像（^{99m}Tc-ECD）

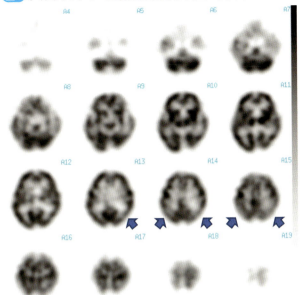

> **MEMO**
>
> 認知症にはいくつかの種類があり，多い順にアルツハイマー型認知症，次いでレビー小体型認知症，前頭側頭葉型認知症，血管性認知症と続く。それぞれの認知症で脳血流の低下部位が異なる傾向があり，統計学的な解析方法で客観的に評価することが可能である。アルツハイマー型認知症は，両側の側頭頭頂部，後部帯状回から楔前部にかけて血流低下がみられ，レビー小体型認知症は後頭葉の血流低下が顕著にみられる。前頭側頭葉型認知症は名前のとおり，前頭葉から側頭葉にかけて血流低下がみられる。血管性認知症は，障害を受けた脳血管の支配領域に一致した部位の血流低下がみられる。

■ 統計学的画像解析法

血流の変化が大きければ視覚的評価でも十分可能であるが，軽度の認知症などではその変化が微弱であり，視覚的判断が困難な場合がある。統計的画像解析法は，正常者でつくったノーマルデータベースと，被検者の画像を比較して，ノーマルベースの標準偏差を尺度とし，ボクセルバイボクセルでt検定[*3]して比較した結果（Zスコア[*4]）をその程度に応じた色分けで表示することで，客観的に血流変化を評価する方法である。

最初に個々に異なる脳の形状をあるテンプレートへ非線形関数的[*5]に合わせこむことで脳形態の個人差をなす必要がある。わが国では解析プログラムとして，MRIやPET（positron emission tomography）で利用されるSPM（statistical parametric mapping）と3D-SSP（three dimensional

Term a la carte

*3　t検定
統計分布の1つであるt分布に従って，2つの平均に差があるか否かを調べる統計手法である。5％の有意差で調べると，2標準偏差以上の差があれば，統計的に有意な差があるといえる。

*4　Zスコア
統計学で多用されるZ変換によって得られる値。データベースの平均値と目的とするデータの差を，データベースの標準偏差（SD：standard deviation）で除することで得られる値をZスコアという。目的とするデータが比較対象のデータベースとどの程度乖離しているのかを，SDを距離尺度にして評価することができる。正規分布では2SD内に全体の96％が含まれるので，2SDより大きな場合はデータベースからはみ出している（5％有意差検定）と判断することが多い。

*5　非線形関数
統計学で任意の変数x, yについて，$f(x+y) = f(x) + f(y)$ および $f(cx) = cf(x)$ が成立する関数を線形関数といい，それ以外を非線形関数という。ある画像を上下左右に移動したり，回転させたりする関数は線形関数で示すことができるが，図形の部分的な変形は，線形関数では表せないので，非線形関数を用いる。

stereotactic surface projection）を基にした eZIS（easy z-score imaging system）やi-SSP（iodine stereotactic surface projection）が利用されている。i-SSPは^{123}I-IMP用の解析ソフトとして開発されたが，ノーマルデータベースの変更で^{99m}Tc製剤にも利用可能である。

　注意点として，正常データベースの作成が必要であり，その際，比較したい検査方法と同一の条件が必要になる。脳血流量は加齢による低下もあるため，年齢層の適合，収集条件や画像処理パラメータの一致などを厳密に行わないと結果に大きく影響する。

　図6は認知症患者の統計学的画像解析の結果である。認知症の種類によって血流低下部位のパターンがある程度分類でき，変化量の少ない部位も客観的かつ明確に表示できるため近年では多用される。

図6 統計解析画像結果（^{99m}Tc-ECD）

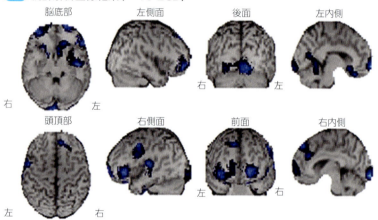

2 中枢神経受容体シンチグラフィ

■ 検査目的

　神経伝達の原理は前シナプスと後シナプス間の情報伝達によって生じている（図7）。神経伝達には後シナプスを興奮させるものと抑制させるものの2種類に大別できる。部分てんかん発作は，これら興奮系と抑制系の神経伝達の不均衡により，過剰興奮状態が起こって生じるものである。

　抑制系神経伝達を担うγ-アミノ酪酸（GABA：gamma amino butyric acid）受容体と複合体を形成している中枢性ベンゾジアゼピン受容体（BZR：benzodiazepine receptor）は興奮を抑制できないてんかん焦点部で減少していることが知られている。BZRへ結合するアンタゴニストとしてイオマゼニル（IMZ：iomazenil）を放射性医薬品として利用することで，脳内のBZRの分布を観察可能となる。つまり，てんかん発作を引き起こす焦点を検索し，治療の適用を判断するために検査を行う。しかし，病変部では集積低下になる点が画像判別上問題となる。

■ 使用する薬剤と投与方法および撮像開始時間

　^{123}I-IMZが唯一の放射性医薬品である。投与量は167 MBqを静脈投与

> **MEMO**
>
> **アンタゴニスト**
> アンタゴニスト（antagonist）は作動薬として受容体に結合する薬物であるが，結合しても薬理作用はない。しかし作動薬に対する拮抗薬または遮断薬として働く。放射性医薬品にはアンタゴニストが標識体として利用されることがある。

MEMO

シナプス

ニューロンとニューロンの接続部分をシナプスという。接触部分には150〜200Åの間隙があり、これをシナプス間隙という。さまざまな情報がシナプス前終末部に伝達され、神経伝達物質にその情報が蓄えられる。神経伝達物質はシナプス間隙に放出され、シナプス後細胞の受容体と結合し、次のニューロンへと伝達していく。情報のやり取りの際、活動電位が生じる。

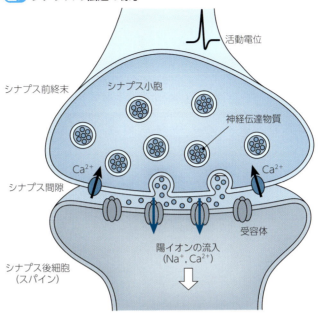

図7 シナプスの伝達の様子

MEMO

^{123}I-IMZの正式名称は、^{123}I-Iomazenilである。

する。投与後3時間でSPECT検査を実施する。投与直後のSPECT像を得る場合もあり、これは血流相に相当すると考えられており、参考画像としての意味合いである。

■ 放射性医薬品の集積

^{123}I-IMZはシナプス間隙で、シナプス小胞から放出されるベンゾジアゼピン（BZ：benzodiazepine）と競合する形でBZRに結合する。しかし、てんかん焦点部ではBZRの濃度が低下することから^{123}I-IMZの集積もほかの正常部位に比較して低集積となる。

■ 使用されるコリメータ

LEHRコリメータか低中エネルギーコリメータ〔低中エネルギー汎用型（LMEGP：low-medium energy general purpose）コリメータなど〕が用いられる。ファンビームコリメータは脳深部の感度と分解能に優れているため本検査に適している。

■ 収集エネルギー設定と前処置および収集方法

159 keV±10％の収集エネルギー設定が一般的で、前処置は特に必要ない。収集方法は脳血流SPECTと同じでよいが、低集積部位を検索するために、できれば検査時間をやや長めにしたほうがよい。

■ 画像解析と臨床例

脳SPECT画像から低集積部位を特定するのは困難な例が多い。視覚的には左右差をもって評価する方法は半定量的に左右の対称性としてカウント比を求めるasymmetric index map（AImap）を利用することもできる。

このようなわずかな低修正部位を検索する場合，統計的画像解析法が有効であるが，本検査のノーマルデータベースの作成は困難を伴う。図8はてんかん焦点を疑われる症例であるが，画像のみで視覚的判断は困難である場合が多い。

図8 てんかん焦点の臨床画像

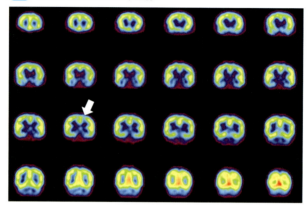

3 中枢性神経伝達シンチグラフィ

■ 検査目的
　神経伝達の原理は前シナプスと後シナプス間の情報伝達によって生じている。ドパミントランスポーター（DAT：dopamine transporter）は線条体内の黒質線条体ドパミン神経終末部に出現する受容体で，DATは神経終末部から放出される神経伝達物質のドパミンの再取り込みを行う。パーキンソン病やレビー小体型認知症は黒質線条体ドパミン神経細胞が変性する運動失調疾患で，この疾患では神経終末のDAT密度が低下していることが知られている。本検査ではDATの分布を視覚的に評価することができる。

■ 使用する薬剤と投与方法および撮像開始時間
　^{123}I-FP-CIT（イオフルパン）が唯一の放射性医薬品であり，111～185 MBq静脈投与する。投与後3～6時間後にSPECT検査を実施する。

■ 放射性医薬品の集積
　^{123}I-FP-CITは線条体（尾状核と被殻）のDATに高い親和性を有している。前シナプス全小胞からドパミンが放出され，後シナプスのDATと結合するが，^{123}I-FP-CITはDATともよく結合する（図9）。しかし，黒質線条体のドパミン神経細胞が変性する運動失調疾患であるパーキンソン病やレビー小体型認知症ではDATの密度が低下していることがわかっており，これらの疾患では線条体部の集積が低下する。

> **MEMO**
> ^{123}I-FP-CITの洋名は^{123}I-ioflupaneである。

図9 ドパミンとDATおよび123I-FP-CITの集積のイラスト

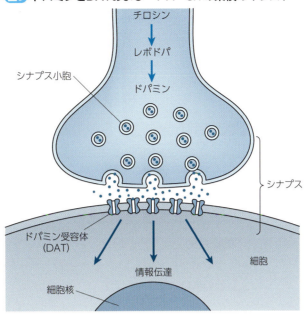

■使用されるコリメータ

　LEHRコリメータか低中エネルギーコリメータ（LMEGPコリメータなど）が用いられる。ファンビームコリメータは脳深部の感度と分解能に優れているため本検査に適している。

■収集エネルギー設定と前処置および収集方法

　159 keV±10％の収集エネルギー設定が一般的である。本製剤にはエタノールが含まれているため，アルコールに過剰反応する被検者の場合には注意を要する。また，123I-FP-CITに対し阻害作用のある医薬品（例えば中枢神経刺激薬剤など）の投与は注意が必要である。収集方法は脳血流SPECTと同じでよいが，症状としてパーキンソニズム[*6]を呈することが多いため，検査中に被検者が動く可能性が高い。従って，連続反復収集（例えば1回転3分を6回）などにより，検査中の動きを許容できる工夫が必要である。なお，線条体は脳内深部の画像化であるので，減弱補正は行ったほうがよい。

■画像解析と臨床例

　本検査の対象疾患はパーキンソン病とレビー小体型認知症である。これらの鑑別診断や治療成績の確認などに利用される。図10は正常例と線条体の集積低下例である。

Term a la carte

[*6] パーキンソニズム
（Parkinsonism）
安静時振戦，無動・寡動，筋強剛（筋固縮），姿勢反射障害の主要な4つの症状のうち2つ以上が認められる場合をいうが，そうであったとしてもそれが必ずしもパーキンソン病とは限らない。

図10 線条体の正常と異常の臨床例

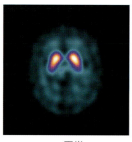
a　正常

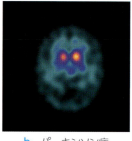
b　パーキンソン病

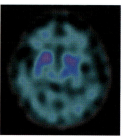
c　レビー小体型認知症

4 脳槽シンチグラフィ

■ 検査目的

正常圧水頭症や脳脊髄液減少症（低髄液圧症候群）などの診断のため，脳脊髄液の動態評価を行う。

■ 使用する薬剤と投与方法および撮像開始時間

^{111}In-DTPAを37 MBq使用する。腰椎間隙から腰部くも膜腔内に腰椎穿刺にて投与する。投与後の処置を終えたらすぐに注射漏れの確認とイニシャル画像取得のため，頭頂部から腰椎までの範囲の正面像を取集する。

■ 放射性医薬品の集積

投与された^{111}In-DTPAは次第に頭部へ移行していく。脳脊髄液の動態は，脳底部くも膜下槽まで3時間，シルビウス槽および大脳裂溝まで5時間，脳表面まで24時間を要し，48時間までにほぼ吸収される。正常圧水頭症では側脳室への逆流があり，48時間経過後も吸収されない。また，硬膜の破損による髄液の漏出がみられる場合，キレート剤[*7]であるDTPAは速やかに尿中に排泄されるので腎臓や膀胱が描出される。

■ 使用されるコリメータ

中エネルギー型（MEGP：middle energy general purpose）コリメータを用いる。

■ 収集エネルギー設定と前処置および収集方法

^{111}Inに合わせた，171 keV±10％と245 keV±10％のエネルギーウィンドウを加算して収集する。前処置として，投与前に横向きになり局部麻酔をするため，念のため検査開始1時間前からの食事はしないほうが望ましい。投与部の腰部から頭頂部までを全身収集によって広範囲に正面像を収集する。必要に応じて頭部側面像やSPECT検査を追加する場合がある。

■ 画像解析と臨床例

症例として多くみられるものとしては，外傷によって生じた頸部や腰部

MEMO

^{111}In-DTPAの正式名称は diethylene-triamine-penta-acetic acidである。

Term a la carte

*7　キレート剤
複数の配位座をもつ配位子によって金属イオンの結合（配位）のことをキレートという。キレート剤は分子の立体構造によって生じる隙間に金属をはさみ込み分離し難くするとともに，速やかに体外へ排泄される。キレートがギリシャ語で「蟹のはさみ」を意味し，金属をはさむ様から命名されたと推測される。

のくも膜腔の損傷による脳脊髄液の漏出である。頭蓋底部からの漏出では，鼻腔や耳腔からの漏出がある。前者の場合は脊髄の走行から横に飛び出すような部位がみつかることがある。同時に泌尿器系の描出があれば強く脳脊髄液の漏出が疑われる（図11）。

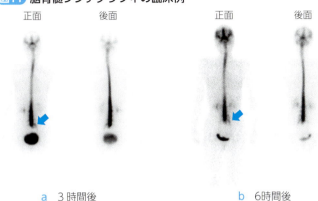

図11 脳脊髄シンチグラフィの臨床例
a　3時間後　　b　6時間後

5 脳腫瘍シンチグラフィ

■ 検査目的
X線CTやMRIでは脳腫瘍の形態的な変化を詳細に観察できるが，変化がみられない部位でも腫瘍活動が存在する場合がある。本検査は腫瘍の活動範囲を同定することができる。

■ 使用する薬剤と投与方法および撮像開始時間
^{201}Tl（塩化タリウム）を74〜111 MBq静脈投与し，投与後5分から早期像，2, 3時間後に遅延像としてSPECTの撮像を行う。

■ 放射性医薬品の集積
^{201}Tl（塩化タリウム）は水溶性物質であり，BBBを通過することができない。しかし腫瘍にはBBBが存在せず，細胞活動が盛んなので，浸透圧ポンプ[*8]によって腫瘍細胞に取り込まれる。悪性度の高い腫瘍では，取り込まれた^{201}Tl（塩化タリウム）の保持する時間が良性腫瘍などに比較して長い傾向があり，鑑別診断に役立つ。

■ 使用されるコリメータ
LEHRコリメータかLEGPコリメータが用いられる。ファンビームコリメータは脳深部の感度と分解能に優れているため本検査に適している。

■ 収集エネルギー設定と前処置および収集方法
71 keV±15％単独か，167 keV±10％を追加し加算する。前処置は特に必要ない。SPECTは脳血流SPECTと同様なプロトコルで行う。

Term a la carte

＊8　浸透圧ポンプ
細胞膜で水分が区切られているとき，濃度の違いがあれば，濃度調整のために水分が移動するように，細胞ではNa$^+$とK$^+$の濃度差を利用して物質が細胞膜を通過することができる。この差を浸透圧という。浸透圧によって動作するポンプのように，物質が移動することから，浸透圧ポンプという。

■ 画像解析と臨床例

図12は脳腫瘍の例である。SPECT単体では位置情報が乏しいので，CT画像やMRI画像とのfusion（重ね合わせ）画像を追加する。

図12 脳腫瘍シンチグラフィの臨床例

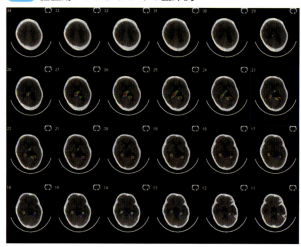

例題 ①

Q 脳血流シンチグラフィでBBBを通過後，細胞内で酵素による加水分解を受け，水溶性に変化する放射性医薬品を2つ挙げ，それぞれに対応する酵素名を答えなさい。

A 　　放射性医薬品　　　　酵素名
・^{99m}Tc-HMPAO ……グルタチオン
・^{99m}Tc-ECD …………エステラーゼ

例題 ②

Q 健常者の脳血流量[mL/100 g/分]はおよそどのくらいか答えなさい。

A およそ40〜60 mL/100 g/分

例題 ③

Q ^{99m}Tc製剤より^{123}I製剤による散乱線のほうが多い。その原因は主に何か答えなさい。

A ^{99m}Tcは141 keVの単一光子であるが，^{123}Iは複数の光子エネルギーがある。検査に利用される159 keVのほか，524 keVの光子は，ダウンスキャッタやコリメータの鉛隔壁を透過するペネトレーションを発生させ，多くの散乱線が159 keVの収集エネルギー内に混在する。

例題 ④

Q 投与前に光刺激，音刺激があると，脳のどこの血流が増加するおそれがあるか答えなさい。

A 光刺激：1次視覚野は後頭葉の後頭極周辺
音刺激：1次聴覚野は側頭葉の上側頭回，横側頭回

例題 ⑤

Q ^{99m}Tc製剤による脳血流定量法の利点と欠点は何か，それぞれ答えなさい。

A 利点：動脈採血が不要で簡便に行うことができる。
欠点：高血流領域では過小評価される。

例題 ⑥

Q 初期のアルツハイマー型認知症の血流低下部位は主にどこか，3カ所答えなさい。

A 後部帯状回，楔前部，頭頂葉皮質

例題 ⑦

Q 黒質線条体ドパミン神経細胞が変性する運動失調疾患を2つ答えなさい。

A パーキンソン病，レビー小体型認知症

2 臨床核医学検査

内分泌

1 甲状腺シンチグラフィ

■ **検査目的**

甲状腺の形態のほか，内分泌疾患，甲状腺腫瘍の診断や放射線内照射療法（内用療法）に利用される。内分泌系疾患では甲状腺機能評価として放射性医薬品の摂取率を求めることで，甲状腺機能障害の診断に利用される。内用療法として甲状腺機能亢進症のほか，甲状腺がんの遠隔転移，残存甲状腺に対するアブレーション[*1]などに利用される。

Term a la carte

*1 アブレーション
アブレーション (ablation) は，熱により焼いて除去することを意味する。内用療法では熱を放射線に置き換え，放射線による細胞死によって目的病変を除去することを意味する。アンギオグラフィにおける心臓カテーテルアブレーションは，先端に電極の付いたカテーテルを目的組織まで挿入し，50～60℃の熱で焼灼する方法をいう。

> **MEMO**
>
> ▸ **甲状腺**
> 甲状腺は頸部前面，甲状軟骨のやや下方に位置し，気管を前面から囲い込むように位置する。大きさは上下方向に3～5 cm程度の長さで，重さは15～20 g程度である。蝶が左右に羽を広げたような形状をしており，左右は峡部（厚さは3 mm程度）で繋がっている。甲状腺組織は球状の袋である甲状腺濾胞（または甲状腺小胞）が詰まっており，濾胞の壁は濾胞上皮細胞が層状に並んでいる。濾胞内はコロイド上の甲状腺ホルモン前駆体（サイログロブリン）があり，血中内のヨウ素を取り込んで，T_3（トリヨードサイロニン）およびT_4（サイロキシン）とよばれる甲状腺ホルモンを生産し，甲状腺刺激ホルモンによって放出される。3と4の数字の意味は，結合しているヨウ素の数である。

■ **使用する薬剤と投与方法**

$^{99m}TcO_4^-$（パーテクネテート）と^{123}I-NaI（ヨウ化ナトリウム）カプセルが検査薬として利用される。^{131}I-NaIも利用可能であるが，検査としては被ばくが多くなるので，治療薬として利用されている。$^{99m}TcO_4^-$は185 MBqを静注投与する。^{123}I-NaIは3.7～7.4 MBqを経口投与する。投与量は年齢や体重などから決める。

■ **撮像開始時間**

$^{99m}TcO_4^-$は静注20分後から撮像を開始する。ジェネレータがあれば外来オーダーで予約なしで簡便に検査が可能である。^{123}I-NaIでは経口投与後3時間と24時間の2回の撮像をする。

■ **放射性医薬品の集積**

^{123}I-NaIの放射性ヨウ素は，ホルモン合成の原料として甲状腺に取り込まれる。$^{99m}TcO_4^-$はイオン捕獲によって取り込まれるがホルモン合成には関与せず，1時間以降では明らかな洗い出しが始まる。

■ 使用されるコリメータ

$^{99m}TcO_4^-$ と ^{123}I-NaI には低エネルギー型〔LEHR（low energy high resolution）または LEGP（low energy general purpose）〕が使用される。^{131}I-NaI には高エネルギー型〔HEGP（high energy general purpose）など〕が使用される。

■ 収集エネルギー設定と前処置および収集方法

① 静態画像と摂取率測定

^{99m}Tc では 141 keV ± 10 % で，^{123}I では 159 keV ± 10 % で設定する。$^{99m}TcO_4^-$ では前処置は不要であるが，^{123}I-NaI では検査前にヨウ素摂取制限食*1 の徹底のほか，造影剤の利用を控える必要がある。また，甲状腺治療薬（抗甲状腺薬など）の服用も医師の指示に従って停止することがある。

収集方法は正面静態像である。被検者の撮像をする前に，甲状腺摂取率計測のため，投与量の測定が必要である。^{123}I-NaI では未使用のカプセルを基準値とするため，必ず1個保存しておく。それを図1の甲状腺・頸部ファントムのカプセル入れの穴に挿入し，被検者の撮像と同じ配置で撮像をする。

$^{99m}TcO_4^-$ では，1 mL 用の注射針に $^{99m}TcO_4^-$ を 0.2〜0.5 mL 程度取り（pre syringe），それをファントムのシリンジ筒用の穴に挿入し，同じく被検者の撮像と同じ配置で撮像をする。次いで被検者に放射性医薬品を投与し，残存放射能の測定として使用済みシリンジ（post syringe）を撮像する。

被検者を，図2のように肩の下に枕やクッションを入れ，喉が広くなるように頸部を後屈した状態で背臥位とする。

図1 ORINS型ファントムの写真

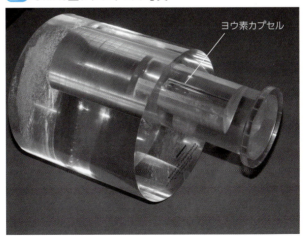

ヨウ素カプセル

> **MEMO**
>
> ヨウ素による甲状腺シンチグラフィでは，前処置としてヨウ素制限を行う必要がある。日本食は，ヨウ素を含む食品が多い。特に注意する食品は，海藻類・貝類・出汁類で，インスタント食品にも昆布エキスなどが含まれていることがある。肉類はおおむね問題はないが，内臓にはヨウ素が含まれている場合があるので控えたほうがよい。卵にもヨウ素を多く含ませたものがあるので注意する。また，薬にもヨウ素が含まれているものがあるので，投薬中の場合は医師に確認してもらう必要がある。意外なものとして，スポーツドリンクにも海藻エキスが含まれているものがある。検査前に注意が必要な食品は，インターネットで検索可能なので，参考にするとよい。

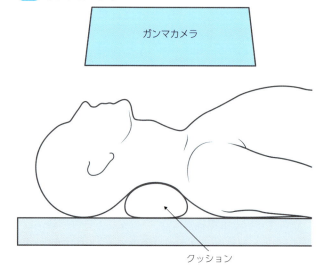

図2 ポジショニング

② 負荷試験

T₃抑制試験

　甲状腺機能亢進症（Basedow病，Plummer病）の診断や治療効果判定に利用する。通常の甲状腺摂取率測定後，T₃製剤75 μg/日を7日間服用した後，再度，甲状腺摂取率を測定する。両方の測定値を比較し，50％以上低下していれば抑制されていると判定できる。

過塩素酸カリウム放出試験

　ホルモン合成障害の診断に利用する。通常の甲状腺摂取率測定後，過塩素酸カリウムまたはチオシアン酸カリウム（ロダンカリウム）1gを服用し，1時間後に再度，甲状腺摂取率を測定する。両方の測定値を比較し，10％以上低下した場合は合成障害ありと診断できる。

■ 画像解析と臨床例

① 甲状腺摂取率測定

　検査終了後に，投与量（測定カウント）に対する甲状腺のカウントとの比で求める。この際，図3のように投与量測定および甲状腺測定のシンチグラム上でバックグラウンド（BG）を減算する。

　求められた値から，次の式を使って甲状腺摂取率（T_{uptake}）を算出する。ただし $^{99m}TcO_4^-$ を使用する場合は，投与前後の値（分母部）を減算したものを使用する。

$$T_{uptake} = \frac{T_{count} - T_{BG}}{S_{count} - S_{BG}} \times 100 \, [\%]$$

T_{uptake}：甲状腺摂取率　　T_{count}：甲状腺部測定値
T_{BG}：甲状腺周囲のバックグラウンド（正規化済）
S_{count}：シリンジまたはカプセルの測定値
S_{BG}：シリンジまたはカプセル周囲のバックグラウンド（正規化済）

図3 甲状腺部とバックグラウンドのROI

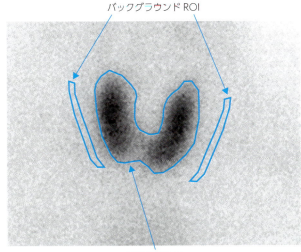

ROI：region of interest（関心領域）

② 臨床画像例

正常な甲状腺摂取率は$^{99m}TcO_4^-$で0.4〜3.0％，^{123}I-NaIの3時間値で5〜20％，24時間値で10〜40％である。しかし甲状腺機能亢進症（図4）では，甲状腺の大きさや重量が正常より大きくなることが多く，^{123}I-NaIの摂取率が60％を超える例が多い。甲状腺機能低下症である亜急性甲状腺炎（図4）や無痛性甲状腺炎では集積がほとんどない。

図4 甲状腺内分泌疾患の異常例（$^{99m}TcO_4^-$）

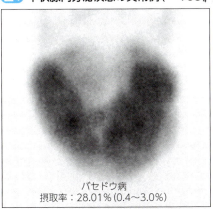

バセドウ病
摂取率：28.01％（0.4〜3.0％）

内用療法でも吸収線量の推定を行うが，その際，甲状腺重量（T_W）は重要な数値となる。シンチグラム上で，甲状腺部をROIで囲んでそのピクセル数から面積（T_S）を求め，甲状腺の右葉長径（R_{length}）と左葉長径（L_{length}）を用いて，大久保の式またはAllen-Goodwin（アレン グッドウイン）の式から推定する。わが国では大久保の式がよく利用される。

> **MEMO**
>
> ▌**甲状腺の重量推定式**
>
> 大久保の式： $T_W = \dfrac{T_S \times (R_{length} + L_{length})}{2} \times 0.26 \, [\mathrm{g}]$
>
> Allen-Goodwinの式： $T_W = \dfrac{T_S \times (R_{length} + L_{length})}{2} \times 0.323 \, [\mathrm{g}]$
>
> ▌**甲状腺機能亢進症の治療計画**
>
> 　甲状腺機能亢進症の内用治療を行う場合，期待される吸収線量の推定計算を行う。計算には投与量，甲状腺重量，ヨウ素摂取率，有効半減期が必要になる。計算式にはQuimby(クインビー)の式がよく利用される。
>
> $$吸収線量[\mathrm{Gy}] = \dfrac{135 \times 投与量[\mathrm{MBq}] \times 摂取率[\%] \times 有効半減期[日]}{3.7 \times 甲状腺重量[\mathrm{g}] \times 8 \times 100}$$
>
> 　それぞれの定数は若干変更される場合もある。投与量は病状により異なるが，多くは100～200 Gyになるように調整される。外照射治療と異なり，食事内容によって吸収線量の変動が大きくなる。治療中もヨウ素制限食を守らないと，吸収線量が少なくなる。しかし内用療法は放射性ヨウ素を1回投与するだけなので，患者にとっては負担が少ない治療法である。

2 副甲状腺シンチグラフィ

■検査目的

　原発性副甲状腺機能亢進症や，2次性副甲状腺機能亢進症の原因となる副甲状腺腺腫の検出や異所性副甲状腺の検索に利用される。また治療のため自家移植された副甲状腺の機能評価を行う。

> **MEMO**
>
> ▌**副甲状腺**
>
> 副甲状腺は甲状腺の裏側に左右2個ずつ，計4腺存在する。長さ5 mm，幅3 mm，厚さ1 mm，重量0.05～0.4 gと米粒程度の大きさである。甲状腺の上部と下部に存在することが多いが，正常の数％に異所性副甲状腺や4腺以上の個数をもつ場合もあるとされている。
> 副甲状腺は骨や腎臓に作用し，血中カルシウム濃度（正常値は約10 mg/dL）の調整を担う副甲状腺ホルモン（PTH：parathyroid hormone）を分泌する。PTHが過剰分泌されると高カルシウム血症を誘発する。

■使用する薬剤と投与方法および撮像開始時間

　2種類の方法があるが，近年では次の②の方法が主である。

① サブトラクション法

^{201}TlCl（塩化タリウム）（74 MBq）および^{99m}TcO$_4^-$（185 MBq）を使用する方法

　^{201}TlClを静注5分後に撮像し，終了後，被検者を動かさずに，続けて^{99m}TcO$_4^-$を静注し，15分後に再度撮像する。

^{201}TlCl（74 MBq）および^{123}I-NaI（3.7 MBq）を使用する方法

^{123}I-NaIを経口投与3時間後に撮像し，終了後，被検者を動かさずに，続けて^{201}TlClを静注5分後に再度撮像する。

② ^{99m}Tc-MIBI法

^{99m}Tc-MIBIを600 MBq静脈投与後，10分後に早期像を撮像する。投与後2時間で遅延像を撮像する。

■ 放射性医薬品の集積

^{123}I-NaIと^{99m}TcO$_4^-$は正常甲状腺に集積し，^{201}TlClは正常甲状腺のほか，ATPase[*2]の活性の高い副甲状腺腺腫に集積する。^{201}TlCl像から^{123}I-NaI像または^{99m}TcO$_4^-$像をサブトラクションすることで，高集積部が残る。しかし，^{201}TlClの集積が高くない場合もあり，検出能は劣り，検査中の体動による影響が強い欠点を有する。

^{99m}Tc-MIBIは1価のイオンであり，甲状腺と副甲状腺腺腫に集積する。しかし甲状腺からは早くから洗い出しが始まるのに対し，副甲状腺腺腫には集積が残る。従って早期像と遅延像を比較することで，体動をあまり気にせず病変部を集積像として画像化できる。

■ 使用されるコリメータ

低エネルギー型〔LEHR（low energy high resolution）またはLEGP（low energy general purpose）〕が使用される。

■ 収集エネルギー設定と前処置および収集方法

^{201}TlClは71 keV±15％，^{123}I-NaIは159 keV±10％，^{99m}Tc-MIBIは141 keV±10％とする。^{123}I-NaIを使用する場合はヨウ素制限食などの前処置が必要である。

収集方法はすべてにおいて甲状腺シンチグラフィと同様に，背臥位で背中にクッションを入れ，頸部が広く観察されるように後屈する体勢で正面の静態像を撮像する（図2）。収集時間は投与量に依存するが，5～15分/回で，マトリクスサイズは256×256，拡大率3，4倍で撮像する。

^{99m}Tc-MIBIによる異所性副甲状腺の検索の場合，多くは胸腺や縦隔部に存在するため，拡大率1.0倍で縦隔から頸部の静態像を撮像し，必要に応じて全身収集モードで上半身を15～20 cm/分で撮像する。

■ 画像解析と臨床例

副甲状腺腫の例として，サブトラクション法と^{99m}Tc-MIBI法の画像を図5，6に示す。

Term a la carte

*2 ATPase
アデノシン三リン酸（ATP：adenosine triphosphatase）を分解する酵素であり，分解した際に生じるエネルギーで生体内作用に寄与する。

図5 副甲状腺異常例（サブトラクション法）

a ^{201}TlCl 像

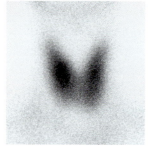
b ^{99m}TcO$_4^-$ 像

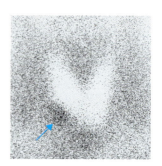
c サブトラクション

甲状腺右葉下極レベルに Tl 集積を有する結節病変がみられる（→）

図6 副甲状腺異常例（^{99m}Tc-MIBI法）

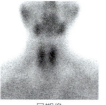
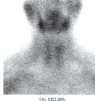

早期像　　　　後期像

a 異常所見なし

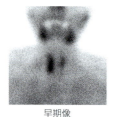
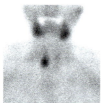

早期像　　　　後期像

b 原発性副甲状腺機能亢進症

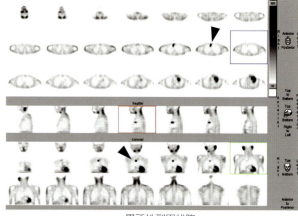

c 異所性副甲状腺

3 副腎皮質シンチグラフィ

■ 検査目的

高血圧や高カリウム血症の原因となる原発性アルドステロン症，副腎皮質刺激ホルモン過剰分泌を伴う，Cushing（クッシング）症候群といった副腎皮質に関する内分泌系疾患の診断に利用される。

> **MEMO**
>
> ▶ **副腎皮質**
>
> 副腎は両側腎臓の上極に位置し，重量は7g程度の小さな臓器である。右副腎は肝右葉後面に接し，三角形状である。左副腎は左腎の上方後面に位置し，楕円形に近い形状である。副腎は皮質と髄質とで構成され，皮質は3層からなり，副腎皮質ホルモンを合成する。3層の球状層はミネラルコルチコイド，束状層はグルココルチコイド，網状層は性ホルモンを産生・分泌をする。

■ 使用する薬剤と投与方法および撮像開始時間

^{131}I アドステロール®を18.5〜37 MBq静注にて投与する。投与後7〜9日後に撮像する。放射性医薬品は凍結保存されているので、検査前に室温に戻しておく。また、製剤内に若干のアルコールを有するので、投与時に一過性の顔面紅潮、動悸などを訴える場合や、卒倒する場合もあるので、慎重に被検者の様子をみながら投与する。

■ 放射性医薬品の集積

副腎皮質ホルモンはコレステロールを原料に合成される。^{131}I-アドステロール®は副腎皮質ホルモンの原材料として副腎皮質に集積する。集積は副腎皮質刺激ホルモン(ATCH：adrenocorticotropic hormone)と関連があるため、副腎皮質の機能と代謝を画像化することができる。また、薬剤負荷により健側の集積を抑制し、患側とのコントラストを強調することができる。

■ 使用されるコリメータ

高エネルギー型(HEGP)コリメータが利用される。

■ 収集エネルギー設定と前処置および収集方法

^{131}Iの365 keV±10％に設定する。前処置は放射性ヨウ素の甲状腺への集積を防ぐため、甲状腺ブロックを行う。副腎は後面にあるので、正面と後面像の静態画像を得る。

■ 画像解析と臨床例

正常例では副腎部に淡い集積が両側に同程度みられる。異常例では患側の集積が健側の集積より高い。図7bは左側の腺腫の例である。

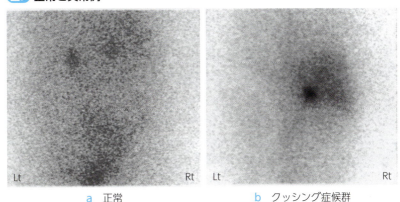

図7 正常と異常例

a 正常　　b クッシング症候群

4 副腎髄質シンチグラフィ

■ 検査目的
褐色細胞腫，神経芽細胞腫，甲状腺髄様がん，カルチノイドなどの局所診断や副腎外の悪性腫瘍の遠隔転移巣の検索に利用される。

■ 使用する薬剤と投与方法および撮像開始時間
^{131}I-MIBGを20～40 MBq静脈投与し，48時間後に撮像する。しかし，診断用薬としてのフェオ®MIBGは2015年に発売中止になっている。現在は^{123}I-MIBGが副腎髄質シンチグラフィに承認されており，投与量は111～222 MBで，静脈投与し，6時間後，24時間後および必要に応じて48時間後に撮像する。

■ 放射性医薬品の集積
^{123}I-MIBGはノルアドレナリン同様にシナプス間隙に集積するため，カテコールアミン産生腫瘍に集積し，貯蔵顆粒中に貯蔵される。褐色細胞腫や甲状腺髄様がんはカテコールアミン産生腫瘍であるため集積する。正常副腎には画像上集積はほとんどみられない。

■ 使用されるコリメータ
低エネルギー型(LEGP，LEHR)コリメータや中エネルギー型(MEGP：medium energy general purpose)コリメータが主に用いられる。

■ 収集エネルギー設定と前処置および収集方法
159 keV±10％とする。甲状腺ブロックを行うことで甲状腺の被ばく低減と，副腎以外の集積を防ぐ。副腎は後腹膜臓器なので背面を中心に前後像の静態像を撮像する。追加検査としてSPECT(single photon emission computed tomography)が行われる。また，遠隔転移巣の検索のために全身収集(10～15 cm/分)を行う。

■ 画像解析と臨床例
正常例ではほとんど集積が両側にみられない。異常例では患側の集積がバックグラウンド(BG)より若干高い。図8は左側の神経芽細胞腫(小児)の例である。

X線CT(computed tomography)やMRI(magnetic resonance imaging)の断層像との重ね合わせは非常に有効なので，過去の画像などを利用して作成するとよい。

MEMO

副腎髄質
副腎髄質は交感神経系の神経節であり，副腎皮質に包まれ，副腎の内部を構成している。チロシンを原料として，アドレナリン，ノルアドレナリンやドパミン(これらを総称してカテコールアミン*3とよぶ)を産生する。副腎髄質の大きさは副腎全体の1/4程度でしかない。

Term a la carte

*3 カテコールアミン
カテコールアミンは体内に分布しているアドレナリン受容体に作用し，交感神経興奮に似た効果を示す。つまり，アドレナリン作動薬のうち，エピネフリン，ノルエピネフリン，ドパミン，イソプレナリン，ドブタミンがカテコールアミンであり，これらアドレナリン作動薬の総称である。

MEMO

^{131}I-MIBGの正式名称は，^{131}I-metaiodo-benzylguanidineである。

図8 神経芽細胞腫

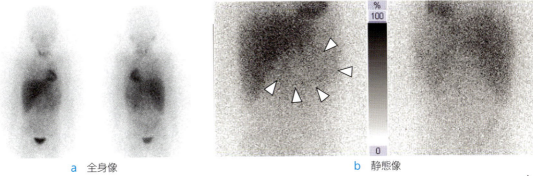

a 全身像　　　　　　　　　　　　b 静態像

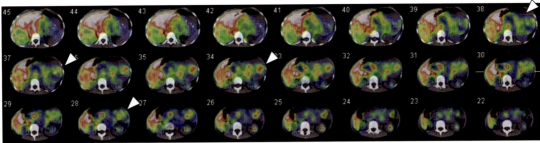

c SPECT／CT像

例題 ①

Q 甲状腺部のカウントが18,000，甲状腺部周囲のバックグラウンドが3,600，投与前の放射性医薬品のカウントが26,000，その周囲の平均バックグラウンドが5,000のとき，甲状腺の摂取率［％］はいくらか計算し，正常か異常かの判断をしなさい。ただし，それぞれのカウントは幾何学的正規化がされているものとする。

A
$$T_{uptake} = \frac{T_{count} - T_{BG}}{S_{count} - S_{BG}} \times 100 \, [\%]$$

T_{uptake}：甲状腺摂取率　　　　T_{count}：甲状腺部測定値
T_{BG}：甲状腺周囲のバックグラウンド（正規化済）
S_{count}：シリンジまたはカプセルの測定値
S_{BG}：シリンジまたはカプセル周囲のバックグラウンド（正規化済）

より

$$T_{uptake} = \frac{18000 - 3600}{26000 - 5000} \times 100 \, [\%]$$
$$= \frac{14400}{21000} \times 100 \, [\%]$$
$$= 68.6 \, [\%]$$

よって異常である。

例題②

Q 以下の食材のなかで，ヨウ素制限食はどれか，該当するものをすべて選びなさい。

ワカメサラダ，コンソメスープ，ひじきの煮物，レバーの焼き鳥，ヨード強化卵，パン，コーヒー，ところてん，インスタント味噌汁，豆腐

A ワカメサラダ，ひじきの煮物，レバーの焼き鳥，ヨード強化卵，ところてん，インスタント味噌汁

例題③

Q 次の文章で誤っている部分に下線を引き，正しく直しなさい。
「^{99m}Tc-MIBIによる副甲状腺シンチグラフィで，異所性副甲状腺の検索は頸部SPECTが有効である」

A 「^{99m}Tc-MIBIによる副甲状腺シンチグラフィで，異所性副甲状腺の検索は<u>頸部SPECT</u>が有効である」

「^{99m}Tc-MIBIによる副甲状腺シンチグラフィで，異所性副甲状腺の検索は<u>縦隔から頸部までの静態像または全身像</u>が有効である」

例題④

Q ^{131}I-アドステロールの集積機序を答えなさい。

A 副腎皮質ホルモンの原材料として副腎皮質に集積する。

例題⑤

Q 副腎髄質から発生する小児悪性腫瘍は何とよばれるか答えなさい。

A 神経芽細胞腫

3 臨床核医学検査

呼吸器

1 肺血流シンチグラフィ

■ 検査目的

肺血栓塞栓症の診断，治療効果判定，肺高血圧，右左シャント[*1]の診断に利用される。しかし，近年は多列化X線CT（computed tomography）による高速かつ詳細な造影撮像技術の向上により，肺動脈CT検査が第1選択になっている。

> **Term a la carte**
>
> **＊1 右左シャント**
> 血液の流れが，右心室から左心室，または肺循環から直接体循環へ流れる状態をいう。例えば右心室から拍出された静脈血が，シャントにより肺でガス交換されないで左心室に移行すると，二酸化炭素を多く含んだ状態で左心室から大動脈を経て全身に送り出されるため，十分な酸素を全身に送ることができなくなる。

> **MEMO**
>
> **呼吸器**：鼻腔，咽頭，喉頭，気管，気管支，肺，胸膜，縦隔，横隔膜から構成される。気管および気管支の粘膜は，線毛上皮にある線毛が上方に向かう運動を行い，咳に伴う呼気とともに塵などを外部に排出する。
> **呼吸**：肺の肺胞で，体外の酸素を取り入れ，体内で生成した（内呼吸）炭酸ガスを多少の水分とともに排出する機能（外呼吸）。1回の呼吸で約500 mLの空気が吸入される。
> **右肺の構造**：上・中・下葉の3葉からなり，さらに10区域に分かれる（図1）。
> **左肺の構造**：上・下葉の2葉からなり，さらに8区域に分かれる（図1）。
> **小循環**：全身を血液が巡り心臓に帰ることを大循環といい，それに対して，小循環は肺循環ともよばれ，静脈血を右心から肺動脈を経て肺胞壁，肺毛細血管に送り，ここでガス交換を行って得られた動脈血を，肺静脈を経て右房に戻す循環のことをいう。

■ 使用する薬剤と投与方法および撮像開始時間

^{99m}Tc-MAAが利用される。これには完成製剤とキット製剤があるが，前者は2018年に販売中止になっている。キット製剤は冷凍保管されたヒト血清製剤（アルブミン製剤[*2]）で，室温下にて解凍後，室温になるまで放置する。そこに^{99m}TcO$_4^-$（185 MBq）を加え，撹拌した後，背臥位にて静脈投与（^{99m}Tc-MAAの重力の影響を考慮し，場合によっては背臥位で半量，腹臥位で半量）される。投与から5分以降に撮像する。肺高血圧症の被検者では，血管内圧の上昇に伴い，特に下肺野の血流が減少するため，重力の影響を考慮し，座位で投与する。

> **MEMO**
>
> ^{99m}Tc-MAAの正式名称は，^{99m}Tc-macro-aggregated human serum albuminである。

> **Term a la carte**
>
> **＊2 アルブミン製剤**
> ヒトの血液から血清タンパク（アルブミン）を分離し，それを用いて作られる薬の総称である。近年では感染症の問題もあり，製造においても制約が厳しくなり，安定供給が難しい場合がある。

■ 放射性医薬品の集積

^{99m}Tc-MAAは大凝集性人血清アルブミンと訳され，^{99m}Tc-MAAの粒子径は10〜50 μmと肺毛細血管（6〜10 μm）より大きい。つまり，投与後に肺動脈にのって肺内に移動後，血流量に応じた微小肺塞栓を人工的に発生させる。塞栓された^{99m}Tc-MAAはプロテアーゼの働きによる代謝後，肝網内径細胞に貪食され排泄される。塞栓される毛細血管は0.1〜0.3％程

図1 肺の構造

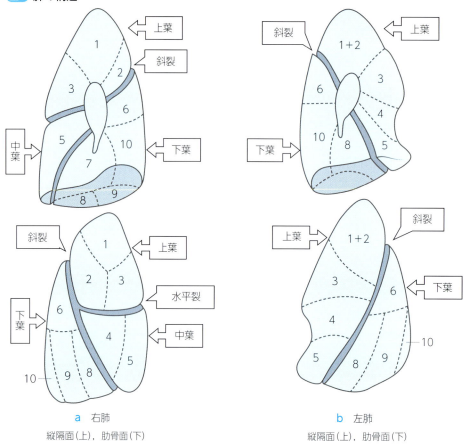

a 右肺
縦隔面(上), 肋骨面(下)

b 左肺
縦隔面(上), 肋骨面(下)

度なので, 肺梗塞様の症状はない。

■ 使用されるコリメータ

低エネルギー型〔LEHR(low energy high resolution)またはLEGP(low energy general purpose)〕コリメータを利用する。

■ 収集エネルギー設定と前処置および収集方法

141 keV±10％で, 前処置は不要である。基本的には肺部の6方向〔A-P(antero-posterior：腹背方向), P-A(postero-anterior：背腹方向), RPO(right posterior oblique：右後斜位), LPO(left posterior oblique：左後斜位), Lt-Lat(left lateral：左側面), Rt-Lat(right lateral：右側面)〕の静態画像を撮像する。2検出器であれば8方向の撮像を行う。SPECT(single photon emission computed tomography)も必要に応じて追加する(図2)。右左シャントに対する場合は全身撮像(15〜20 cm/分)を行う。

■ 画像解析と臨床例

塞栓では欠損像となる。肺血流部位の欠損は亜区域や肺葉と形態が一致することが多い。後述する肺換気シンチグラフィを併用し, 肺血流・肺換気のミスマッチを観察することもあり, V/QミスマッチやV/Q ratioなど

図2 肺血流SPECT

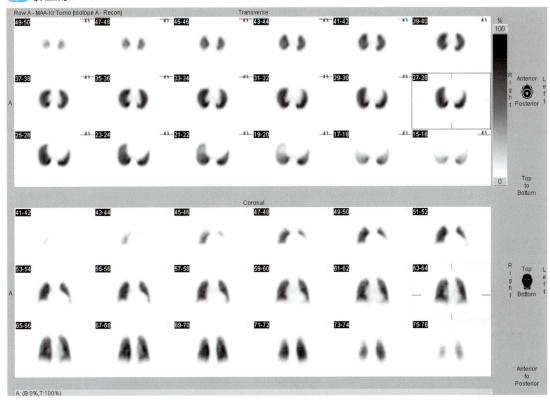

図3 肺血流の正常と肺梗塞の画像

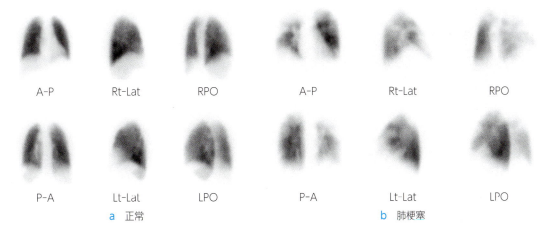

a 正常　　　　　　　　　　　　　　　b 肺梗塞

で評価する。V（ventilation）は肺換気を，Q（perfusion）は肺血流を意味する。図3は正常と肺梗塞の疾患例である。

右左シャントの場合，肺を経由しないで全身に放射性医薬品が循環するため，本来は描出されないはずの脳や肝，腎などが描出される（図4）。このとき，全身カウント（W），肺のカウント（L）をすると，シャント率（S）は次式で表される。

$$S = \frac{W-L}{W} \times 100 [\%]$$

図4 シャントの全身像

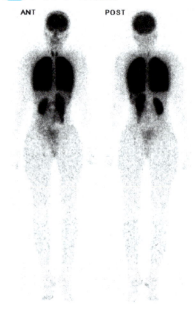

(首都大学東京 福士政広 先生のご厚意による)

2 肺換気シンチグラフィ

■ 検査目的

スパイロメータは吸気量と呼気量から肺の弾力性や気道の閉塞の程度などを調べることができ，肺換気シンチグラフィはガスの吸入による局所肺換気機能検査として利用される。

■ 使用する薬剤と投与方法および撮像開始時間

① ^{133}Xe-ガス

2016年にわが国での販売は終了している。370 MBqのカートリッジ式になっており，半減期が5.3日と長いため，呼気に対してはノーズクリップをし，^{133}Xe-ガスを完全回収できるように閉鎖回路を用いる（図5）。座位で，吸入相は1回の吸気，平衡相は連続で吸入投与する。その後洗い出し相として，空気との自由呼吸の状態でそれぞれ撮像する。

② ^{81m}Kr-ガス

親核種が^{81}Rb，娘核種が^{81m}Krの放射平衡が成立する関係から，ジェネレータを用いる。ジェネレータに酸素ボンベ（^{81m}Krを溶出するため加湿する）を接続し，O_2を流速1.0〜3.0 L/分に設定し，ミルキングによって生成される^{81m}KrをO_2とともに送り込む。^{81m}Krの半減期は13秒と短いが，呼気を開放すると上半身のバックグラウンド（BG）が増加するので，酸素マスクに^{81m}Krを吸入でき，かつ呼気は排気口のほうにホースなどで導くようにする（図6）。ジェネレータは185 MBqを使用し，座位で連続吸入しながら撮像する。

> **MEMO**
> **Xeコントロールシステム**
> ^{133}Xeが検査室に拡散しないよう，ガスの供給と回収を並行して行う専用の装置。

図5 Xe閉鎖回路検査

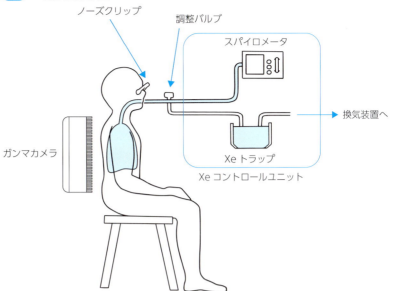

図6 クリプトン検査

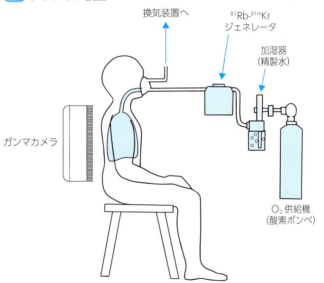

■ 放射性医薬品の集積

不活性ガスを呼吸により吸引するため，吸引中は口腔から気管，気管支，肺胞まで管腔を満たす。吸引を停止すれば呼気によって速やかに肺外に洗い出される。

■ 使用されるコリメータ

① ^{133}**Xe-ガス**

LEGPまたはLEHRを利用する。

② ^{81m}**Kr-ガス**

中エネルギー汎用型（MEGP：medium energy general purpose）を利用

する。

■収集エネルギー設定と前処置および収集方法

① ^{133}Xe-ガス

81 keV±10％とし，前処置は不要である。座位にて後面（2検出器では前面も）から，吸入相・平衡相・洗い出し動態像または静態像にて撮像する。

② ^{81m}Kr-ガス

190 keV±10％とし，前処置は不要である。座位にて，肺血流同様に6方向の静態像を撮像する。2検出器であれば8方向の撮像を行う。^{99m}Tc-MAAによる2核種同時収集も行うことがある。被検者の呼吸状態が検査上問題なければ，肺血流・肺換気2核種同時収集の静態像のほかSPECTも可能である（図7）。

図7 2核種同時収集による肺血流・換気シンチグラフィの解析例

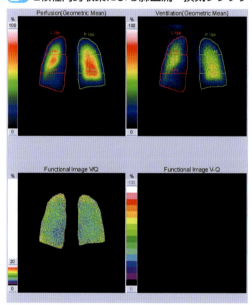

※perfusion：肺血流，ventilation：肺換気，functional image：機能画像
肺血流および肺換気の分布比は肺の上部・中部・下部で異なり，左右ではそれぞれ同等になるので，左右を大まかに3分割し，各割合を左右で評価する

■画像解析と臨床例

肺換気シンチグラフィと肺血流シンチグラフィの同方向の画像は似ているが，前者には気管が鮮明に写っているので，容易に区別できる。気管支閉塞などがあれば欠損像として描出される。図9は肺血流と肺換気の2核種同時収集した静態像である。位置ずれのない画像を収集できる。図10は肺換気SPECT像である。

> **MEMO**
>
> ^{99m}Tcと^{81m}Krの光子エネルギーはそれぞれ141 keV，190 keVであるので，位置ずれが生じない2核種同時収集が可能である。肺血流をQ（perfusion），換気をV（ventilation）とすると，肺機能画像（functional image）として，換気血流比（V/Q）と換気血流差（V-Q）を画像として表示することが可能である（図10）。V/Qが高ければ，換気に比べて血流が低いことを示す。画像では両検査のカウントが異なるので，幾何学的平均値（geometric mean）を用いて補正する。両検査で差がなければV-Qはほぼゼロとなる。

図8 肺換気画像

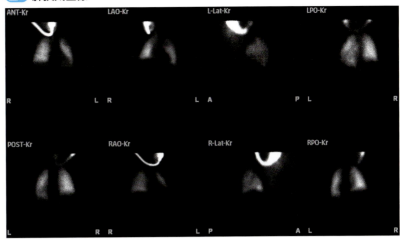

図9 肺血流換気2核種同時収集の静態像

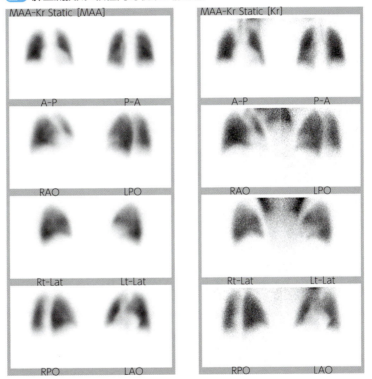

RAO：right anterior oblique：右前斜位，LAO：left anterior oblique：左前斜位

図10 肺換気SPECT

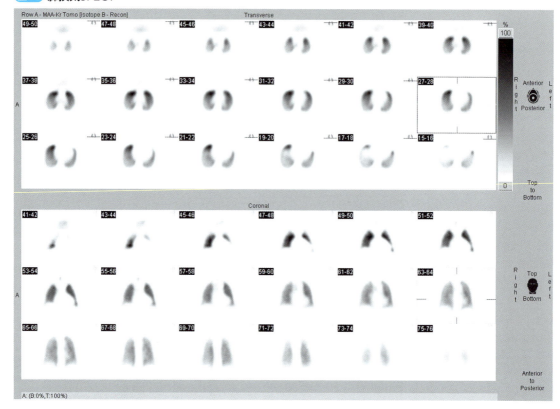

MEMO

^{99m}Tc-DTPA, ^{99m}Tc-HSA の正式名称は,それぞれ^{99m}Tc-diethylenetriamine pentaacetic acid, ^{99m}Tc-human serum albmin である。^{99m}Tc-フィチン酸の洋名は^{99m}Tc-phytate である。

Term a la carte

＊3 ネブライザ,エアロゾル
液状の薬剤を霧状にする簡易装置。ネブライザにより生成された霧をエアロゾルという。エアロゾルの粒子径が1～3μm程度で気管支末梢まで届く。

3 肺吸入シンチグラフィ

■ 検査目的

　気管支,肺胞系の機能評価に有効で,肺内換気の分布,気道の開通性,気道上皮の粘液線毛浄化機能や肺上皮透過性などの評価が可能である。

■ 使用する薬剤と投与方法および撮像開始時間

① エアロゾル肺吸入シンチグラフィ

　^{99m}Tc-DTPA を37 MBq作成し,ネブライザ＊3を用いてエアロゾルとして吸収させる。前処置としては検査をスムーズに行うための準備をする必要がある。放射性医薬品としては,^{99m}Tc-フィチン酸や^{99m}Tc-HSA なども利用可能であるが,^{99m}Tc-HSAはヒト血清アルブミンが入手困難であることから販売中止になっている。撮像は吸入直後から行う。

② テクネガス吸入シンチグラフィ

　^{99m}TcO$_4^-$ 370～740 MBqをテクネガス発生装置に入れ,超微粒子になった^{99m}TcO$_4^-$を吸入する。吸入後できるだけ早めに撮像を開始する。

■ 前処置

　検査をスムーズに行うため,あらかじめ呼吸方法の練習をする。吸入直後,口腔内に残ったRI(radiosotope:放射性同位元素)を洗い流すため,

水などを100～200 mL飲用してもらう。

■ 使用されるコリメータ

LEGPコリメータまたはLEHRコリメータを使用する。

■ 収集エネルギー設定および収集方法

141 keV±10％で6方向の静態像を撮像する。2検出器であれば8方向の撮像を行う。SPECTも行うことが可能である。さらに必要に応じて，吸入直後から動態像を得ることで，エアロゾルでは気道粘膜線毛機能，テクネガスで肺上皮透過性を評価できる。

> **MEMO**
> 2検出器型装置で検出器を対向する位置に配置すると，1回の撮像で2方向（前面と後面など）の撮像が可能である。4回の撮像では6方向（A-P，P-A，RPO，LPO，Lt-Lat，Rt-Lat）のほか，RAO，LAOの2方向が追加され，8方向の画像を得る。

例題①

Q ^{99m}Tc-MAAの粒子径は肺毛細血管のおよそ何倍か答えなさい。

A およそ1～8倍

例題②

Q 肺梗塞でV/Qミスマッチが生じた際，どちらが欠損像となることが多いか答えなさい。

A 肺血流に欠損が生じることが多い。肺動脈は血栓により塞栓されるが，気管には影響がないことがほとんどである。

例題③

Q ^{81}Rb-^{81m}Krジェネレータで，酸素と通す際に加湿しないとどうなるか，その理由と合わせて答えなさい。

A クリプトンがジェネレータから出てこない。
理由：クリプトンは水分に溶け込んで溶出されるため，酸素（空気）だけを送っても溶出されない。

4 臨床核医学検査
循環器

1 心筋血流シンチグラフィ

■ 検査目的
心筋（左心筋）の血流分布の画像評価により，虚血性心疾患の診断，心筋バイアビリティの評価，治療効果判定および心筋壁機能評価を行う。

■ 使用する薬剤と投与量
心筋血流SPECT（single photon emission computed tomography）が行われるが以下の3種類が利用される。
① ^{201}TlCl（塩化タリウム）：74～148 MBq
② ^{99m}Tc-TF：600～1,000 MBq
③ ^{99m}Tc-MIBI：600～1,000 MBq

■ 負荷検査
心筋血流シンチグラフィでは運動負荷と薬剤負荷の2種類があるが，近年では薬剤負荷のほうが多く施行されている。運動負荷にはエルゴメータ[*1]とトレッドミル[*2]があり，薬剤負荷では保険診療が可能なアデノシン（adenosine）[*3]と，核医学検査目的としては保険適用外のジピリダモール[*4]やドブタミン[*5]が利用される。

> **MEMO**
> ^{201}TlCl，^{99m}Tc-TF，^{99m}Tc-MIBIの正式名称は，それぞれ^{201}Tl-chloride，^{99m}Tc-tetrofosmin，^{99m}Tc-methoxy isobutyl isonitrileである。

Term a la carte

＊1 エルゴメータ
エアロバイクともいい，自転車型のスポーツ器具である。ペダルの重さで負荷が調整でき，心電図と負荷量とがリンクして記録に残るようになっている。検査台に寝たままペダルをこぐことができるモデルもある。

＊2 トレッドミル
ランニングマシンのようにベルトの上を歩いたり走ったりできる器具で，傾斜角度によって負荷を調整できる。心電図と負荷量とがリンクして記録に残るようになっている。

＊3 アデノシン負荷用静注液
核医学心筋負荷用薬剤として保険収載されている唯一の薬剤である。負荷の効果が投与中のみなので，負荷のコントロールがしやすい。ただし，気管支喘息の被検者には禁忌となる。

＊4 ジピリダモール
血栓形成を阻害する医薬品であるが，短期高用量投与では血管拡張薬として作用するため，薬剤負荷剤として利用される。アデノシンは投与を中断すれば効能は即座に消失するが，ジピリダモールは中断後もしばらく効能が残る欠点がある。

＊5 ドブタミン
心不全や心停止の治療に用いられるアドレナリン作動薬の1種であり，急性循環不全における心収縮力増強を起こす。検査用としては超音波検査用の負荷薬として利用される。

4 循環器

負荷検査は冠動脈の狭窄部位とその程度，特に労作性心疾患[*6]の発作誘発のために利用される．安静時では多少の狭窄があっても十分な血流が冠動脈にもたらされていれば心筋SPECT画像上は正常になる．負荷をかけると正常血管は拡張するが，狭窄部はあまり拡張しないため，血流量に差が生じ，発作がなくとも血流差を画像から判断することができる（図1）．

Term a la carte

＊6　労作性心疾患
安静時では症状がないが，心臓に負荷がかかったとき（運動時）に症状を呈する心臓疾患の総称．

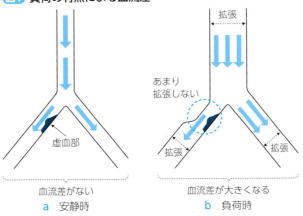

図1 負荷の有無による血流差
a 安静時　血流差がない
b 負荷時　血流差が大きくなる

運動負荷を行いたいが足が悪く十分な負荷をかけられない場合は，運動負荷と薬剤負荷を併用する場合もある．

■ 放射性医薬品の集積

① ^{201}TlCl

^{201}TlCl（ⅢA族）は1価の陽イオンでカリウム（1A族）と類似した挙動を示すため，Na^+-K^+-ATPaseによる能動輸送により心筋細胞に取り込まれる．安静時の心筋細胞への取り込みは投与量の4，5％程度で，初回循環摂取率は約85％である．取り込まれた^{201}TlClは時間とともに細胞外へ放出される．これを洗い出し（washout）といい，正常細胞と比較すると虚血部位の細胞では洗い出しが遅くなる．負荷時の画像は，安静時の画像と比べると正常部位と虚血部位とで^{201}TlClの集積量に差があるが，時間とともに洗い出される．狭窄部位では洗い出しが低下するので，一定時間経過後の遅延像では，正常部位と虚血部位の心筋内集積量に差がなくなる．これを再分布という（図2）．また図3のように，負荷時の低下部位（9〜12時の範囲）が，遅延像で再分布がどのように変化するかで，病態を推定できる．

② ^{99m}Tc-TF，^{99m}Tc-MIBI

^{99m}Tc製剤は^{201}TlClにみられた洗い出しがほとんどないため，再分布現象もほとんど生じない．そのため安静時と負荷時のプロトコルを1日で行う場合，別々にRI（radioisotope：放射性同位元素）を投与しなければならないうえ，投与の仕方にも注意が必要となる．^{99m}Tc製剤は受動拡散によって細胞膜を通過し，心筋細胞に取り込まれる．安静時の心筋細胞への取り

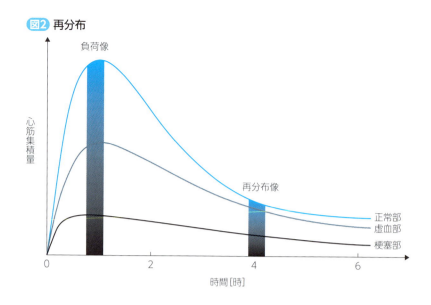

図2 再分布

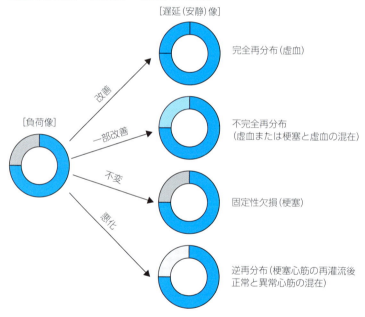

図3 負荷像から遅延像への再分布の変化

込みは投与量の1, 2％程度で，初回循環摂取率は^{99m}Tc-TFで約60％，^{99m}Tc-MIBIで約70％である。細胞内に取り込まれた^{99m}Tc製剤はミトコンドリアの膜電位によって細胞内に留まる。投与した状態の画像をしばらく保持できるのでフリーズイメージともよばれる。例えば急性心筋梗塞で救急搬送された患者に対して，心臓カテーテル治療を行う前に^{99m}Tc製剤を投与し，治療終了後に撮像しても，その画像は治療前の画像として観察することができる。治療後に改めて^{99m}Tc製剤を投与すれば，原理的には治療前後の評価が可能となる。

使用されるコリメータ

低エネルギー用〔LEHR（low energy high resolution）またはLEGP（low energy general purpose）〕コリメータが一般的であるが，心臓SPECT専用のファンビームコリメータなどが利用される。

前処置

^{201}TlClの場合は検査前は絶食とする。^{99m}Tc製剤では特に必要ない。しかし，負荷検査を行う場合，特に薬剤負荷ではカフェインの影響を受けるので，コーヒーやお茶など，カフェインの多い飲料は検査前4時間以上控える。検査の前に走ったりすることも結果に影響する場合があるので，来院時に走ったりしないように被検者には注意してもらう。

収集エネルギー設定と収集方法

① ^{201}TlCl

^{201}Tlは135および167 keVのγ線のほか，水銀（^{201}Hg）由来の71 keV，80 keVの特性X線を放出するが，71 keV±15～20％をメインウィンドウにして収集することが多い。心筋血流SPECTでは安静時のみの検査の有用性はあまり高くなく，運動負荷像と安静像（遅延像）の順番で，検査は1日で行うことが多い。再分布をみないで遅延像を優先する場合は，追加静注（37 MBq）する。図4は^{201}TlClの検査プロトコルである。

SPECTの前に，静態像正面を撮像し，心筋の集積状況のほか，縦隔内，肺野内に異常集積がないことを確認する。SPECTは負荷時でも安静時でも同じ収集条件で行う。静態像はマトリクスサイズ256×256以上で5分程度の撮像を行う。主流である2検出器型SPECT装置によるSPECT撮像で

図4 ^{201}TlClの検査プロトコル例

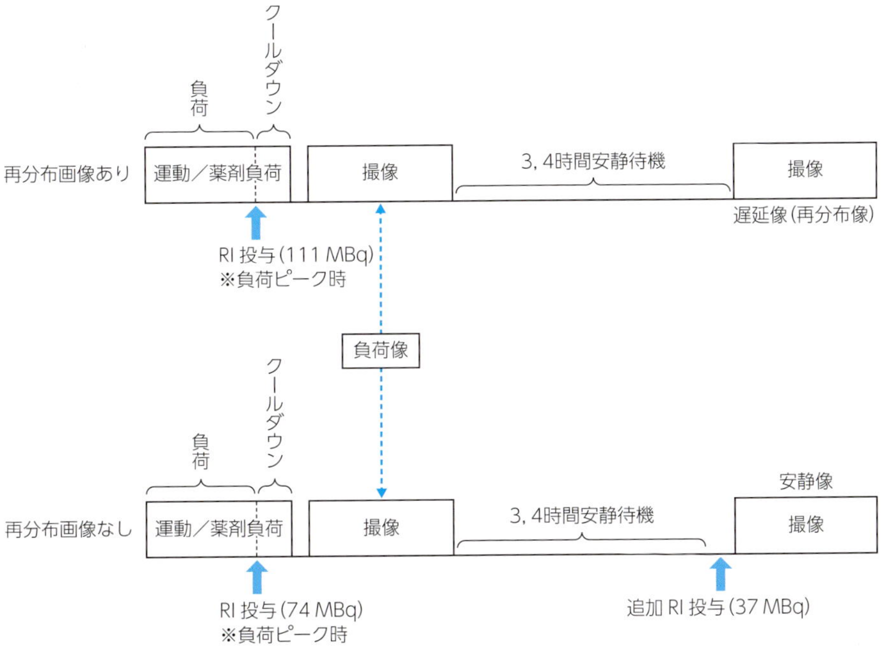

は，被検者の両腕挙上の状態で，マトリクスサイズ128×128，4～6°/step，20～40 s/stepとする。収集範囲は右前斜位（RAO：right anterior oblique）から左後斜位（LPO：left posterior oblique）までの180°収集を行う。後述する心電図同期心筋SPECTも可能であるが，その際は収集時間を1.5倍くらい長くし，R-R間隔を16～24分割にして撮像する。3検出器型SPECT装置の場合は360°収集を行う。

MEMO

R-R間隔

心電図の波は，P，Q，R，S，T，Uで1周期を形成し，この間に収縮から拡張，そして拡張から収縮を繰り返す。R波の直前で心臓は最大拡張し，R波から収縮が始まる。R波の信号強度が最も大きいので，R-R間隔は心拍数の計算に用いられる。SPECTではR-R間隔を1周期としてデータ収集と心電図を同期させることで，動態を観察できるデータが得られる。

MEMO

心筋SPECTの収集範囲

360°収集と180°収集のうち，心筋SPECTは後者を利用することが多い。心臓は通常左前に位置する臓器であり，反対側である右後では光子の減弱のため情報量が乏しくコントラスト低下の原因になるため，180°分のデータで再構成するほうがコントラストの高い画像を得ることができる。検査時間を短くできることも利点である。しかし，画像は360°収集に比較して収集方向にひずみが生じる。図5は円状線源を360°と180°で収集した画像である。臨床画像ではそのひずみがわかりにくいが，物理的には生じていることを理解しておく。

図5 360°収集と180°収集による画像のひずみ

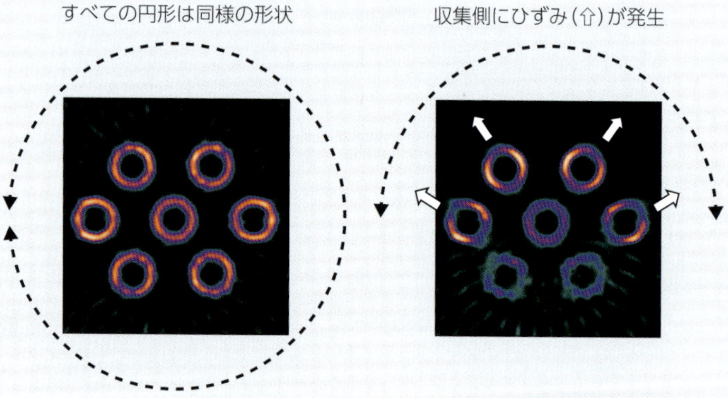

すべての円形は同様の形状　　　　収集側にひずみ（⇧）が発生

a　360°収集　　　　　　　　　b　180°収集

② ^{99m}Tc製剤

^{99m}Tc製剤は141 keV±10％とする。負荷像と安静像の両方を得ることが多い。^{99m}Tc製剤は，両方の検査を行う場合1日法と2日法がある。再分布がないことと，半減期が6時間であることを考慮すれば2日法が理想的であるが，検査スケジュールの関係で通常は1日法で行う。図6のように安静を先にするか負荷を先にするかで若干プロトコルが異なる。

1回目のRI投与量と2回目の投与量では，2回目の投与量を2，3倍とする。^{99m}Tc製剤は心筋細胞に取り込まれた後長らく貯留するため，2，3時間後ではまだ最初のRIの集積による影響がみられる。それを打ち消すためには，できれば3倍のRIを投与する。主流である2検出器型SPECT装置によるSPECT撮像では，被検者の両腕挙上の状態で，マトリクスサイズ128×128，4～6°/step，15～30 s/stepとする。収集範囲はRAOからLPOまでの180°収集を行う。^{99m}Tc製剤では積極的に心電図同期心筋SPECTを行う。R-R間隔を16～24分割にして撮像する。3検出器型装置の場合は360°収集を行う。

図6 ⁹⁹ᵐTc製剤の検査プロトコル例

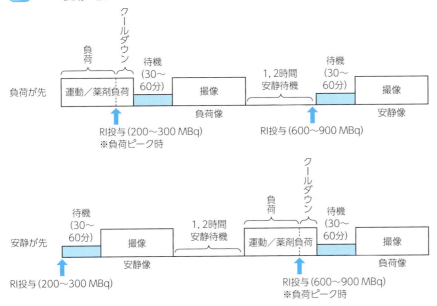

■ 心筋の各断面

心臓の断面は体軸断面ではなく，心筋左心室の中心軸を基準にして図7のように画像再構成する。

図7 心筋の各断面

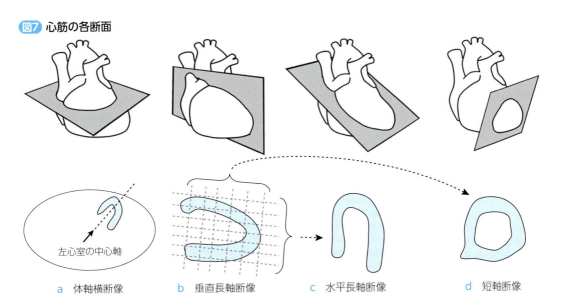

a 体軸横断像　　b 垂直長軸断像　　c 水平長軸断像　　d 短軸断像

　最初に体軸方向で心筋部の横断像を得ると，左心室が広く描出される面があるので，左心室の中心を通る軸を主軸（中心軸）にして，それぞれ90°の断層面を作成する。

■ 画像解析

　²⁰¹TlClでは洗い出し率（WR：washout rate）を次の式で求める。40％以下では虚血性心疾患を疑う。C_{EX}とC_{RST}はそれぞれ，負荷時と安静時の心筋カウントである。

$$WR = \frac{C_{EX} - C_{RST}}{C_{EX}} \times 100 [\%]$$

　心筋短軸像を用いて，心尖部から心基部まで重ね合わせるように2次元表示したものを極座標表示といい，bull's eye mapやpolar mapなどともよぶ（図8）。分割方法はいくつかあるが，代表的なものは17分割で番号が振られている。その番号に対応するように，冠動脈の支配領域が決められている。

図8 極座標表示と冠動脈支配領域

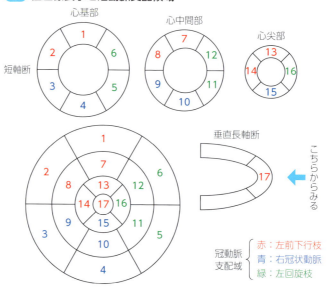

　心筋短軸像を用いた別の解析方法にcircumferential curveがある。短軸像の各スライスの中心（左心室中心）から放射状に5°ごとに直線を引き，その直線状の最高カウントを決め，横軸に角度，縦軸に最高カウントに対する%uptake値をとって曲線で描いたものである（図9）。各スライスごとに曲線を描くのでスライス分のカーブがあり，全体的な傾向としてどの角度のあたりで相対的に値が下がっているかが判断しやすい。

図9 circumferential curve

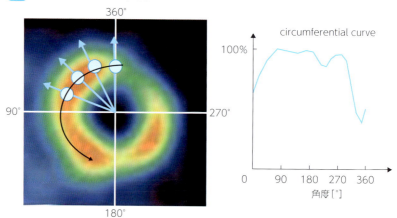

SPECTデータ収集を心電図と同期させる検査を心電図同期SPECTという。図10のように心電図のR波とR波の間を心拍の1周期として，この間を16～32分割（多くは16または24分割）に分け，それぞれの位相ごとに投影データを収集する方法で，quantitative gated SPECT（QGS）法が最も広く利用される。R波の直前で心筋は拡張末期を迎え，T波を超えたあたりで収縮末期となり，拡張を開始するというサイクルを繰り返す。この方法により心筋SPECT像を拡張末期と収縮末期の断面像を観察できるほか，断面のまま動画で心筋壁の動きを観察できるうえ，心筋を3次元表示にして動画で観察することもできる（図11）。

図10 心電図

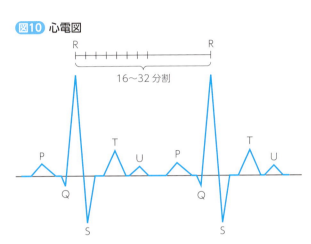

図11 QGSの解析結果

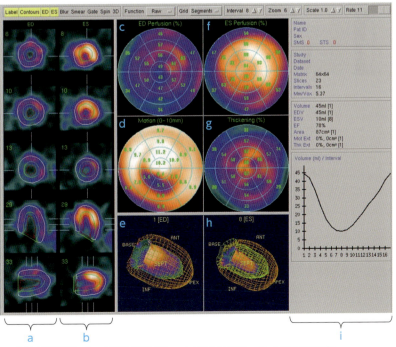

a：拡張末期断層像，b：収縮末期断層像，c：拡張期極座標，d：心筋壁移動距離，
e：拡張期3D，f：収縮期極座標，g：心筋壁厚変化比，h：収縮期3D，i：左心室機能解析結果

3次元画像を利用して，左心室の容積を位相ごとに求め，拡張末期左心室容積（EDV：end of diastole volume）と収縮末期左心室容積（ESV：end of systole volume）から，次の式で左心室駆出率（LVEF：left ventricular ejection fraction）を求める。正常値は60％以上である。LVEFは超音波検査やMRI検査でも算出可能であるが，それぞれに利点と欠点がある。また，LVEFが正常でも疾患を有する場合があるので，数値だけにとらわれずに，画像やほかのデータを合わせて総合的に判断する。

$$LVEF = \frac{EDV - ESV}{EDV} \times 100 [\%]$$

■ 臨床例

　図12に^{99m}Tc-TFを用いた，負荷心筋血流および安静時心筋血流SPECT（1日法）の画像を示す。短軸断像（a），垂直長軸像（b），水平長軸断像（c）で，それぞれの上段が負荷像，下段が安静像である。負荷・安静ともに顕著な集積低下部位はみられない。図13は同一被検者の極座標表示（拡張末期と収縮末期）とQGS解析の結果である。血流分布は正常範囲と思われ，LVEFは両方とも60％以上で正常範囲内である。若干壁運動の差がみられるが，心基部側なので，画像再構成による影響の可能性もある。

図12 ^{99m}Tc製剤による負荷心筋血流SPECTの断層像（異常所見なし）

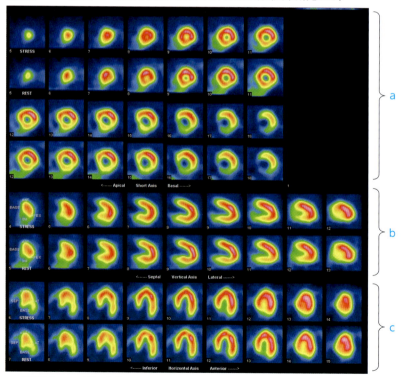

a：短軸断像。1，3段：負荷，2，4段：遅延（安静）。心尖部→心基部
b：垂直長軸断像。上段：負荷，下段：遅延（安静）。中隔→側壁
c：水平長軸断像。上段：負荷，下段：遅延（安静）。下壁→前壁

図13 ⁹⁹ᵐTc製剤による負荷心筋血流SPECTのQGS結果（異常所見なし）

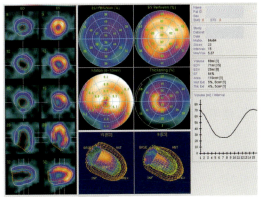

a　負荷像

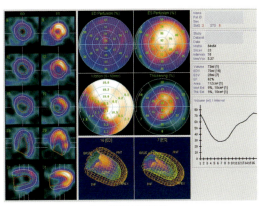

b　遅延（安静）像

2 心筋脂肪酸シンチグラフィ

■ 検査目的

心筋はエネルギー源として脂肪酸代謝と糖代謝を利用している。本検査は脂肪酸代謝の画像化により虚血心筋のバイアビリティを評価するために利用する。

■ 使用する薬剤と投与量

^{123}I-BMIPP：111 MBq

■ 放射性医薬品の集積

脂肪酸のβ酸化には酸素が必要であるため，虚血心筋では脂肪酸代謝が酸素不足で低下している可能性がある。そこで，脂肪酸と同様の挙動を示す^{123}I-BMIPPを用いる。^{123}I-BMIPPは血流とともに心筋に到達し，脂肪酸と同様に心筋細胞内に取り込まれ，脂肪プールに蓄積し，さらにミトコンドリア内に取り込まれる。その後にβ酸化を受ける。しかし脂肪酸と異なるため，その反応は比較的緩徐であり，^{123}Iが心筋細胞内に検査に十分な時間留まっている。^{123}I-BMIPPはヨードフェニル酢酸まで分解され，細胞外に排出される。

> **MEMO**
> ^{123}I-BMIPPの正式名称は，β-methyl-iodophenyl-pentadecanoic-acidである。

脂肪酸代謝には酸素が必要であるが，そのためには十分な血流も必要である。そのため，脂肪酸代謝と血流評価は同時に行うほうがよい。例えば，強い虚血があっても脂肪酸代謝がある程度行われていることがある。強い虚血部では，その先に血液を送るため側副血行路(collateral)[*7]を形成して血液を迂回させることがあり，脂肪酸代謝が保たれる場合もある。

■ 使用されるコリメータ

LEHRコリメータまたはLEGPコリメータが一般的であるが，心臓SPECT専用のファンビームコリメータのほか，^{123}I専用の低中エネルギー用（LMEGP：low medium energy general purpose）コリメータが利用される。

■ 前処置

空腹状態とする必要があるため，検査前は禁食とする。

■ 収集エネルギー設定および収集方法

^{123}Iの159 keV±10％がメインウィンドウになる。^{123}I-BMIPPのみの検査の場合，投与15分後（早期像）と3，4時間後（遅延像）の2回撮像する。それぞれの撮像で，最初に胸郭正面の静態像を撮像する。これは^{123}I-BMIPPの集積分布確認である。マトリクスサイズを256×256以上，収集時間を5分とする。続いてSPECTを行う。被検者の両腕挙上の状態で，マトリクスサイズ128×128，4～6°/step，15～30 s/stepとする。収集範囲はRAOからLPOまでの180°収集を行う。3検出器型SPECT装置では360°収集が行われる。

また血流と脂肪酸代謝の関係の評価，かつ^{123}Iと^{201}Tlの光子エネルギーの違いから，2核種同時収集が行える。^{201}Tlの光子エネルギーを71 keV±15～20％とし，^{123}Iの光子エネルギーを159 keV±10％とする。このとき，^{201}Tlの収集エネルギー内には^{123}Iからの散乱線が，^{123}Iの収集エネルギー内には^{201}Tlのγ線とその散乱線が混在し，両者のクロストーク[*8]が問題となるため，両者の散乱線補正を行う。2核種同時収集のSPECTは基本的に単核種の方法と同じであり，エネルギー設定を複数設定すればよい。

■ 画像解析と臨床例

図14に2核種同時収集による静態画像，図15に心筋血流・脂肪酸SPECT画像を示す。図15は，上からそれぞれ，短軸断像（a），水平長軸断像（b），垂直長軸断像（c）で，それぞれの上段が^{201}TlClによる心筋血流SPECT像で，下段が^{123}I-BMIPPによる脂肪酸代謝SPECT像である。矢印（↑）の部分（後壁）は血流の低下部位と一致して，より低下した脂肪酸代謝がみられるが，矢頭（△）の部分（中隔部）は血流の低下より脂肪酸代謝は保たれているため，側副血行路で脂肪酸代謝に必要な酸素は送られていると推測できる。つまり後壁部分は血流が少ないバイアビリティも低いと判断でき，中隔部分の血流は少ないが，バイアビリティはある程度保たれていると予測できる。図16はそれぞれの極座標表示である。

Term a la carte

＊7　側副血行路

ある血管が狭くなり虚血を生じると，狭窄部手前の血管（上流という）から細かな血管が生じ，狭窄部先の血管（下流という）を繋ぐ。その血管のことを側副血行路という。側副血行路は毛細血管が網目のように広がっているため，元の血管と同じように血液を送れないが，バイアビリティを保つ程度の血液を送ることができる。

Term a la carte

＊8　クロストーク（crosstalk）

ある核種Aの散乱線や収集エネルギー内に，ほかの核種Bの収集エネルギーやAの光子エネルギーが混在することをいう。これを補正する方法に，散乱線補正法があり，複数の収集エネルギーを設定し，そのデータをもとに散乱線を推定し，収集エネルギーウィンドウ内から減算するMEW (multi energy windows)法が利用される。

図14 2核種同時収集による心筋血流・脂肪酸静態画像

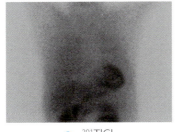
a ²⁰¹TlCl

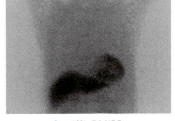
b ¹²³I-BMIPP

図15 2核種同時収集による心筋血流・脂肪酸SPECT画像

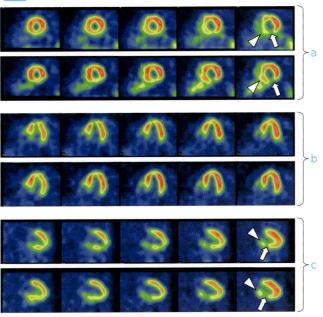

a 短軸断像。上段：血流画像，下段：脂肪酸代謝画像
b 水平長軸断像。上段：血流画像，下段：脂肪酸代謝画像
c 垂直長軸断像。上段：血流画像，下段：脂肪酸代謝画像

図16 2核種同時収集による極座標表示

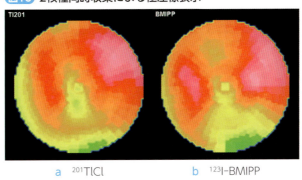

a ²⁰¹TlCl　　b ¹²³I-BMIPP

脂肪酸の代謝が下壁部で低下しているが，血流は脂肪酸代謝ほど低くない。血流があっても下壁部のエネルギー代謝の低下が疑われる

3 心筋交感神経シンチグラフィ

■ 検査目的
虚血性心疾患の除神経領域の定量と画像化，Parkinson病やLewy小体型認知症などの鑑別診断に利用される。

■ 使用する薬剤と投与量
^{123}I-MIBG：111 MBq

> **MEMO**
> ^{123}I-MIBGの正式名称は，meta-iodo-benzyl-guanidineである。

■ 放射性医薬品の集積
^{123}I-MIBGは神経伝達物質であるノルエピネフリン（NE：norepinephrine）の類似構造であり，神経末端部でNEと挙動を同様にする。^{123}I-MIBGは投与後，NE輸送タンパクによって神経末端に取り込まれる。これをuptake-1とよび，NEは顆粒小胞に蓄積される（図17）。

図17 MIBGの交感神経末端部での動態

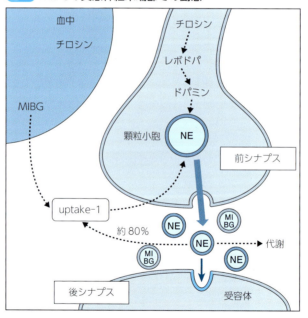

その後交感神経の興奮によりNEとともに神経終末に放出され，約80％はuptake-1により再度取り込まれる。つまり，^{123}I-MIBGは神経終末にNEとともに存在することになる。投与量に対する心筋への集積は約1％と低い。

正常心筋では^{123}I-MIBGの集積が認められるが，障害心筋や交感神経機能低下では集積低下や無集積となる。また，パーキンソン病やレビー小体型認知症の鑑別にも利用される。

■ 使用されるコリメータ
LEHRコリメータまたはLEGPコリメータが一般的であるが，心臓

SPECT専用のファンビームコリメータのほか，^{123}I専用のLMEGPコリメータや中エネルギー用MEGP（medium energy general purpose）コリメータが利用される。

■ 前処置

検査前食の中止と，カフェインを多く含む飲料を検査前6時間は摂取しない。また交感神経に直接作用する薬剤（三環系抗うつ剤など）は医師と相談のうえで中断する。

■ 収集エネルギー設定および収集方法

^{123}I-MIBGの159 keV±10％がメインウィンドウになる。投与後15分の早期像と，投与後3，4時間の遅延像を撮像する。最初に胸郭部正面の静態像を撮像する（図18）。続いてSPECTの撮像を行う。

図18 ^{123}I-MIBGによる胸郭部正面の静態像

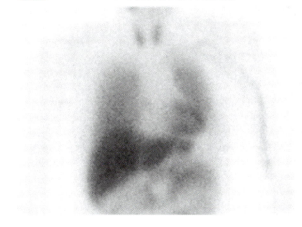

被検者の両腕挙上の状態で，マトリクスサイズ128×128，4～6°/step，15～30 s/stepとする。収集範囲はRAOからLPOまでの180°収集を行う。3検出器型装置では360°収集が行われる。同じプロトコルで早期像と遅延像を撮像する。

■ 画像解析と臨床例

静態像を用いた画像解析として洗い出し率（WR：washout rate）を求める。図19のように，早期像および遅延像で，心臓（楕円形）と縦隔部（四角）の関心領域（ROI：region of interest）を設定する。それぞれのカウントをピクセル数で規格化した値（平均値）について，心臓部の値をH，縦隔部をMとすると，次の計算式でWRとH/M比を計算する。なお，図19では肺野のROIも用いているが，これは一般的ではないので説明は割愛する。

$$WR = \frac{早期像(H-M) - 後期像(H-M)}{早期像(H-M)} \times 100[\%]$$

$$H/M = \frac{M}{H}$$

図19 ^{123}I-MIBGの静態像とWR測定のためのROI設定例

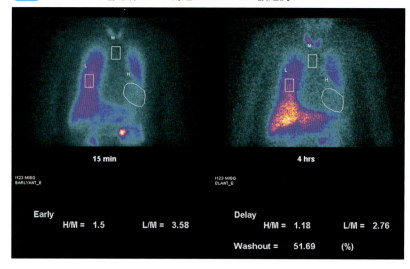

　また，より簡便な指標として，HとMの比をとったH/M比（ratio）がある。正常では心筋部の集積を観察できるが，心不全症例ではH/M比が低くなる。パーキンソン病やレビー小体型認知症では，自律神経障害により早期像のH/M比が低く，WRも早いため遅延像のH/M比はより低くなる。視覚的には心臓の集積がなく，抜けたような症例も多い。正常値は装置の構成によることが多く，コリメータの種類も変化する。おおよその正常値は，WRで10～25％程度，H/M比は2.0～2.8程度と見込まれる。異常例ではWRは高値を，H/M比は低値を示す。図19の症例では心臓部の集積がみられず，WRは51.7％と高値で，H/M比は1.5および1.18と低値である。

　^{123}I-MIBGは集積率が低く，肺野にも集積がみられ，さらに肝臓の集積が高いため，SPECT像では画像再構成による心筋軸をみつけることも困難な症例が多い。SPECT像は視覚的に判断する。

4 心筋梗塞シンチグラフィ

■ 検査目的

急性期心筋梗塞の梗塞部位確認に利用される。

■ 使用する薬剤と投与量

^{99m}Tc-PYP（ピロリン酸）：740 MBq

■ 放射性医薬品の集積

^{99m}Tc-PYPは骨のハイドロキシアパタイトに化学的に集積する。急性期心筋梗塞が疑われるが心電図所見や血液検査などではっきりしない場合，^{99m}Tc-PYPが心筋部に集積していれば心筋梗塞と判断できる。心筋梗塞のうち，急性期では梗塞細胞内のミトコンドリアにカルシウム（Ca^{2+}）がハイドロキシアパタイトの形で沈着する。そこに親和性のある^{99m}Tc-PYPが集積する。急性期とは発症から1，2週間までで，特に発症2，3日でCa^{2+}

MEMO
^{99m}Tc-PYPの正式名称は，^{99m}Tc-pyrophosphateである。

の量がピークとなるので，この時期に検査をすると検出率が上がる。

■ 使用されるコリメータ

LEHRコリメータまたはLEGPコリメータが一般的であるが，心臓SPECT専用のファンビームコリメータなどが利用される。

■ 前処置

特になし。

■ 収集エネルギー設定および収集方法

^{99m}Tcの141 keV±10％がメインウィンドウになる。しかし本検査だけでは位置情報の欠落，血流との関係性などが不明になるため，^{201}TlClとの2核種同時収集を行う。^{201}TlClは71 keV±15〜20％のメインウィンドウに設定する。胸郭部正面の静態像を撮像し，心臓部に^{99m}Tc-PYPの集積があるか確認する。静態撮像は，マトリクスサイズを256×256以上，収集時間を5分とする。続いて2核種同時収集でSPECTを行う。被検者の両腕挙上の状態で，マトリクスサイズ128×128，4〜6°/step，20〜30 s/stepとする。収集範囲はRAOからLPOまでの180°収集を行う。3検出器型装置では360°収集が行われる。

■ 画像解析と臨床例

急性期心筋梗塞の疑いがある症例について，図20は2核種同時収集による静態像である。心筋部に高集積部位が観察される。なお，左上腕の集積は外傷によるものである。2次元画像では判断がつかないので，2核種同時SPECTを実施した画像を図21に示す。

図20 2核種同時収集による静態像

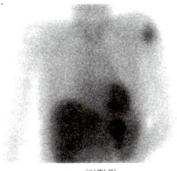 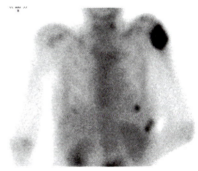

a　^{201}TlCl　　　　　　　　b　^{99m}Tc-PYP

短軸像では心尖部に重なった集積に見えるが，水平長軸断像から，心筋外の肋骨の集積であることが確認された。^{99m}Tc-PYPの心筋部集積は観察されなかった。

図21 2核種同時SPECT

水平長軸断像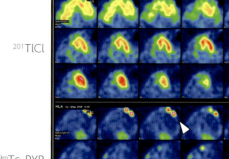

短軸断像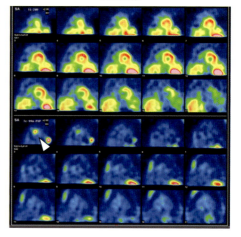

201TlCl

99mTc-PYP

5 心プールシンチグラフィ

■ 検査目的
核医学検査のなかではかなり古くから行われている。血管に均等に分布する放射性医薬品を用いて，心室内血液プール像による心機能評価に利用する。

■ 使用する薬剤と投与量
^{99m}Tc-HSA：740 MBq，または^{99m}Tc-HSA-D：740 MBq

■ 放射性医薬品の集積
これらの放射性医薬品は特定の臓器に特異的に集積することはなく，人血清タンパクに^{99m}Tcがラベルされているだけなので，血中に均等に分布する。つまり，血液の量に応じた分布と等しい。

■ 使用されるコリメータ
LEHRコリメータまたはLEGPコリメータが利用される。

■ 前処置
特に必要なし。

■ 収集エネルギー設定および収集方法
^{99m}Tcの141 keV±10％がメインウィンドウになる。収集方法は大きく3つに分けられる。実際の検査ではすべてを行うべきなので，本書では一連の流れとして説明する。

① ファースト・パス法
被検者を背臥位にし，視野をRAO30°にポジショニングする。右肘静脈

> **MEMO**
> ^{99m}Tc-HSA，^{99m}Tc-HSA-Dの正式名称は，それぞれ^{99m}Tc-human serum albumin，^{99m}Tc-human serum albumin-DTPAである。

にルートを確保し，エクステンションチューブは太めのものを使用する。また，フラッシュ用に生理食塩水を20 mLシリンジに入れ，三方活栓に固定する。放射性医薬品をエクステンションチューブ内に入れ，一気に生理食塩水でフラッシュする。フラッシュと同時に動態収集を30〜50 ms/フレームで30秒間撮像する（図22）。

図22 ファースト・パスによる動態撮像

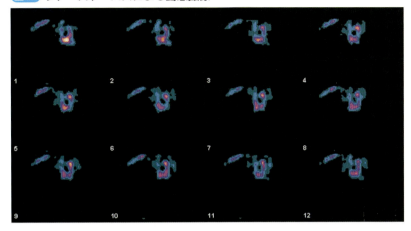

② 心電図同期マルチゲート法（平衡時法）

ファースト・パス法終了後，数分で放射性医薬品は全身に均等に分布する。右心室と左心室が分離できる角度をモニターで確認しながら視野を決定する。最も分離する角度はLAO40°となる。図23は視野がLAO30°，LAO45°のときの心電図同期マルチゲート法の画像である。この場合ではLAO30°で右心室と左心室を分離できている。

心電図同期とし，マトリクスサイズを64×64，R-R間隔を20〜30分割とし，300〜500心拍のデータを得る。

③ 心電図同期SPECT

心電図同期心筋血流SPECTと同様の設定で，R-R間隔を16〜24分割にして撮像する。被検者の両腕挙上の状態で，マトリクスサイズ128×128，4〜6°/step，15〜30 s/stepとする。収集範囲はRAOからLPOまでの180°収集を行う。3検出器型装置の場合は360°収集を行う。解析はquantitative blood pool SPECT（QBS）法[*9]が利用される。

■ 画像解析と臨床例

ファースト・パス法ではRIが心臓を通過するまでの流れを動態撮像するが，その時間放射能曲線における右心室と左心室のカウント変化からEFを算出できる。位相解析をすることで，流速の解析が行える（図24）。

心電図同期マルチゲート法でも右心室と左心室のカウント変化からEFを算出できる。収集角度を変化させることで，壁運動をさまざまな角度で観察できる（図25）。

心電図同期SPECTによる解析は，心電図同期マルチゲート法よりも詳

Term a la carte

*9 QBS
心電図同期にてSPECTを行うと，右心室および左心室の心室位相ごとの3D画像を作成できる。これにより左心室だけではなく，右心室のEFが心電図同期マルチゲート法より精度よく定量できる。

図23 心電図同期マルチゲート法の視野角度の違い

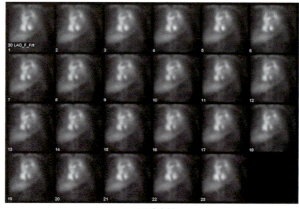

a　LAO30°

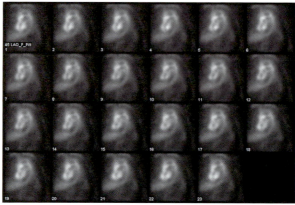

b　LAO45°

細に，3D画像で解析できる利点が大きい．また，解析はほとんど自動で行えるため，前述の方法よりも再現性が高く，精度が高い方法である．

図24 ファースト・パス法による左心室機能解析例

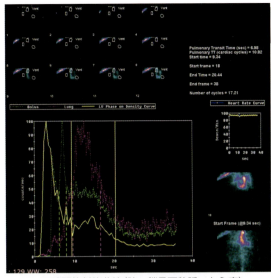

a　時間放射能曲線（肺・鎖骨下静脈・左心室）

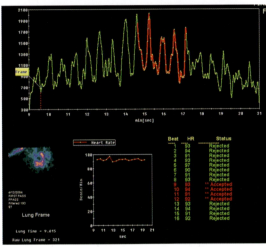

b　時間放射能曲線（左心室）

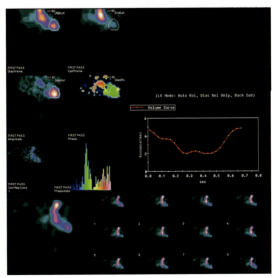

c　左心室の機能解析

図25 心電図同期マルチゲート法による解析結果例(LAO30°)

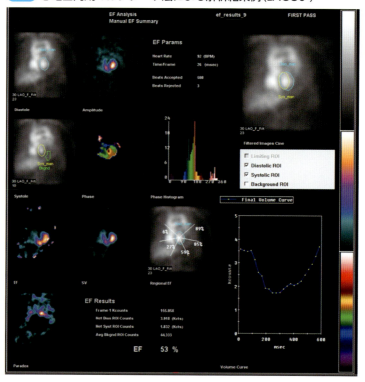

6 下肢静脈シンチグラフィ

■ 検査目的

　下肢静脈血栓により肺梗塞を引き起こすことがある。本検査は表在および深部下肢静脈から肺までの血流像から，下肢静脈の形態と血栓の有無を確認する。近年ではX線CT（computed tomography）による検査が主流となり，本検査はあまり行われなくなったが，造影剤のアレルギーの心配がないという利点がある。

■ 使用する薬剤と投与量

　^{99m}Tc-MAA：185 MBq×4

■ 放射性医薬品の集積

　^{99m}Tc-MAAを足背から投与すると，下肢静脈から腹部大動脈で合流し，右心室・肺動脈・肺を経て肺内毛細血管でトラップされる。投与時に足首を駆血することで，^{99m}Tc-MAAは深部下肢静脈に流入する。駆血をはずせばそのまま表在静脈に流入する。シャントが存在すると脳や肝臓の描出がみられることがある。

■ 使用されるコリメータ

　LEHRコリメータまたはLEGPコリメータが利用される。

> **MEMO**
> ^{99m}Tc-MAAの正式名称は，^{99m}Tc-macro-aggregated albuminである。

■ 前処置

特に必要なし。

■ 収集エネルギー設定および収集方法

^{99m}Tcの141 keV±10％がメインウィンドウになる。足背から頭部までの全身収集を3回行う。収集方法は寝台速度を20〜30 cm/分とやや速めでよい。185 MBqの^{99m}Tc-MAAを50 mLのシリンジに生理食塩水とともに入れよく攪拌し，シリンジポンプにセットする。両足背にルートキープを行い，シリンジポンプを接続する。ガンマカメラを足背部にセットし，被検者の足首を駆血する。流速と流量を5〜10 mL/分，40 mLにて^{99m}Tc-MAAを投与し，同時に全身撮像を頭部まで行う。次に駆血をはずし，同じ方法で足背から頭部まで全身収集する。最後に生理食塩水50 mLを投与し，^{99m}Tc-MAAを洗い流した画像を撮像する。

■ 画像解析と臨床例

被検者の多くは肺梗塞の主訴や下肢静脈の血行不良による浮腫などで検

図26 下肢静脈シンチグラフィ

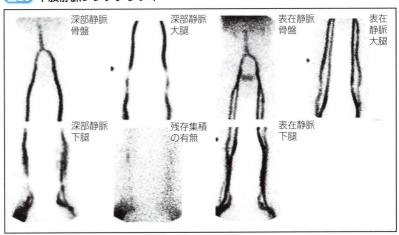

a 異常所見なし

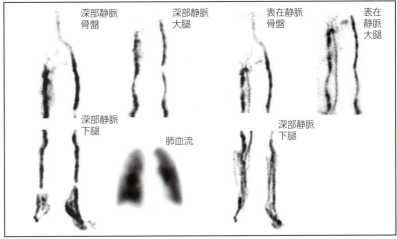

b 深部静脈血栓症

査を受けることが多い（図26）。

　下肢の静脈弁に血栓ができやすく，特に下肢静脈の血行不良があると，よりそのリスクは増す。ロングフライト症候群（エコノミークラス症候群）では，長時間同じ姿勢を取り続けると血栓が生じ，それが剥がれると血流によって移動，肺でトラップされ肺梗塞を引き起こす。下肢静脈シンチグラフィで血管走行の確認を行うことで，血栓部の予測が可能であり，最後に生理食塩水で洗い流すと，^{99m}Tc-MAAと血栓が結合している部分がhotspot像として確認できることがある。

例題 ①

Q ^{201}TlClと^{99m}Tc製剤の心筋細胞への集積機序は何か答えなさい。

A ^{201}TlCl：^{201}Tl（ⅢA族）は1価の陽イオンでカリウム（1A族）と類似した挙動を示すため，Na$^+$-K$^+$-ATPaseによる能動輸送により心筋細胞に取り込まれる。安静時の心筋細胞への取り込みは投与量の4，5％程度で，初回循環摂取率は約85％である。取り込まれた^{201}Tlは時間とともに細胞外へ放出される。
^{99m}Tc製剤：^{99m}Tc製剤は受動拡散によって細胞膜を通過し，心筋細胞に取り込まれる。細胞内に取り込まれた^{99m}Tc製剤はミトコンドリアの膜電位によって細胞内に留まる。

例題 ②

Q 心尖部の集積低下は次のうちどの冠動脈が主原因となるか答えなさい。
1. 右冠動脈
2. 左冠動脈
3. 左前下行枝
4. 左回旋枝
5. 対角枝

A 3
図8を参照。

例題 ③

Q 負荷により症状が発症する心筋症を何というか。

A 労作性心疾患

例題 ④

Q 心電図同期SPECTで，EDVが150 mL，ESVが30 mLのとき，駆出率(EF)はいくらになるか計算しなさい。

A $EF = \dfrac{EDV - ESV}{EDV} \times 100 \, [\%]$　より，

$EF = \dfrac{150 - 30}{150} \times 100$

　　$= 80 \, [\%]$

例題 ⑤

Q 心筋のエネルギー代謝には2通りあるが，それぞれを答えなさい。

A 脂肪酸代謝，糖代謝

例題 ⑥

Q 心筋血流の低下部への^{123}I-BMIPPの集積はほとんど正常であった。その理由を答えなさい。

A 側副血行路によって脂肪酸代謝に十分な酸素の供給は保たれているため。

例題 ⑦

Q 急性期心筋梗塞SPECTの施行時期は発作からどのくらいまでが適切か答えなさい。

A 2，3日から1，2週間まで

例題 ⑧

Q 下肢静脈血栓ができやすい場所はどこか答えなさい。

A 下肢の静脈弁

5 臨床核医学検査

消化器

Term a la carte

＊1　細網内皮系細胞
異物などを貪食することで，生体防御に関与している細胞の総称である。肝内のクッパー細胞，脾洞内皮や脾索の細網細胞，リンパ洞の細網細胞や内皮細胞，骨髄の毛細血管内皮細胞，単球，組織球，肺胞の塵埃細胞，脳の小膠細胞などがある。

MEMO

人の肝臓は，体重の約1/50ほどで，腹腔内右上部を占め，右肋骨内にほとんどが収まる。肝鎌状間膜，肝円索，静脈管索によって右葉，左葉，方形葉，尾状葉とに分けられ，上部は横隔膜に接する。Couinaudの分類によると，肝臓はS1からS8の区域に分けられる。機能は多種にわたり，代謝，排泄，解毒，体液の恒常性維持，消化など，500種類以上といわれ，人工臓器として置き換えることは非常に難しい。組織としては，肝細胞，網内系細胞（クッパー細胞），肝内皮細胞などからなり，肝細胞では胆汁が分泌され，肝管，肝内胆管を通り，胆嚢に一時貯留し，総胆管を経てファーター乳頭から十二指腸へと排泄される。主な血管として，下行大動脈から分岐した腹腔動脈の枝である総肝動脈が固有肝動脈となり，右肝動脈と左肝動脈へと分かれて肝内へ入る。消化管からの静脈血は門脈に集まり，肝臓内で処理される。そのため，大腸がんなどの消化管がんは肝臓に転移しやすい。

1 肝シンチグラフィ

■ 検査目的

肝シンチグラフィは，肝コロイドシンチグラフィや肝脾シンチグラフィともいい，肝脾疾患の診断に利用される。細網内皮系細胞[＊1]である肝臓のKupffer細胞の貪食能から肝機能との相関もみられるが，主目的としては肝脾の形態画像評価である。

■ 使用する薬剤と投与方法および撮像開始時間

^{99m}Tc-スズコロイドもしくは，血中カルシウムイオン（Ca^{2+}）と反応してコロイドになる^{99m}Tc-フィチン酸を111～185 MBq静注する。動態収集の場合は投与と同時に行う。静態収集またはSPECT（single photon emission computed tomography）の場合は投与後15～20分後から開始する。

■ 放射性医薬品の集積

コロイド上の物質は細網内皮系細胞の貪食能によって取り込まれる。細網内皮系細胞は肝や脾，骨髄のほかにも存在するが，^{99m}Tc-スズコロイドなどが取り込まれ，画像上で認識できるのは肝脾と骨髄である。肝集積においては，肝実質の15％程度を占めるクッパー細胞に取り込まれ，肝に約85％，脾に約10％，骨髄に数％が取り込まれ，数時間にわたって保持される。

■ 使用されるコリメータ

低エネルギー型〔LEGP（low energy general purpose）またはLEHR（low energy high resolution）〕コリメータを使用する。

■ 収集エネルギー設定と前処置および収集方法

141 keV±10％に設定する。前処置は特に必要ない。当初は静態像を4方向〔A-P（antero posterior：腹背方向），P-A（postero anterior：背腹方向），Lt-lat（left lateral：左側面），Rt-lat（right lateral：右側面）〕と斜位像〔RAO（right anterior oblique：右前斜位），LAO（left anterior oblique：左前斜位）〕を追加するプロトコルであったが，現在ではSPECTの追加は必要である。SPECTは，マトリクスサイズを128×128，収集時間を15～20 s/step，64～90 stepの360°の近接軌道で行う。また，後述する肝受容体シンチグラフィのように，最初に動態収集を行うことで定量解析が可能である。その場合は，マトリクスサイズを128×128とし，動脈相として3 s/フレーム×20フレーム，その後続いて15 s/フレーム×76フレームとし，合計20分間の動態収集を行う場合もある。

■ 画像解析と臨床例

　肝脾の形態像を把握する。また，正常肝に比べて，機能低下した肝や，がんなどの異常細胞では，集積低下や陰性像を呈する。従って，急性肝機能障害や慢性肝機能障害による集積低下像，肝腫瘍などの占拠性病変（SOL：space occupying lesion）の陰性像をみる。機能低下した肝の集積低下に伴いしばしば脾の集積増加がみられる。さらに，副脾などの検索に利用される。また，肝機能と集積の関係性から簡易的な定量解析が可能である。図1は正常の肝コロイドシンチグラムである。正常像では主に肝の集積がみられる。機能低下例では肝の集積低下に伴い，脾や脊椎（骨髄）の集積のほか，取り込み低下により，血液プール像も観察される。

> **MEMO**
> 99mTc-スズコロイド，99mTc-フィチン酸の洋名は，それぞれ99mTc-stannous colloid，99mTc-phytate である。

図1 正常の肝コロイドシンチグラム

a A-P

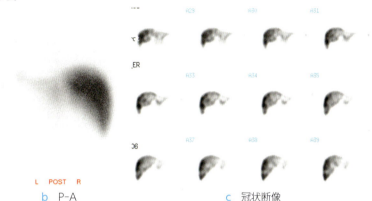
b P-A　　　c 冠状断像

> **Term a la carte**
>
> **＊2　副脾**
> 脾臓の奇形や，外傷（軽度の脾破裂）や脾摘の際，細胞が腹腔内に残存し，副脾に成長する場合がある。通常は無症状かつ無害であるが，まれに急性腹症や，副脾の破裂により出血性ショックを起こすことがある。

　図2は副脾＊2の症例である。SPECTとCT（computed tomography）画像との重ね合わせにより，機能をもった副脾の位置を同定することができる。

図2 副脾の症例（SPECT／CT画像）

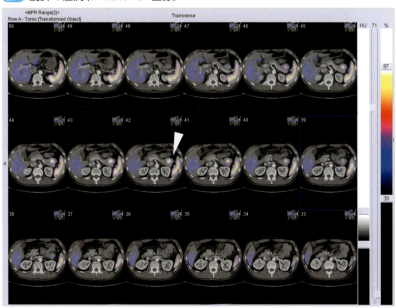

2 肝受容体シンチグラフィ

■ 検査目的

哺乳動物の正常肝細胞表面には，アシアロ糖タンパク受容体（ASGP-R：asialoglycoprotein receptor）が存在し，ガラクトースを認識・結合し肝細胞内に取り込む。しかし，機能低下した肝細胞では，低下の程度に応じてASGP-Rの量も低下し，異常細胞では存在しないことがわかっている。このことを利用し，肝の形態のほか，肝機能を定量的に評価することを目的としている。

■ 使用する薬剤と投与方法および撮像開始時間

^{99m}Tc-GSAが使用されるが，ヒト血清を原料にしており，原料の入手が困難であるため，現在は出荷が不安定になっている。投与量は185 MBqを静脈投与する。肝機能の定量評価には動態収集が必須であり，心臓と肝臓が視野に入る位置で，投与直後から動態収集を行う。次いでSPECTを行うことがある。応用例として，SPECT後に全身収集を行ったり，通常の動態収集の代わりに動態SPECT（dynamic SPECT）を行ったりする施設もある。

> **MEMO**
> ^{99m}Tc-GSAの正式名称は，^{99m}Tc-galactosyl human serum albuminである。

■ 放射性医薬品の集積

^{99m}Tc-GSAは正確には糖タンパクではなく，合成糖タンパクとして認識されるような構造をしている。従って，糖タンパクとして認識されて肝細胞内に取り込まれた後，リソソームで分解されようとするが，糖タンパクではないため取り込まれたまましばらく維持される。糖タンパクは肝細胞にとって「好物」のようなもので，正常肝細胞にはよく取り込まれる。しかし肝細胞の機能の程度に依存して集積に差があり，がん細胞などの異常細胞では受容体自体がほとんど存在しない。コロイド系の放射性医薬品はクッパー細胞に取り込まれるのに対し，^{99m}Tc-GSAは肝細胞に取り込まれるため，肝機能とより高い相関があるとされる。

■ 使用されるコリメータ

LEGPコリメータまたはLEHRコリメータを使用する。

■ 収集エネルギー設定と前処置および収集方法

141 keV±10％に設定する。前処置として検査前6時間，水以外は絶食する。動態収集が主であり，マトリクスサイズを128×128とし，動脈相として2，3 s/フレームで2分間，その後続いて15 s/フレームで合計20分間の収集を行う。SPECTはマトリクスサイズを128×128，収集時間を15～20 s/step，ステップ数を64～90 stepで，360°の近接軌道で収集する。全身収集は全身と肝臓のカウント比を得ることが目的なので，30 cm/分で頭頂部から足先まで収集する。動態SPECTではマトリクスサイズを64×64とし，15～30 s/回転で，連続回転収集または反復連続回転収集を，

投与と同時に開始する。定量解析方法によっては，投与量が必要になるので，投与前後のシリンジをそれぞれガンマカメラで収集しておくことも必要である。

■ 画像解析と臨床例

肝機能を定量評価することが目的であるため，動態収集像から肝臓部と心臓部の関心領域（ROI：region of interest）から時間放射能曲線（TAC：time activity curve）の作成を行う。図3は動態収集によるROIとTACである。投与直後から，心臓（血液プール）部の放射能は時間とともに低下し，肝臓部の集積は増加し，10分過ぎくらいからプラトーに近付く。TACで，心臓部の3分と15分時のカウントをそれぞれH_3, H_{15}とする。また，肝臓部の3〜4分と15〜16分時のカウントをそれぞれ$L_{3〜4}$, $L_{15〜16}$とし，さらに投与前のシリンジのカウントをS_1，投与後のそれをS_2とする。

これらのカウント値を使うと次の式から肝機能の指標となる定量値を算出できる。

図3 ^{99m}Tc-GSAのROIとTAC

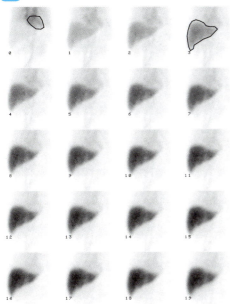
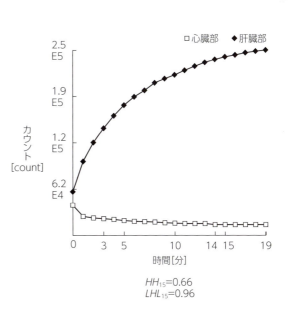

HH_{15}=0.66
LHL_{15}=0.96

$$HH_{15} = \frac{H_{15}}{H_3}$$

$$LHL_{15} = \frac{L_{15}}{(H_{15} + L_{15})}$$

$$LU_3 = \frac{LU_{3-4}}{(S_1 - S_2)}$$

$$LU_3 = \frac{LU_{15-16}}{(S_1 - S_2)}$$

　正常人におけるHH_{15}は0.5〜0.6以下でLHL_{15}は0.91〜0.95以上であり，簡易的ではあるが肝機能との相関が高く最も広く利用される。肝機能が悪いと，HH_{15}は増加し，LHL_{15}は低下する。LU_3およびLU_{15}は心臓のROI（術者間差がある）を必要としないという利点がある。

　図4は正常な肝機能例と肝機能障害例のシンチグラムである。図4bは肝機能が悪いため肝臓の集積が低く，心臓部の集積が高い。図5は肝がんの症例であるが，病変部（S7，S8領域）は欠損像を呈する。SPECTにより，肝機能容量を算出することも可能であり，外科的切除をする際の参考値になる。

　全身像から肝機能定量指標とする全身/肝 比を示す指標も算出可能である。全身のカウントと肝臓部のカウントの比で，単純ではあるが肝機能との相関は高い（図6）。生体肝移植の機能評価にも副作用がなく，安全かつ定量値を得ることができるので有用である。

図4　正常例，肝機能障害例

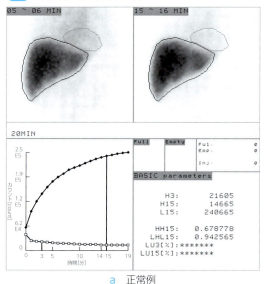
a　正常例

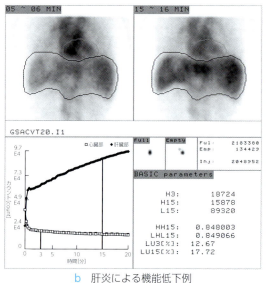
b　肝炎による機能低下例

正常例のHH_{15}は0.68，LHL_{15}は0.94であるのに対し，機能低下例ではHH_{15}が0.85，LHL_{15}が0.85を示している

図5 肝がんのSPECT解析例

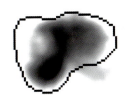

肝機能容積：1,130 mL

図6 肝機能低下例の全身像

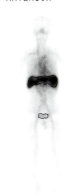

肝／全身 比：0.29
膀胱／全身 比：0.01

Term a la carte

*3 ヘム
2価の鉄原子とポルフィリンからなる錯体で，ヘモグロビンはヘムとグロビンから構成されている。寿命の終えた赤血球は脾臓で分解されるが，そのときヘムはビリベルジンに分解され，さらにビリルビンに還元される。

3 肝胆道シンチグラフィ

■ 検査目的

　ヘモグロビンが分解される際，ヘム*3は脾臓の細網内皮系で非抱合型ビリルビンへと分解され，アルブミンと結合して肝臓へ移動し，肝で水溶性の抱合型ビリルビンに変換される。ビリルビンは，肝内胆管，左右の肝管を経て胆嚢に一時的に貯留され，総胆管を介して十二指腸に排泄される。肝胆道シンチグラフィは肝胆道系疾患の機能診断に利用される。肝胆道系疾患の機能診断はX線検査やMRI (magnetic resonance imaging) でも行えるが，核医学検査では検査薬によるアレルギーの心配もなく，経時的な機能検査を安全に行うことができる。

MEMO

▶ ^{99m}Tc-PMTの正式名称は，^{99m}Tc-N Pyridoxyl 5 methyltryptophanである。

▶ 胆嚢の収縮能を評価するためには，胆嚢が拡張している必要がある。特に脂質成分を口にすると，胆嚢は急激に収縮してしまうので，検査前に拡張していることが大事である。

■ 使用する薬剤と投与方法および撮像開始時間

　^{99m}Tc-PMTが唯一利用可能で，185 MBqを静脈投与する。機能解析のため，動態収集を行うので，投与と同時に収集を開始する。簡易的には静態収集を繰り返すことでも代用可能である。

■ 放射性医薬品の集積

　^{99m}Tc-PMTはビタミンB$_6$とメチルトリプトファンの縮合体で，ビリルビンと挙動が類似する。血中から肝細胞に取り込まれ，その後は胆汁と同様に移行する。

■ 使用されるコリメータ

　LEGPコリメータまたはLEHRコリメータを使用する。

■ 収集エネルギー設定と前処置および収集方法

141 keV±10％に設定する。前処置として検査前6時間は絶食とする。肝臓上部が欠けないようにし，かつなるべく腹部全体が視野内に収まるようにポジショニングする。動態収集を主とする場合，マトリクスサイズを128×128とし，動脈相として2〜3 s/フレームで2分間，その後続いて30 s/フレームで合計60分間の収集を行う。近年では胆嚢収縮剤が市販されなくなったが，収集時間を90分とし，60分経過時に胆嚢収縮を起こさせれば機能検査も可能である。チョコレートや乳製品など脂質性食品の経口摂取でも胆嚢収縮が起こるので代用可能である。

静態像で行う場合は，マトリクスサイズを256×256，拡大率1倍，投与して5，10，20，30，45，60分後に正面像をそれぞれ5分程度撮像する。排泄がみられない場合は，90，120分後や24時間後に追加撮像をする。

動態収集では肝臓部にROIを取ることでTACを得る。ヘパトグラムを作成し，T_{max}や$T_{1/2}$のほか，肝摂取率K_uや肝排泄率K_eを得ることができる（図7）。

■ 画像解析と臨床例

主な適応疾患は，胆嚢炎のほか，肝実質性黄疸と閉塞性黄疸の鑑別，先天性胆道閉鎖症と乳児肝炎の鑑別，総胆管嚢腫，先天性肝内胆管拡張症などの診断に有効である。また，急性肝炎などの追加機能検査にも応用される。

図8aは正常例で，肝臓，肝内胆管，胆嚢が描出されている。また，肝炎の症例（図8b）では，肝臓のみの描出で小腸への排出はみられない。腹部内が白くなっているのは腹水貯留のためである。

先天性胆道閉鎖症*4（図9）では，治療前後の検査により，術後経過の評価に有用であり，放射性医薬品のため，他の造影剤検査による造影剤アレルギーの副作用の心配もない。

Term a la carte

*4　先天性胆道閉鎖症
10,000人当たりに1人の割合で発症するとされており，女児の発症率は男児の発症率の約2倍である。以前は閉鎖部位の摘出手術が行われたが，生後60日以内が望ましいとされている。その場合，肝臓の線維化が進むため，治療効果が薄いとされていた。近年では両親からの生体肝移植が半数以上を占める治療法となっている。

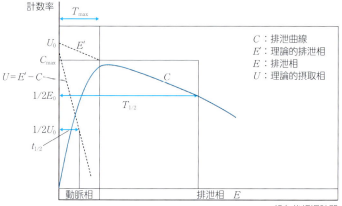

図7 ヘパトグラムの模式図

図8 正常例と肝炎の症例

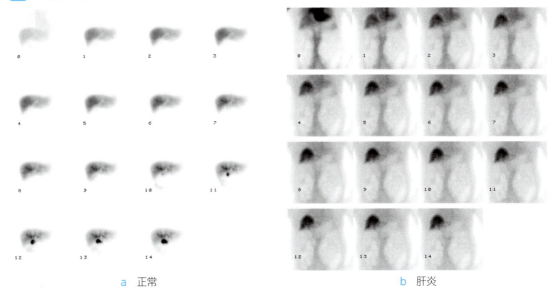

a 正常　　　　　　　　　　　　　　　　b 肝炎

図9 先天性胆道閉鎖症

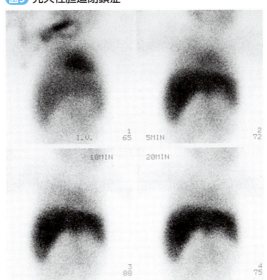

Term a la carte

＊5　ワルチン腫瘍
良性上皮性腫瘍で，耳下腺腫瘍の10％を占める。中年の男性に多く発症し，特に喫煙者に多いとされる。まれに悪性のものもある。

＊6　oncocytoma
オンコサイトーマはオンコサイト（好酸性顆粒状物に富む細胞質を有する腫大した細胞）からなる腫瘍で，ワルチン腫瘍と同様，耳下腺に好発する良性腫瘍である。ほかには腎オンコサイトーマなどがある。

＊7　シェーグレン症候群
自己免疫疾患の代表的疾患で，シェーグレン症候群の免疫反応の主な標的は，涙腺と唾液腺である。リンパ球が腺細胞や導管細胞を攻撃して組織を破壊し，腺機能が阻害，涙が出にくい，唾液が出にくい，目が乾く，口が渇くという症状を呈する。唾液腺以外にも全身への障害を生じ，中年の女性に多い。

4　唾液腺シンチグラフィ

■ 検査目的

　唾液を分泌する腺を総称して唾液腺というが，核医学検査では耳下腺と顎下腺を対象に，これらの機能を調べるために利用される。舌下腺は集積が少ないので検査対象にしていない。適応疾患は，腫瘍性疾患としてWarthin腫瘍＊5とoncocytoma＊6，炎症性疾患としてSjögren症候群＊7が主な対象となる。

■ 使用する薬剤と投与方法および撮像開始時間

　$^{99m}TcO_4^-$を185 MBq静注投与する。機能検査のため動態収集を行うので，

投与と同時に撮像を開始する。

■ 放射性医薬品の集積

唾液を分泌する上皮細胞は，血中のI^-，Cl^-などの一価の陰イオンと同様に，$^{99m}TcO_4^-$も取り込む。$^{99m}TcO_4^-$は投与後時間とともに集積するが，次第に口腔内に分泌が始まる。また，酸などの投与により唾液腺は急激に収縮し唾液を口腔内に分泌する。

■ 使用されるコリメータ

LEGPコリメータまたはLEHRコリメータを使用する。

■ 収集エネルギー設定と前処置および収集方法

141 keV±10％に設定する。前処置として，唾液の分泌を防ぐために，検査前1時間程度は絶食とする。機能検査であるので最初に動態収集を行う。被検者を背臥位とし，枕ではなくタオルなどを用いて頭を若干低めにポジショニングする。視野内に眼窩部から甲状腺が入るくらいに拡大率を調整する。

マトリクスサイズを128×128，30 s/フレームで45分収集（90フレーム）に設定する。静脈投与と同時に撮像を開始する。30分経過と同時に，レモン汁などを口腔内に投与し，排泄機能を引き続き10分間収集する。口内炎などを有している場合，レモン果汁などでは痛みを伴うので，酸味のあるキャンディなどでもよい。

動態収集によって得られた動態像を用いて，左右の耳下腺部と顎下腺部にROIを設定し，動態収集像とTACを得る（図10）。正常であれば酸の投与と同時に集積した$^{99m}TcO_4^-$のカウントは急激に減少する。図10では30分時に負荷（レモン味のタブレット）を投与している。

腫瘍性疾患の場合には排泄機能が鈍く集積したままになるので，動態収集終了後に前後・左右の静態像による形状の確認のほか，必要ならばSPECTを追加する場合もある。

■ 画像解析と臨床例

ワルチン腫瘍やオンコサイトーマなどの腫瘍疾患では，耳下腺に集積はするが排泄機能は悪い。シェーグレン症候群では取り込みも悪いうえ，排泄機能も悪い。また，口腔がんによる放射線治療の影響で機能障害を起こすこともあり，その際は唾液腺炎同様に取り込みも排泄機能もよくない。図11はワルチン腫瘍例である。ワルチン腫瘍ではレモン刺激による排泄機能が，健側と比較して悪い。シェーグレン症候群では取り込みも悪く，排泄の反応もほとんどない。（図12）

図10 正常TAC例

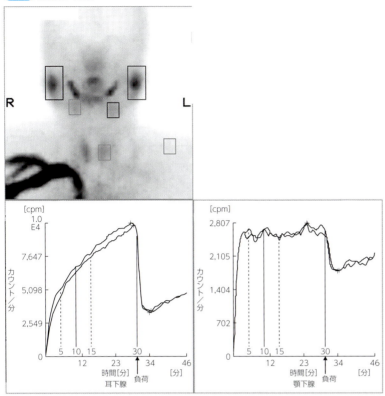

図11 ワルチン腫瘍

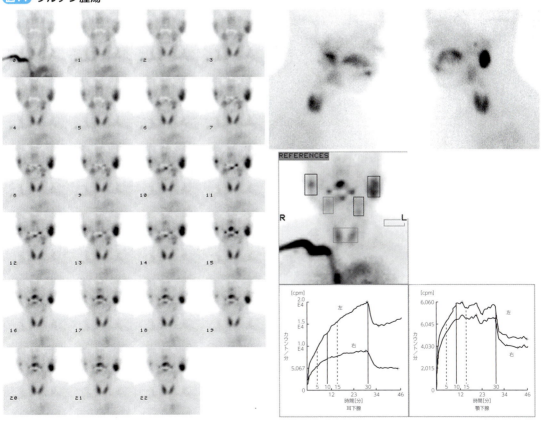

図12 シェーグレン症候群

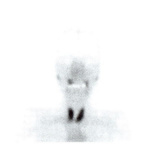
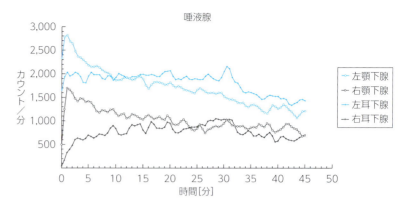

5 異所性胃粘膜(メッケル憩室)シンチグラフィ

■ 検査目的

Meckel憩室は胎児期の卵黄腸管の遺残による小腸憩室である。メッケル憩室に胃粘膜細胞が残っていると，分泌する胃酸によって下部消化管出血をきたすことがある。$^{99m}TcO_4^-$は唾液腺のほか，甲状腺や胃粘膜に集積する。本検査は胃粘液産生細胞にも取り込まれるので，胃粘膜細胞を有する憩室の検索に利用される。

■ 使用する薬剤と投与方法および撮像開始時間

$^{99m}TcO_4^-$を185 MBq静注投与する。小児の被検者が多いので，体重に応じて投与量を調整する。経時的な静態像でもよいが，可能であれば30～60分間は動態収集を行うとよい。経時的な静態像の場合は，投与後5分，10分，20分，30分，45分，60分に撮像する。

■ 使用されるコリメータ

LEGPコリメータまたはLEHRコリメータを使用する。

■ 収集エネルギー設定と前処置および収集方法

141 keV±10%に設定する。空腹状態が望ましいので，前処置として前食を抜いてもらう。被検者を背臥位とし，腹部全体が視野内に入るようにポジショニングする。動態収集の場合は60 s/フレームで60分間撮像する。経時的静態収集の場合は1撮像あたり5分程度の撮像を行う。投与直近の画像を参照画像(reference)として，経時的な腹腔内の集積点を検索する。

■ 画像解析と臨床例

メッケル憩室は主に回腸後半に多くみられるが，全体をよく検索できるように撮像する。図13aは動態収集により，腹部中央やや右側に点状の集積が経時的に増加しているのがみえる。図13bは別の症例であるが，SPECTの冠状断像により，回盲部直前に集積点がみられる。SPECT/CTが可能であれば，より詳細な位置情報を得ることができる。

図13 メッケル憩室症例

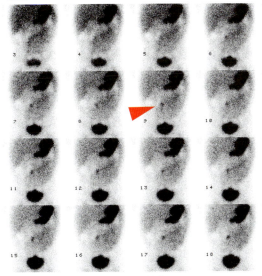

a 動態収集像

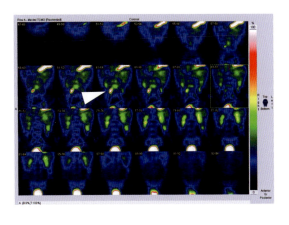

b SPECTによる冠状断像

6 消化管出血シンチグラフィ

■ 検査目的

原因不明の血圧低下で，かつ下血がみられれば，消化管からの出血が考えられる。消化管出血では微量な出血が継続または断続的に起こる場合もあり，血管造影検査では出血源を同定できない場合もある。本検査は，消化管内への微量出血（毎分0.2 mL以上で検出可能）または間欠性出血の出血源検索のために行われる。

■ 使用する薬剤と投与方法および撮像開始時間

特定の臓器などに集積しないで，血中に均一に集積する放射性医薬品が望ましい。^{99m}Tc-HSAや^{99m}Tc-HSAD，または^{99m}Tc-RBCを740 MBq静脈投与する。微量な出血がほとんどであるので，経時的な静態像を行う。投与5分後を参照画像とし，その後は20分，40分，60分，120分，180分，360分後に撮像する。出血の程度によっては投与直後から60分間の動態収集を行う場合もある。

■ 放射性医薬品の集積

本製剤は特異的な臓器に集積することなく，全身のプール像（血液量）と一致した分布を示す。消化管出血がみられれば，その後の画像では消化管の走行に従った画像を示すので，その変化から出血部位が同定可能となる。なお，^{99m}Tc-HSAと^{99m}Tc-HSADはヒト血清を原料とするために製造が困難になっている。^{99m}Tc-RBCはピロリン酸キットを生理食塩水で溶解後静脈投与し，その後に^{99m}TcO$_4^-$を再度投与することで，体内で^{99m}TcO$_4^-$が赤血球と結合しているピロリン酸と結合し，^{99m}Tc-RBCとなる。この標識方法をsemi *in vivo* 標識とよぶこともある。

> **MEMO**
>
> ^{99m}Tc-HSA，^{99m}Tc-HSAD，^{99m}Tc-RBCの正式名称は，それぞれ^{99m}Tc-human serum albumin，^{99m}Tc-human serum albumin diethylene triamine pentaacetic acid，^{99m}Tc-red blood cellである。

■ 使用されるコリメータ

LEGPコリメータまたはLEHRコリメータを使用する。

■ 収集エネルギー設定と前処置および収集方法

141 keV±10％に設定する。空腹時に検査を行うので，検査前は絶食してもらう。被検者を背臥位とし，腹部全体が視野内に入るようにポジショニングする。経時的静態収集の場合は1撮像当たり5分程度の撮像を行う。^{99m}Tc-HSAと^{99m}Tc-HSADは投与直近の画像を参照画像として，経時的な腹腔内の集積点を検索する。^{99m}Tc-RBCはsemi *in vivo*標識の場合はピロリン酸投与後の^{99m}TcO$_4^-$を投与した直近の画像を参照画像として比較する。動態収集の場合は60 s/フレームで60分間撮像する。

■ 画像解析と臨床例

図14は消化管出血の症例である。参照画像(a)と比較すると2時間後(c)まで明確な出血はみられないが，4時間後(d)では回盲部，24時間後(f)では，横行結腸肝彎曲から横行結腸および下行結腸ならびにS状結腸部まで，消化管の走行に沿って集積が観察できる。

図14 消化管出血症例

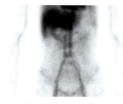
a　参照画像

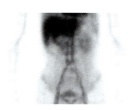
b　1時間後

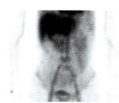
c　2時間後

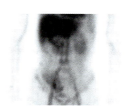
d　4時間後

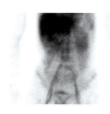
e　6時間後

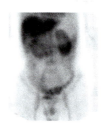
f　24時間後

例題 ①

Q 肝GSA動態シンチグラフィによる時間放射能曲線で，心臓の3分時のカウント（H_3）が250,000，15分時のカウント（H_{15}）が180,000，肝臓の5分時のカウント（L_5）が2,000，15分時のカウント（L_{15}）が670,000とする。このとき，HH_{15}とLHL_{15}を求め，その数値から被検者の状態を説明しなさい。なお，肝臓に欠損像はないものとする。

A
$$HH_{15} = \frac{H_{15}}{H_3}$$

より，

$$HH_{15} = \frac{180000}{250000} = 0.72$$

$$LHL_{15} = \frac{L_{15}}{(H_{15} + L_{15})}$$

より，

$$LHL_{15} = \frac{670000}{180000 + 670000} = 0.79\cdots$$

→状態：肝機能が悪い

例題 ②

Q 肝シンチグラフィと肝受容体シンチグラフィで，肝機能をよりよく表しているものはどちらか，また，その理由を説明しなさい。

A 肝機能をよりよく表してるもの：肝受容体シンチグラフィ
その理由：肝シンチグラフィの主目的は，肝脾の形態画像評価であるが，肝受容体シンチグラフィは，肝細胞中のASGP-Rの量によって肝機能を評価できるため。

例題 ③

Q 肝胆道シンチグラフィの前処置として，検査前6時間は絶食とするが，その理由を答えなさい。

A 食事をすると検査前に胆嚢が収縮している可能性があり，機能検査として不十分になる。従って，検査前6時間は絶食して，胆嚢が拡張している状態で検査を行う。

例題 ④

Q 唾液腺シンチグラフィで，唾液腺とはどこを示しているのか，2カ所答えなさい。

A 耳下腺，顎下線

例題 ⑤

Q メッケル憩室シンチグラフィで，視野内に腹部全体が入っているとして，投与した放射性医薬品が最も強く集積する場所はどこか答えなさい。

A 胃

6 臨床核医学検査

泌尿器

1 腎静態シンチグラフィ

■ 検査目的

無機能腎の評価として位置や大きさ，形状といった形態診断と，小児が主な対象となるが，腎瘢痕の検索や遊走腎の評価に利用される。また，投与量に対する腎摂取率を求めることで，腎不全や糖尿病が原因であるアシドーシスの診断に対する簡易的な定量指標を示すことが可能である。そのほか，急性腎盂腎炎，腎血管性高血圧症，水腎症，腎腫瘍の診断，分腎機能評価に利用される。

Term a la carte

＊1 腎小体
尿生成を行う袋状の組織で，マルピーギ小体ともいう。腎小体は糸球体をボーマン嚢が囲い込むような形状をしており，左右の腎臓にそれぞれ100万個以上存在する(図1)。

＊2 糸球体
毛細血管の塊状の構造をしている。糸球体に流入した血液から濾過されたものが原尿となる。原尿はボーマン嚢を通り，尿細管で再吸収・分泌を経て最終的に尿となる。

＊3 ボーマン嚢
糸球体を囲い込む空洞の組織で尿細管へと続く組織構造をしている。

MEMO

腎臓
腎臓は横隔膜の下，後腹膜臓器として左右に1つずつある。通常，右には肝臓があるので，右腎は左腎に比べて低い位置にある。大きさは縦約12 cm，横約6 cm，厚さ約3 cmで，重量は体重の約0.3％(体重70 kgの人で約210 g)である。しかし血流量は1,000 mL/分程度ある。腎臓では1日当たり200 Lほどの原尿を生成するが，尿になるのはわずか1％程度で，ほとんどが再吸収される。腎は腎皮質と腎盂により構成され，腎実質はさらに皮質と髄質に分けられる。皮質は腎小体と尿細管とで構成される。髄質は腎門(中央のくぼみの部分)を中心に放射状に配置されている。それぞれの腎臓にはネフロンが100万個以上存在し，ネフロンは腎小体[＊1]と尿細管(腎細管)から構成され，腎小体は糸球体[＊2]およびボーマン嚢[＊3]，尿細管は近位尿細管で構成されている。腎の役割として，体液(細胞外液)の恒常性の維持，排出，内分泌代謝調整などがある。

MEMO

^{99m}Tc-DMSAの正式名称は，^{99m}Tc-di-mercaptosuccunic acidである。

■ 使用する薬剤と投与方法および撮像開始時間

^{99m}Tc-DMSAを185 MBq静脈投与する。投与後2, 3時間後に静態像とSPECT(single photon emission computed tomography)を撮像する。

■ 放射性医薬品の集積

集積には2つの経路が考えられる。1つは尿細管からの再吸収であり，もう1つは血漿タンパク結合によって移動し，近位尿細管で分泌される経路である。初回循環による集積率は4〜6％程度と低く，経時的に徐々に集積される。投与後5, 6時間程度まで徐々に集積を続けるとされている。尿排泄は2時間後で10％程度と低く，近位および遠位尿細管に集積した腎皮質の機能的形態的評価が可能となる。

■ 使用されるコリメータ

低エネルギー型〔LEHR(low energy high resolution)またはLEGP(low

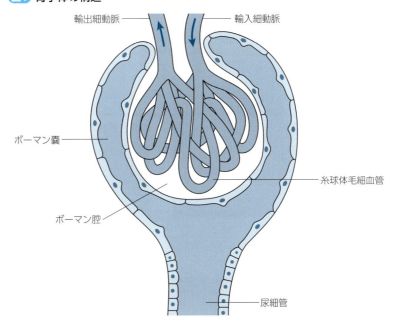

図1 腎小体の構造

energy general purpose）〕コリメータを使用する。

■ 収集エネルギー設定と前処置および収集方法

141 keV±10％とする。前処置は不要である。収集法は，静態撮像による基本4方向〔A-P（antero posterior：腹背方向），P-A（postero anterior：背腹方向），Rt-lat（right lateral：右側面），Lt-lat（left lateral：左側面）〕のほか，斜位〔特にLPO（left posterior oblique：左後斜位），RPO（right posterior oblique：右後斜位）〕を追加する。静態撮像では腎摂取率を求めるため，投与前後の放射性医薬品の計測をガンマカメラで行う。マトリクスサイズを256×256から512×512で腎臓部を中心とし，必要に応じて拡大させる。収集時間はカウントによるが，3～5分の撮像となる。投与前後の放射性医薬品の撮像は10秒程度でよい。定量値を求める際には撮像時間の補正を行う。次いでSPECTを撮像する。マトリクスサイズを128×128で，収集時間は10～20 s/stepを，60～72 stepの360°収集を行う。画像再構成では特に冠状断面像が必要である。

■ 画像解析と臨床例

図2は腎シンチグラフィの多発囊胞腎（a），萎縮腎（左）（b）の後面像である。正常例では空豆状の形状をしている。

病変部は欠損像を呈することが多い。無機能腎ではほとんど集積がみられない。奇形の1種である馬蹄腎は，左右の腎臓の下部が融合した例であり，機能障害を伴う例も多く存在する。腎シンチグラフィは，馬蹄腎には有効な検査である。図3は小児の右腎囊胞の症例である。SPECT像で明確な欠損像が確認できる。

図2 腎シンチグラフィ

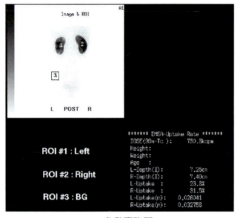

a 多発嚢胞腎

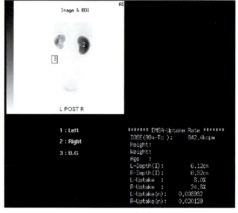

b 萎縮腎(左)

図3 小児腎嚢胞のSPECT像

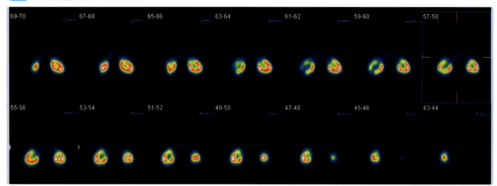

a 横断像

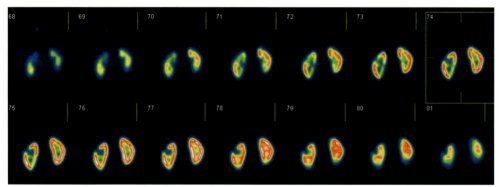

b 冠状断像

　定量方法は，後部正面像から腎のカウントを求めるが，腎から体表面までの距離で光子は減弱する。腎の深さを推定する簡易的な手法として，被検者の体重・身長・年齢・腹厚などをパラメータとする近似式がいくつか提唱されており，求められた距離をもとに減弱補正する方法と，CT（computed tomography）画像から直接求める方法がある。投与前後のシリンジは短時間収集なので，撮像時間と同じになるようにカウントを規格化し，前後の差で，腎カウントを除することで，腎摂取率を求める。図4は腎摂取率の解析結果である。

図4 小児の腎摂取率解析結果（伊藤法による減弱補正）

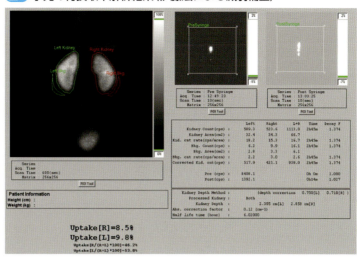

MEMO

簡易的減弱補正方法

簡易的減弱補正方法には，伊藤（和）らの式，Taylorらの式，Tonnessenらの式，伊藤（絹）らの式，内山らの式がある。例として伊藤（和）らの式を示す。体重 W [g] を身長 H [cm] で除した値を x とし，次式で左右それぞれ，腎中心から背部体表面までの距離 D_L（左），D_R（右）を求める。

$$D_L = 14.0285\, x^{0.7554}$$
$$D_R = 13.6361\, x^{0.6996}$$

2 腎動態シンチグラフィ

■ 検査目的

腎臓の機能として，血液浄化機構は最も重要な機能であり，不純物は尿として生成・排泄される。尿の生成・排泄を行う構造単位はネフロンである。腎臓に流入する血液から尿成分を生成する方法には2通りあり，1つは糸球体による血液濾過方式と，もう1つは尿細管で濾過と再吸収を行う方法である。これらの機能は，腎臓内に速やかに集積する性質をもった放射線医薬品を利用することで，腎機能の定量評価として求めることができる。動態収集によって得られる時間放射能曲線（TAC：time activity curve）をrenogram（レノグラム）とよぶ（図5）。

■ 使用する薬剤と投与方法および撮像開始時間

排泄機構として，糸球体濾過率（GFR：glomerular filtration rate）を求めるには ^{99m}Tc-DTPAを370 MBq静脈投与することによる動態収集を行う。また，尿細管における有効腎血漿流量（ERPF：effective renal plasma flow）には ^{99m}Tc-MAG$_3$ を300 MBq静脈投与することによる動態収集を行う。動態収集であるので，いずれも投与と同時に撮像を開始する。

MEMO

^{99m}Tc-DTPA，^{99m}Tc-MAG$_3$ の正式名称は，^{99m}Tc-diethylene triamine penta acetic acid，^{99m}Tc-mercapto acetyl triglycinである。

図5 レノグラムの模式図

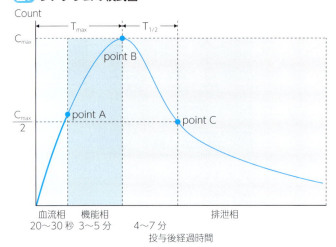

- 第1相（seg a.：血流相または血管相）：主に腎血流と腎外血流，急上昇しややなだらかな第2相に移行する境（point A）までの相（^{99m}Tc-MAG$_3$では20〜30秒）。
- 第2相（seg b.：機能相または集積相）：主に近位尿細管に摂取，または，糸球体濾過から分泌に至る（point A〜point B）までの相（^{99m}Tc-MAG$_3$では3〜5分）。
- 第3相（seg c.：排泄相）：近位尿細管に分泌され腎盂腎胚を経て排泄される（point B）より後の相。

（福士政広 編：診療放射線技師 スリム・ベーシック 6 核医学，p.230，メジカルビュー社，2010. より引用）

■ 放射性医薬品の集積

^{99m}Tc-DTPA は糸球体濾過物質であり，糸球体でほとんどが濾過され，尿細管で再吸収されることなく，排泄される。従って^{99m}Tc-DTPAはGFRの評価に利用される。^{99m}Tc-MAG$_3$は糸球体でもわずかに濾過されるが，ほとんどは尿細管で濾過され，排泄される。^{99m}Tc-MAG$_3$は腎血漿流量（RPF：renal plasma flow）を評価するといわれるが，厳密には実際の腎血漿流量より少なくなるため，ERPFと表現される。いずれにせよ腎から速やかに尿中に排泄されるため，TACから腎機能の評価に利用される（図6）。

図6 ^{99m}Tc-MAG$_3$と^{99m}Tc-DTPAの腎濾過

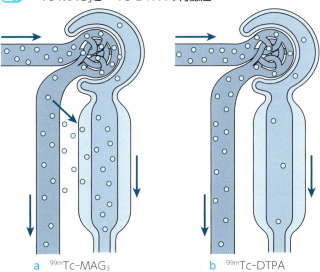

a ^{99m}Tc-MAG$_3$　　　b ^{99m}Tc-DTPA

MEMO

- ^{123}I-OIHの正式名称は，orthoiodohippurateである。
- ^{99m}Tc-MAG$_3$の一部は糸球体濾過されるが，多くは尿細管で濾過される。^{99m}Tc-DTPAは，ほとんどが糸球体で濾過される。

以前は^{123}I-OIHという放射性医薬品が利用されたが，現在は市販されておらず利用できない。

■ 使用されるコリメータ

LEHRコリメータまたはLEGPコリメータを使用する。

■ 収集エネルギー設定と前処置および収集方法

141 keV±10％とする。前処置は不要であるが，利用を促すために事前に水の摂取を勧める場合がある。また，動態収集が主となる。被検者を背臥位にし，腎臓から膀胱までが視野内に収まるように調整する。体格が大きい場合には特に腎臓が欠けないように注意する。収集面は後面像となる。最初に動脈相として静注投与直後から2 s/フレームで30フレーム収集し，続いて機能相および排泄相として15 s/フレームを116フレームとし，合計30分の動態収集を行う。

■ 画像解析と臨床例

動態収集で得られたTACの解析を行う（図7）。両側腎の関心領域（ROI：region of interest）による左右のレノグラムをそれぞれ解析する。

図7 レノグラムと動態像

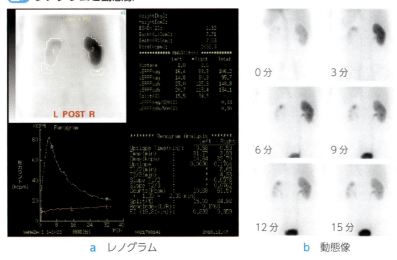

a　レノグラム　　　　b　動態像

得られたレノグラムは正常・機能低下型・排泄遅延型・閉塞型・無機能型の5つのパターンに分けることができる（図8）。

動態収集された画像を1分ごとの画像に加算して30枚（または2分ごとの画像に加算して15枚）の画像を観察することで，レノグラムのパターンと画像とで詳細な診断に有用となる。図9は水腎症の疾患で，腎盂の拡張が観察される。

腎動態シンチグラフィでは負荷検査が行われることがある。撮像中（投与後10分後）にフロセミドなどの利尿剤を投与することで，尿路系を拡張させ，機能性か器質的かの閉塞状態の鑑別に利用される。

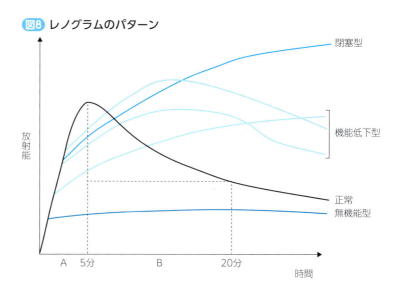

図8 レノグラムのパターン

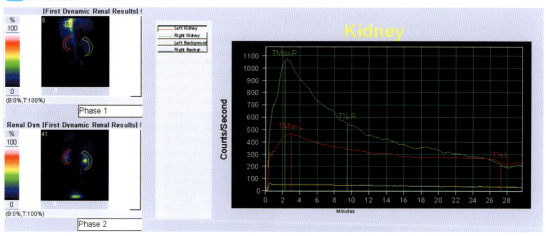

図9 左腎機能不全症例とレノグラム

　腎血管性高血圧では，カプトプリル負荷が行われる。検査1時間前にカプトプリルを投与すると，狭窄のある患側の血流がより低下するので，左右差が大きくなり，明瞭に観察できる。投与の有無による評価をすることで，より詳細に情報を提供できる。

　腎動態シンチグラフィは使用する放射性医薬品によって，定量値を求めることができる。簡単な定量法は腎摂取率（RUR％：renal uptake ratio）で，投与量に対する腎のカウント（投与後1，2分間の放射能集積値）との比である。ただし，腎から体表面までの距離に応じて減弱補正をする。^{99m}Tc-DTPAは糸球体濾過が主であるので，GFRをRUR％から，次のGates（ゲイツ）らの式で求めることができる。

$$\text{GFR}[\text{mL}/\text{分}] = \text{RUR\%} \times 9.756 - 6.2$$

^{99m}Tc-MAG$_3$ではRUR％から次の伊藤らの回帰式でERPFを求めることができる。

小児：$\text{ERPF}[\text{mL}/\text{分}] = \text{RUR\%} \times 8.127 - 6.376$

成人：$\text{ERPF}[\text{mL}/\text{分}] = \text{RUR\%} \times 11.621 - 21.579$

これ以外にもさまざまな算出方法があるが，この方法が最も広く利用されている。

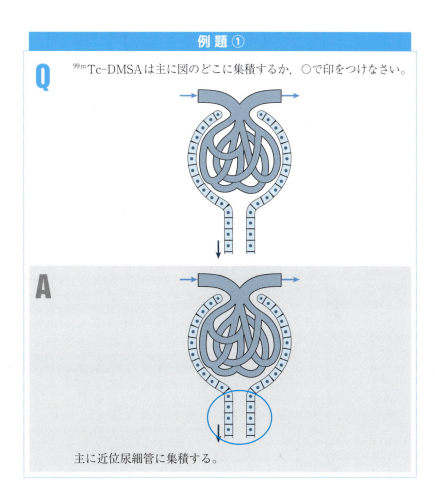

例題①

Q ^{99m}Tc-DMSAは主に図のどこに集積するか，○で印をつけなさい。

A 主に近位尿細管に集積する。

例題②

Q 被検者が，腎機能自体は正常であるが，尿管結石の場合，レノグラムはどのような形状になるか，簡単に図示しなさい。

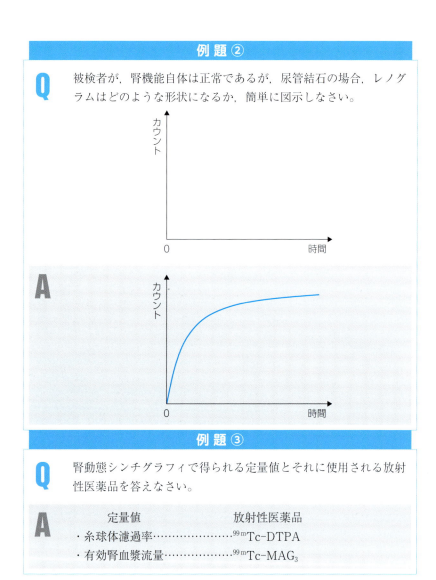

例題③

Q 腎動態シンチグラフィで得られる定量値とそれに使用される放射性医薬品を答えなさい。

A
定量値	放射性医薬品
・糸球体濾過率	^{99m}Tc-DTPA
・有効腎血漿流量	^{99m}Tc-MAG$_3$

造血器・リンパ節

1 骨髄シンチグラフィ

■ 検査目的

造血能の有する赤色骨髄の分布評価をする。小児では全身の骨髄が描出されるが，成人では頭部，脊椎，骨盤部，胸部，上腕骨および大腿骨が主に描出される。

> **MEMO**
> ▸ **骨髄**
> 骨髄では赤血球，白血球，リンパ球，血小板のもとになる巨核球といった，あらゆる血球系細胞に分化できる造血幹細胞が存在する。成人では頭蓋骨，脊椎骨，骨盤，肋骨，胸骨のほか，上腕骨や大腿骨などの長管骨に多く存在する。小児では全身に広く分布する。細網内皮系細胞の単球には貪食能がある。造血機能を営んでいる骨髄は赤色骨髄とよばれ，造血機能を失い脂肪化している骨髄は黄色骨髄とよばれ混在している。

> **MEMO**
> ▸ ^{111}InCl$_3$（塩化インジウム），^{99m}Tc-スズコロイドの洋名は，それぞれ ^{111}In-chloride，^{99m}Tc-stonnous colloidである。

■ 使用する薬剤と投与方法および撮像開始時間

^{111}InCl$_3$（塩化インジウム，74 MBq）を静脈投与し，48時間後に撮像を開始する。基本は全身像であるが，必要に応じて静態像の追加を行う。

■ 放射性医薬品の集積

^{111}InCl$_3$は血中内で鉄と似た体内挙動を示し，血中でトランスフェリン[*1]と結合し，造血骨髄の赤芽球に集積する。骨髄内にある細網内皮系細胞の貪食能を利用して，^{99m}Tc-スズコロイドを利用することも可能であるとされるが，造骨能より細網内皮系細胞の活性度に関与する度合いが強く，肝臓や脾臓への集積が高いので，まれな使用例と解釈すべきである。

■ 使用されるコリメータ

中エネルギー型（MEGP：middle energy general purpose）コリメータを利用する。

■ 収集エネルギー設定と前処置および収集方法

171 keV ± 10％と 245 keV ± 10％の2ピークを加算する。前処置は特に必要ない。全身収集が基本であり，マトリクスサイズ256×1024，スキャンスピードを10～15 cm/分で，頭頂から足先まで撮像する。静態像を追加する場合は，マトリクスサイズ256×256以上で目的部位に対し5～10分の撮像を行う。

> **Term a la carte**
> **＊1 トランスフェリン**
> 血漿に含まれるタンパク質の1種で，鉄その他の金属イオンと非常に強く結合し，その輸送を担っている。各細胞の表面にはトランスフェリン受容体があり，特に骨髄にある幼若赤血球では多量の鉄を要するので，トランスフェリンは造血能に非常に重要な働きをもつ。

■ 画像解析と臨床例

最も多い対象疾患は再生不良性貧血[*2]で，そのほかに骨髄増殖性疾患（骨髄性白血病，赤血球増殖症，骨髄線維症など）や，骨髄異形成症候群などが適応となる。悪性腫瘍としては，悪性リンパ腫，多発性骨髄腫などが適応となる。図1は再生不良性貧血例で，これらの疾患では集積が低下する。また，化学療法を行っている被検者でも集積の低下がみられる。

図1 再生不良性貧血例

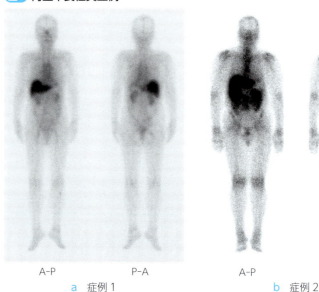

a 症例1　　　b 症例2

> **Term a la carte**
>
> **＊2　再生不良性貧血**
> 骨髄の造血機能低下による貧血の1種である。再生不良性貧血には先天性と後天性があり，先天性は遺伝子異常（常染色体劣性遺伝）によるもので，造血幹細胞がアポトーシスを起こしやすい。後天性は突発性と2次性があり，突発性は原因不明である。2次性にはさまざまな要因が考えられるが，ウイルス性肝炎が代表的な原因である。そのほかには薬剤性，放射線由来などが挙げられる。

2 センチネルリンパ節シンチグラフィ（ガンマカメラ法）

■ 検査目的

悪性腫瘍にはリンパ流にのって転移しやすいものがあり，リンパ流にのった腫瘍細胞が最初に到達するリンパ節をセンチネルリンパ節（見張りリンパ節ともいう）とよぶ。つまり最初に転移するリンパ節でもある。本検査では，腫瘍周辺のセンチネルリンパ節を検索する。転移の有無は，センチネルリンパ節を生検することで鑑別する。

■ 使用する薬剤と投与方法および撮像開始時間

使用される放射性医薬品はリンパ節に留まる必要があり，やや粒子径のあるものが選ばれる。^{99m}Tc-フィチン酸の粒子径は200〜1,000 nmであり，^{99m}Tc-スズコロイドは400〜5,000 nmである。^{99m}Tc-フィチン酸のほうが，^{99m}Tc-スズコロイドよりも粒子径が小さく，抽出されるリンパ節の数はやや多くなる。投与方法は皮下注射で，局所麻酔の後，37 MBqを2〜4カ所（1カ所当たり0.5 mL以下）に分けて投与する。

乳がんの場合は腫瘍周辺の皮下に投与するが，悪性黒色腫の場合は腫瘍を傷付けると転移しやすくなるので，やや離れた部位の皮下に投与する。消化器がん，泌尿器がん，生殖器がん，肺がんなどにも適用例が報告され

> **MEMO**
>
> ^{99m}Tc-フィチン酸の洋名は，^{99m}Tc-phytateである。

ているが，内視鏡下や腹腔鏡下での手技になるので，ここでは割愛する。

投与後15分の早期像と3時間の遅延像を撮像する。状況に応じて動態収集や追加撮像を行う。リンパ流の流れをみたい場合は，^{99m}Tc-HSAや^{99m}Tc-HSADなどで，動態収集を行うこともある。

> **MEMO**
> ^{99m}Tc-HSA，^{99m}Tc-HSADの正式名称は，それぞれ^{99m}Tc-human serum albumin，^{99m}Tc-human serum albumin-diethylenetriamine-penta-acetic acidである。

■ 放射性医薬品の集積

リンパ節の貪食能を利用し，粒子径のある放射性医薬品をリンパ節に留めておく。粒子径によりリンパ流での移動に差がある。乳房周辺には多くのリンパ節があるので，^{99m}Tc-スズコロイドよりも^{99m}Tc-フィチン酸のほうが広範囲なセンチネルリンパ節の検索に適している。投与後は必要に応じて投与部位をマッサージして流れを促すこともある。

■ 使用されるコリメータ

低エネルギー用〔LEGP(low energy general purpose)またはLEHR(low energy high resolution)〕コリメータがよく使用されるが，皮下投与のため，非常に強い集積がhotspotとして存在する。その影響によるスターアーチファクトを避けるために，MEGPコリメータを利用することもある。

■ 収集エネルギー設定と前処置および収集方法

141 keV±10%とする。前処置は特に必要ない。投与後15分と3時間に撮像する。投与部分は非常に高集積な状態になり，その周囲が強く影響を受けるため，投与部位を小さな鉛板で覆う。あまり大きいと直近のセンチネルリンパ節を隠してしまう場合がある。

静態像では体位を変えながら撮像する。乳房の場合を例にとると，投与部を鉛板で覆い，正面像（腕の挙上ありとなしの2パターン）のほか，斜位像を追加し，投与部付近にセンチネルリンパ節がないか確認できるように撮像を行う。静態像では位置情報がきわめて乏しいので，SPECT/CT装置であれば積極的にSPECT(single photon emission computed tomography)とCT(computed tomography)画像の重ね合わせ像を提示する。

■ 画像解析と臨床例

図2は舌がんの症例によるセンチネルリンパ節の静態像である。投与部分からスターアーチファクト[*3]を避けるために，鉛板を投与部に貼り付けている。1方向では不足なので，斜位など，患者の体型などを含めて適切なポジショニングで追加撮像する。しかし，位置情報が乏しいという欠点がある。

SPECT/CTを用いると同一ベッドによる検査のため位置ずれの少ない重ね合わせ像を提示でき，生検を実施する際に非常に有用である。この際，画像再構成も低カウントやストリークアーチファクトの影響を軽減するため，逐次近似型画像再構成を利用するなどの工夫が必要である。

Term a la carte

＊3 スターアーチファクト
直線状のストリークアーチファクトが放射状に現れるアーチファクト。核医学の場合は，高集積部分から多くのγ線が放出されるので，それがアーチファクトの原因となる。

図2 センチネルリンパ節の静態像

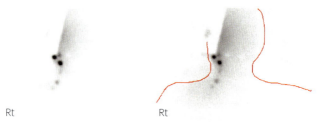

a 体輪郭なし　　b 体輪郭あり

　センチネルリンパ節に集積があることと，転移があることは必ずしも一致しない。従ってセンチネルリンパ節の生検が必要になる。そこで，センチネルリンパ節の投与数時間後か翌日に，センチネルリンパ節の生検で切開をする際，ガンマプローブを使ってリンパ節の放射能をカウントすることで，集積のあるセンチネルリンパ節を同定し，そのまま生検する方法がある。これをガンマプローブ法とよぶ。

例題①

Q $^{111}InCl_3$と^{67}Ga-クエン酸の正常集積全身像は似ているが，特に異なる部分はどこか答えなさい。

A $^{111}InCl_3$は顔面部の集積はみられないが，^{67}Ga-クエン酸は涙腺・鼻腔に正常集積がみられる。この部分が決定的に異なる。

例題②

Q センチネルリンパ節シンチグラフィで乳がんの被検者に実施する場合，投与部位が腫瘍近傍である理由を説明しなさい。

A 乳房には多くのリンパ節があり，腫瘍と隣接しているため。

例題③

Q センチネルリンパ節シンチグラフィで^{99m}Tc-フィチン酸を利用するメリットを答えなさい。

A 使用される放射性医薬品はリンパ節に留まる必要があり，やや粒子径のあるものが選ばれる。^{99m}Tc-フィチン酸の粒子径は200〜1,000 nmであり，^{99m}Tc-スズコロイドは400〜5,000 nmである。^{99m}Tc-フィチン酸のほうが，^{99m}Tc-スズコロイドよりも粒子径が小さく，抽出されるリンパ節の数はやや多くなる。

例題 ④

Q センチネルリンパ節シンチグラフィでSPECT/CTを実施するメリットを答えなさい。

A 同一ベッドによる検査のため位置ずれの少ない重ね合わせ像を提示でき，生検を実施する際に有用である。

8 臨床核医学検査

骨

1 骨シンチグラフィ

■ 検査目的

核医学検査のうちでわが国で最も多く行われている検査である。多くの検査目的は悪性腫瘍による全身骨転移の有無や程度，ステージ分類，治療効果判定などである。骨肉腫や骨髄腫などの原発性骨腫瘍も検査対象となる。悪性疾患以外では，疲労骨折などの微小骨折，変形性股関節症，大腿骨頭壊死，関節炎や骨髄炎などが対象となるが，症例数としては少ない。

ほかの検査より早期に骨転移が判明する場合もあり，何より，全身検索が容易にできることが最大の利点である。

■ 使用する薬剤と投与方法および撮像開始時間

主に使用される放射性医薬品は，^{99m}Tc-MDPと^{99m}Tc-HMDPで，投与量は555〜740 MBqである。投与方法はすべて静注で，投与後2，3時間後に撮像を開始する。そのほかの放射性医薬品として^{99m}Tc-PYP（ピロリン酸）があるが，急性期心筋梗塞に利用され，骨シンチグラフィに利用されることはほとんどない。しかし投与方法や検査方法は同じである。

■ 放射性医薬品の集積

骨の主構成物質であるハイドロキシアパタイト〔hydroxyapatite, $Ca_{10}(PO_4)_6(OH)_2$〕*1のリン（P）をターゲットにし，イオン交換によって放射性医薬品が集積する。骨折が生じるとそれを修復するために骨代謝が亢進する。放射性医薬品は骨代謝に比例して集積するので，骨折部では骨修復のために骨代謝が亢進し，それに比例して集積亢進がみられる。骨転移には，造骨性転移と溶骨性転移およびこれらの混合型転移がある。造骨性転移は骨をつくりながら転移するが，溶骨性転移は骨を破壊するため集積がなくなる。しかし，溶骨部周辺では骨破壊の修復のために骨代謝が亢進するので，溶骨部を中心にドーナツ状の集積がみられることがある。

■ 使用されるコリメータ

低エネルギー型〔LEHR（low energy high resolution）またはLEGP（low energy general purpose）〕コリメータを使用する。

■ 収集エネルギー設定と前処置および収集方法

141 keV±10％とする。前処理は不要であるが，膀胱に尿が溜まっていると，その高集積により骨盤部の画像に影響を与えるので，検査直前に排

MEMO

^{99m}Tc-MDP，^{99m}Tc-HMDP，^{99m}Tc-PYPの正式名称は，それぞれ^{99m}Tc-methylene diphosphonate，^{99m}Tc-hydroxy methylene diphosphonate，^{99m}Tc-pyrophosphateである。

Term a la carte

＊1 ハイドロキシアパタイト
骨の60％，歯のエナメル質の97％，象牙質の70％を占める，骨の構成基本物質であり，水酸燐灰石ともいう。人工的に合成が可能で，さまざまな分野で利用される。ハイドロキシアパタイトは構成元素の一部が抜けたり置き換わったりしても基本構造が変化しない特徴があり，各用途に加工しやすく，非常に扱いやすい物質でもある。

尿してもらう。骨転移に対する撮像の基本は全身収集となる。マトリクスサイズは256×1024とし，寝台移動速度（スキャンスピード）は20 cm/分前後で頭頂部から足先までの全身前後像を撮像する。特に胸郭部では，肋骨・胸骨・鎖骨・胸椎・肩甲骨などが重なるため，両腕挙上や斜位など，体位を工夫して静態像を追加する。その際，マトリクスサイズは256×256または512×512とし，収集時間を3〜5分（カウントとして1,000 kcount以上）とする。頭蓋骨では左右を向いてもらうなどして側面像を追加する。また，手足の病変を疑う場合は，左右比較のため，患側だけでなく健側も同時に撮像する。

SPECT/CT装置であれば積極的にSPECT（single photon emission computed tomography）撮像を行う。特に脊椎や骨盤部ではCT（computed tomography）画像とのfusion画像は有用である。SPECTは全身像の後に追加とし，マトリクスサイズは128×128，サンプリング数は60〜72とし，15〜20 s/stepで収集する。また，全身SPECT（whole-body SPECT）はMIP（maximum intensity projection）により病変部がより明瞭に観察できる。マトリクスサイズは128×128，サンプリング数は60とし，10〜15 s/stepで3ベッド程度収集する。検査時間が長くなる欠点はあるが，全身像に全身SPECTの撮像は有用な症例も多い。

骨髄炎や，変形性股関節壊死，変形性股関節症の場合，血流評価のために動態収集をする場合がある。その際には血流相として，放射性医薬品投与と同時にマトリクスサイズを128×128，10 s/フレーム×30フレームの計5分間の収集を行う。その後平衡相として，静態像を前後正面で5分間の撮像を行う。投与2，3時間後に股関節の場合なら6方向の静態像〔A-P（antero posterior：腹背方向），P-A（postero anterior：背腹方向），RAO（right arttterior oblique：右前斜位），LAO（left anterior oblique：左前斜位），RPO（right posterior oblique：右後斜位），LPO（left posterior oblique：左後斜位）〕とSPECTを撮像する。

■ 画像解析と臨床例

図1に正常例の全身前後像を示す。aは成人でbは小児である。基本的には左右対称像となる。小児では骨の成長が骨端部で行われるので，正常でも特に四肢の関節部で高集積となる。生理的集積としては排泄系の腎臓から膀胱が描出される。膀胱に尿が溜まっているとその高集積により骨盤部の画像に影響を与えるので，直前はもちろん，頻繁に排尿をしてもらうように投与後に被検者に説明をしておく必要がある。

特に乳がんと前立腺がんは骨転移をきたしやすい疾患である。これらの症例では，治療前の検査によるステージ決定や治療後の効果判定に有用である。図2は前立腺がんと乳がんの全身骨転移の例である。不規則な集積があり，肋骨部では肋骨の走行に沿って集積することが多い。骨折の場合は骨折点の集積となるので，骨折か骨転移かの鑑別の参考になる。

MEMO

骨に集積しなかった放射性医薬品は尿中に排泄される。膀胱に尿が溜まると高放射能部位になり，散乱線を多く発生させ，また画像上でハレーションの原因にもなる。断層像では線状アーチファクト（ストリークアーチファクト）の原因となる。無用な被ばくにもなるので，できるだけ排尿してもらうことが重要である。

図1 正常例

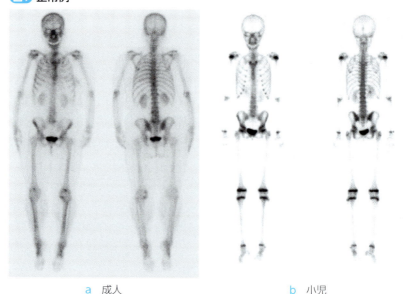

a 成人　　　　　　　　　　b 小児

図2 全身骨転移の例

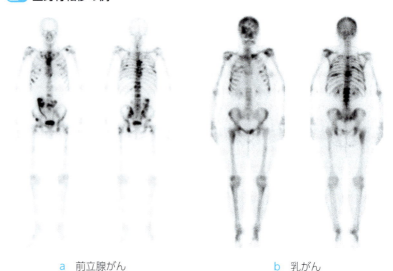

a 前立腺がん　　　　　　　b 乳がん

Term a la carte

＊2　MIP
SPECT画像おいて、スライスごとに最大値をとり、それを全スライスに適合させ投影する方法である。高集積部位と低集積部位が混在する場合、全体の投影を高集積部位に合わせると、低集積部位がみえなくなることがある。MIP処理では、異なる集積部位の濃度差が小さくなり、客観的にみやすい画像となる。

　前立腺がんなどは造骨性の骨転移が多いのに対し、甲状腺がん、腎細胞がん、食道がんでは溶骨性の骨転移が多い。これらの混合型では、乳がん、肺腺がん、胃がんなどにみられる。造骨性骨転移には、びまん性に骨全体に転移するものがあり、特に乳がんと前立腺がんにみられる。この場合、骨への集積が強いため、排泄系が少なく、腎臓や膀胱の集積が低く、骨全体のカウントが高くなる。そのため画像としては非常にきれいな画像となり、通称、スーパーボーンスキャン、ビューティフルボーンスキャンとよばれ、アブセントキドニーサインの所見が特徴的である（図3）。

　全身SPECTによる最大値投影法（MIP：maximum intensity projection）[＊2]

図3 スーパーボーンスキャン

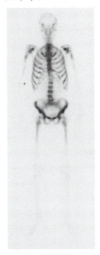
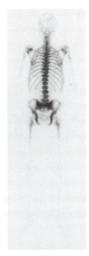

a　正面像　　　b　背面像

図4 MIP

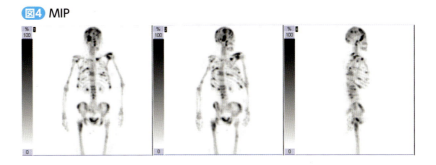

画像は視覚的に異常箇所を確認するのに便利である（図4）。短時間収集でも雑音に強い逐次近似型画像再構成法などを利用することで，臨床上有用な画像を提供できる。

　代謝性骨疾患として，副甲状腺機能亢進症やPaget病（またはページェット病）では頭蓋骨や鎖骨，上腕骨に強い集積像を比較的広範囲に呈することがある。また，石灰化にも集積することがあるので，血管や心筋梗塞巣など骨外集積を認めることもある。

　近年では骨シンチグラフィ診断支援ソフトウェアが活用され，図5のような画像が得られる。これらのソフトウェアは頭蓋部，胸郭，脊椎，骨盤部および四肢（上腕と大腿）を自動で選択し，正常データベースと比較して異常箇所の候補を自動提示できる。また，同一被検者の複数回の画像を同時に提示し，かつ自動で濃度調整をするので，経時的な比較によって治療効果判定に有用である。

■ 図5 骨解析ソフトウェアによる経時的変化

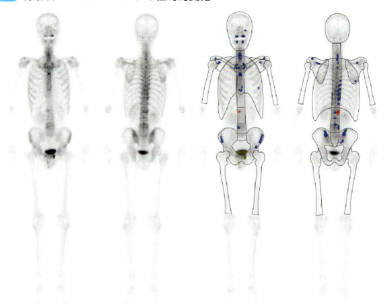

BSI：0.12

BSI：bone scan index

例題①

Q 骨転移の混合型転移では，どのような画像になるか答えなさい。

A 溶骨による低集積部の周辺が高集積となり，ドーナツ状の集積となる。

例題②

Q MIPとは何か，説明しなさい。

A スライスごとに最大値をとり，投影する方法。

例題③

Q 排尿をしないと膀胱部が高集積になり，画像に影響を与えるが，どのような影響があるか答えなさい。

A 全身像や静態像では骨盤部でハレーションが生じ，周辺部位が撮像されない。SPECTではストリークアーチファクトの原因となる。

例題 ④

Q びまん性骨転移を起こしやすい悪性疾患を2つ挙げなさい。

A 乳がん，前立腺がん

例題 ⑤

Q 肋骨部の異常集積で，骨折と骨転移の画像上の違いを説明しなさい。

A 骨折：骨折点への集積となる。
骨転移：肋骨の走行に沿って集積する。

9 臨床核医学検査

腫瘍・炎症

1 ガリウムシンチグラフィ

■ 検査目的

悪性腫瘍の診断，ステージ分類，遠隔転移や治療効果判定のほか，炎症性疾患の診断，不明熱の原因検索などに利用されてきた。しかし近年は ^{18}F-FDGへと取って代わり，検査数はかなり減少している。しかし，悪性リンパ腫の診断および治療効果判定には感度がよく，^{18}F-FDGがなくても評価が可能である。また，サルコイドーシスや肺炎などに利用されることがある。

> **MEMO**
> ^{18}F-FDGの正式名称は，^{18}F-fludeoxyglucoseである。

■ 使用する薬剤と投与方法および撮像開始時間

^{67}Ga-クエン酸（$C_6H_8O_7^{67}$Ga）を，成人で74〜111 MBqを静脈投与する。投与後48〜72時間後に検査されるが，炎症性疾患の評価では投与後6時間後や24時間後に撮像することがある。

> **MEMO**
> ^{67}Ga-クエン酸の洋名は，^{67}Ga-citrateである。

■ 放射性医薬品の集積

^{67}Ga-クエン酸が集積する機序はいくつか考えられているが，トランスフェリンレセプタ説が有力とされている。^{67}Ga-クエン酸が投与後にトランスフェリンと結合し，腫瘍細胞にあるトランスフェリンレセプタとさらに結合することで，トランスフェリンレセプタが豊富な腫瘍細胞に多く集積すると考えられている。炎症性疾患では，血管拡張や細胞膜間隙の拡大だけでも集積することが認められているが，特に好中球による取り込みが強いという報告もある。ほかにはラクトフェリン[*1]が集積に関与するという報告もあり，集積は複雑な要因が複数あると考えられている。

正常集積部位は，肝臓，脾臓，骨髄，鼻咽喉，唾液腺，涙腺，大腸，外陰部，乳腺などが挙げられる。特に涙腺の集積は^{67}Ga-クエン酸に特徴的な集積である。

> **Term a la carte**
>
> *1 ラクトフェリン
> 鉄結合性の糖タンパクで，汗や唾液などの外分泌液中に含まれている。鉄結合能力はトランスフェリンよりはるかに高く（100倍以上），鉄を運搬するトランスフェリンと同様な役割ではなく，鉄を取り除くことが役割として正しい。例えば，細菌は生育に鉄が必要であるが，ラクトフェリンが鉄を取り除くことで，それが抗菌活性をもつことに繋がる。

■ 使用されるコリメータ

中エネルギー汎用型（MEGP：middle energy general purpose）コリメータを利用する。

■ 収集エネルギー設定と前処置および収集方法

①93 keV±10〜15％，②185 keV±10％，③300 keV±10％の3つのピークのうち，①＋②，①＋②＋③が主に使用される。^{67}Ga-クエン酸の主な排泄経路は腸管内であるため，腹部病変の鑑別が特に必要な場合には

下剤の投与や，検査前に浣腸などをすることがある。しかし経時的な撮像が可能であれば，特に前処置をしないことも多いが，排便を促すように被検者に伝えることは重要である。収集の基本は全身撮像と目的部位に応じた静態撮像である。しかしSPECT(single photon emission computed tomography)や全身SPECTによる撮像は非常に有効な場合があるので，積極的に行うことを推奨する。

全身撮像では，マトリクスサイズを256×1,024で寝台移動速度を10〜15cm/分とし，頭頂部から足先までを撮像する。その後，検査目的に応じて，胸郭部や腹部などの静態撮像を2〜4方向追加撮像する。その際は，マトリクスサイズを256×256以上で，5分以上の時間で撮像する。SPECTの場合は，マトリクスサイズを128×128，20〜30 s/step，60 stepsで360°収集を行う。全身SPECTでは同じ収集条件で頭部から骨盤までの3ベッド分の収集を行う。すべての検査を行うと1時間程度かかるので，患者の状態を踏まえて検査を実施する。

■ 画像解析と臨床例

図1は正常例の全身像と静態像である。正常集積部位として肝臓，脊椎，仙骨，鼻腔，涙腺の集積が観察される。

図1 正常例

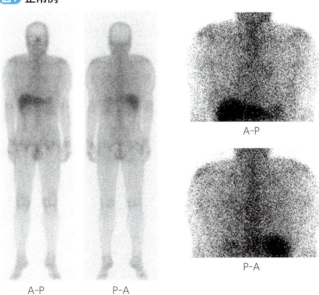

図2は食道がんの症例である。全身SPECTによる冠状断像により，全身像より食道部の深さ方向の位置がわかりやすくなる。SPECT単体では位置情報に乏しいため，CT(computed tomography)画像との重ね合わせ像は有用な手法である。

図3は肺炎の症例である。SPECT単体では集積の部位と解剖学的位置関係が不明確であるが，CTとの重ね合わせでは肺門部から左右肺野下部の陰影が一致した集積であり，活動性の肺炎であることがわかりやすい。

図2 食道がんの症例

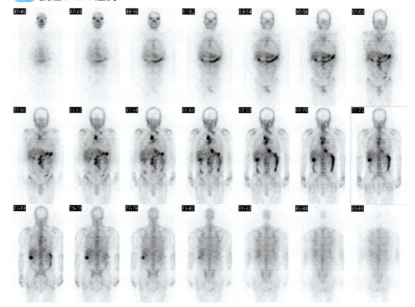

図3 肺炎の症例

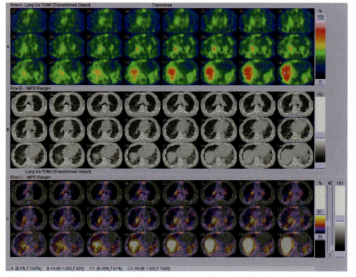

上段はSPECT画像，中段はCT画像，下段はそれぞれの重ね合わせ画像である

図4 不明熱の症例

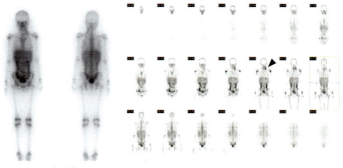

a　全身像　　　　　　b　全身SPECT冠状断像

9 腫瘍・炎症

図4は不明熱精査の症例である。全身像では左頸部にわずかな集積が疑われるが，全身SPECTにより，明確に同部位に集積していることがわかる。

図5はサルコイドーシス*2の症例である。肺門部に高集積がみられる。肺門部リンパ節の配置から，ギリシャ文字のλ（ラムダ）のような形状の集積がみられることがあり，サルコイドーシスの特徴（ラムダサイン）である。

図6は悪性リンパ腫の化学療法中の画像である。鼠径，腋窩，頸部のリンパ節に複数の高集積箇所がみられる。治療効果判定ではこれらの高集積部位が消滅または低集積に変化しているかのフォローを行う。化学療法の影響で肝臓の集積が低下しているのが特徴的である。

Term a la carte

*2 サルコイドーシス
全身の諸臓器に乾酪壊死（壊死の1種で，チーズ様の細胞塊）を認めない類上皮細胞肉芽腫が形成される全身性の肉芽腫性疾患である。ほとんどの症例で肺疾患を有する。免疫反応が関与しているといわれるが，詳細は不明でわが国では難病指定されている。肺門リンパ節に病変がよく観察されるので，ガリウムシンチグラフィでは肺門部に高集積がみられることが多い。自然治癒される症例も多い反面，心サルコイドーシスは生命の危険を伴う疾患である。

MEMO

サルコイドーシスは，肺のリンパ節に多く集積し，両側肺門リンパ節の腫脹がよくみられる。^{67}Ga-クエン酸がよく集積する。

図5 サルコイドーシスの症例

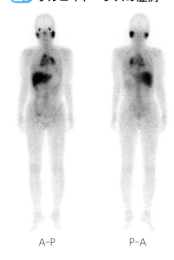

A-P　　　P-A

図6 悪性リンパ腫の症例

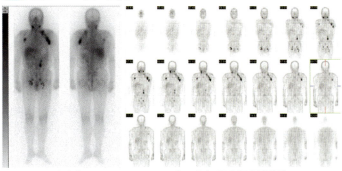

a　全身像　　　b　全身SPECT 冠状断像

2 塩化タリウムシンチグラフィ

■ 検査目的

検査件数としてはわずかであるが，脳腫瘍，甲状腺腫瘍，肺腫瘍，縦隔腫瘍のほか，まれな例として骨軟部腫瘍の診断や治療効果判定に利用される。

■ 使用する薬剤と投与方法および撮像開始時間

^{201}TlCl（塩化タリウム）を74～111 MBq静脈投与する。投与後10分を早期像として，2，3時間を遅延像として撮像する。

■ 放射性医薬品の集積

^{201}TlClは，タリウム（Tl）の1価の陽イオンがカリウム（K）のイオン半径に近く，カリウムと似た挙動をする。そこで，Na^+-K^+ポンプの能動輸送により血流が豊富で活動が盛んな細胞によく集積する。良性腫瘍と悪性腫瘍とでは細胞内に留まる時間に差があるため，早期像では同じように集積しても，良性腫瘍では遅延像で洗い出しがみられ，悪性腫瘍では集積が保持されることがあり，良悪性の鑑別にも利用される。

> **MEMO**
> ^{201}TlCl（塩化タリウム）の洋名は，^{201}Tl-chlorideである。

> **MEMO**
> ^{201}TlClの集積
> 脳には血液脳関門（BBB：blood brain barrier）があり，水溶性の物質は通さない。しかし脳腫瘍ではBBBが存在せず，細胞の活発性からNa^+-K^+ポンプによって1価の陽イオンであるタリウムは細胞内に取り込まれる。従って頭部では活動性の腫瘍に集積するため，コントラストの高い画像を得ることができる。FGD-PETは脳に正常集積するので，SPECTも有効な手段となる。

■ 使用されるコリメータ

低エネルギー型〔LEGP（low energy general purpose）またはLEHR（low energy high resolution）〕コリメータを使用する。

■ 収集エネルギー設定と前処置および収集方法

^{201}Tlの壊変核種である^{201}Hg由来の特性X線である71 keV±15～20％を主に収集する方法と，167 keV±10％のγ線との2ピークを利用する場合がある。前処置としては，検査前食から水以外を禁食とする。甲状腺や胸郭部腫瘍の場合は，投与後に正面・静態像の撮像を行い，次いでSPECT早期像の収集を行う。マトリクスサイズを128×128，20～30 s/stepで60～72 stepsの360°収集を行う。後期像も同じ条件で撮像する。頭部の場合はSPECTの早期像と遅延像でよいが，収集時間や検査の間隔は，経時的変化を観察することも多く，簡単な定量値の算出のためにも全例で同じにする。

■ 画像解析と臨床例

特に脳腫瘍や肺腫瘍では本検査が有用な症例も多い。図7は脳腫瘍の症例である。別日に行われたMRI（magnetic resonance imaging）とSPECTの重ね合わせ像により，形態学的な異常箇所と活動性部位との状況がよく観察できる。いわゆるソフトウェアフュージョン画像であっても，相互情報量の極大化を利用したものは頭頸部など動きの少ない部位では自動で精度よく重ね合わせができるので，積極的に利用すべきである。

図7 脳腫瘍の症例

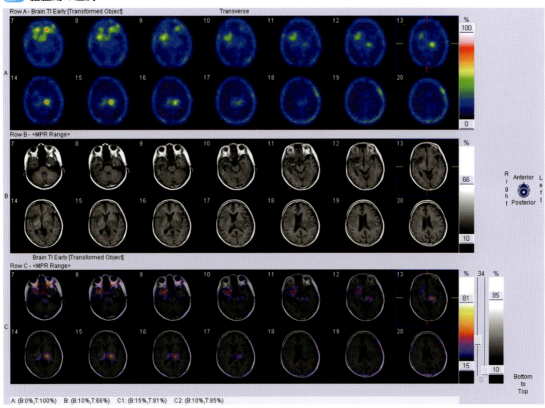

脳腫瘍に対する ^{201}TlCl，SPECT像とMR画像。上2段はSPECT像，中2段はMRI画像，下2段はこれらの重ね合わせ像

3 その他の腫瘍シンチグラフィ

■ 検査目的

肝細胞がんや悪性黒色腫などに対し，特異的な集積をもたらす放射性医薬品を用いることで，これらの転移巣の検索などに利用できる。しかし，多くが保険適用外となる。

■ 使用する薬剤と適用例

使用する薬剤と適用例を表1に示す。

表1 使用する薬剤と適用例

薬剤	適用例
^{123}I-IMP	悪性黒色腫
^{99m}Tc-PMT	肝細胞がん
^{131}I-NaI	分化型甲状腺がん
^{131}I-MIBG ^{123}I-MIBG	甲状腺髄様がん，副腎髄質腫瘍
^{99m}Tc-MIBI ^{99m}Tc-TF	乳がんや脳腫瘍（ただし非特異的集積）

投与方法および撮像開始時間および収集方法

^{131}I-NaIは診断目的では11.1 MBqを経口投与し，7日後に全身像を撮像する。^{131}I-MIBGは診断目的では18.5〜37 MBqを静脈投与し，48時間後に全身像を撮像する。しかし^{131}I-MIBGの国内販売は現在中止となっている。

それ以外の放射性医薬品では，静脈投与後15分後の早期像と3，4時間後の遅延像をそれぞれ撮像する。検査方法は全身像のほか，目的部位に合わせてSPECTや全身SPECTの収集を行う。

放射性医薬品の集積

^{99m}Tc-MIBIと^{99m}Tc-tetrofosiminは拡散により，血流量と細胞活動性に応じて一時的に腫瘍細胞に，正常細胞より集積があることがある。^{123}I-IMPはメラニン産生細胞に，^{99m}Tc-PMTは肝細胞に，^{131}I-NaIは甲状腺細胞に，^{131}I-MIBGは神経由来細胞に特異的に集積するので，これらの特性に合わせて利用されることがある。

使用されるコリメータ

^{99m}TcではLEGPコリメータ，LEHRコリメータを，^{123}IではLEGPコリメータ，LEHRコリメータのほか，低中エネルギー用（LMEGP：low medium energy general purpose）コリメータやMEGPコリメータを，^{131}Iでは高エネルギー用（HEGP：high energy general purpose）コリメータを利用する。

収集エネルギー設定と前処置および収集方法

収集エネルギーは使用核種に合わせて設定する。ヨウ化ナトリウムを使用する甲状腺由来の検査の際にはヨウ素制限食や，投薬の制限などがある場合があり，医師とよく相談することが重要である。^{131}I-MIBG，^{123}I-MIBGでは甲状腺の集積を抑えるために，事前に安定ヨウ素の投与をすることがある。その他の腫瘍系検査では，特に前処置は不要である。

腫瘍系検査の場合は転移巣の確認をするため，全身撮像を行う。この場合は寝台移動速度を10〜15 cm/分と遅めにする。腫瘍の位置が予測されている場合でも，疑わしい場合には，その部位の静態像の撮像と，可能な限りSPECTを実施する。静態像はマトリクスサイズ256×256以上で収集時間を10分以上とする。SPECTの撮像はマトリクスサイズ128×128，収

9 腫瘍・炎症

4 ソマトスタチン*3受容体シンチグラフィ

■ 検査目的

全身に広く分布する神経内分泌細胞に由来する腫瘍（カルチノイド腫瘍，グルカゴノーマ，ガストリノーマ，インスリノーマなど）*4の検索に利用される。

■ 使用する薬剤と投与量

^{111}In-ペンテトレオチド（^{111}In-オクトレオチドともいう）を111 MBq静脈投与する。

■ 投与方法および撮像開始時間および収集方法

本製剤はキット型製剤で，バイアルA〔^{111}InCl（塩化インジウム）溶液〕をバイアルB（注射用ペンテトレオチド）に加えて振り混ぜ，常温で30分間放置した後使用する。投与後4時間（早期像）と24時間（遅延像）を撮像する。必要に応じて48時間後の撮像をする。転移の検索を含め，全身収集と目的部位に合わせたSPECT/CTの撮像を行う。

■ 放射性医薬品の集積

神経内分泌腫瘍は膵臓，消化管，肺，気管支など，全身のさまざまな臓器に発生する悪性腫瘍であるが，同時にホルモンを生産し，またホルモンに感受性をもつなど，機能性腫瘍であるという特徴がある。多くの神経内分泌腫瘍は，ソマトスタチンに対する受容体を有する。^{111}In-ペンテトレオチドは，ソマトスタチン類似物質なため，ソマトスタチン受容体に結合し，^{111}Inから放出されるγ線によって画像化できる。しかし，神経内分泌腫瘍であってもソマトスタチン受容体を発現しない腫瘍もあるので，診断には注意を要する。

■ 使用されるコリメータ

MEGPコリメータを利用する。

■ 収集エネルギー設定と前処置および収集方法

171 keV±10％，245 keV±10％を利用する。前処置は特に必要ないが，膀胱部の被ばく低減を含め，水分の摂取および排尿を推奨する。全身撮像では，マトリクスサイズを256×1,024，寝台移動速度を8〜10 cm/分とし，頭頂部から大腿部までの収集を行う。集積部位や指示部位のSPECT/CTを行う。位置情報が重要なので，CTが付随していない場合はソフトウェアフュージョン画像の作成をする。SPECTはマトリクスサイズを128×128，ステップ数を60〜72で収集時間を20〜30 s/stepで360°収集を行う。患者の状態がよければ，全身SPECTを行うことも有用である。その場合

Term a la carte

＊3　ソマトスタチン
ホルモンの1種で，脳の視床下部，膵臓のランゲルハンス島，消化管の内分泌細胞などから分泌される。下垂体からの成長ホルモンの分泌の抑制，ランゲルハンス島からのインスリンおよびグルカゴンの産生・分泌の抑制，および消化管からの栄養吸収の抑制や胃液の分泌などを抑制する。

＊4　神経内分泌腫瘍
神経内分泌腫瘍（NET：neuroendocrine tumor/neoplasm）は，内分泌細胞に由来する腫瘍で，主に膵臓，消化管のうち特に直腸や肺に発生する。欧米では小腸にも多いとされ，人種差がある。神経内分泌腫瘍は，ソマトスタチン受容体が高頻度に発生し，本検査に利用する放射性医薬品は高頻度に結合することで画像化する。

MEMO
^{111}In-ペンテトレオチドの洋名は，^{111}In-pentetreotideである。

は収集時間を少し短くし，画像再構成は逐次近似型画像再構成法を利用し，ノイズの影響を緩和する工夫をする．

■ 臨床例

図8は，肝臓内に点在する神経内分泌腫瘍の例である．SPECT／CT画像でも，肝臓内に複数の高集積があることがわかる．通常は投与後4時間および24時間で撮像するが，症例によっては48時間の撮影を追加する場合がある．

図8 神経内分泌腫瘍例

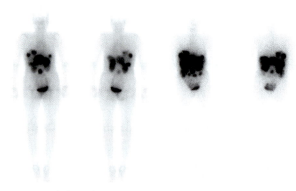
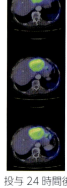

a 投与4時間後　　b 投与24時間後　　c 投与24時間後（SPECT／CT画像）

例題①

Q ^{67}Ga-クエン酸の集積機序に関与しているものは何か答えなさい．

A トランスフェリン

例題②

Q 骨シンチグラフィと比較して，^{67}Ga-クエン酸の寝台移動速度を遅くするが，その理由を説明しなさい．

A 骨シンチグラフィは投与量が740 MBq，^{67}Ga-クエン酸シンチグラフィは投与量が111 MBq程度である．さらに骨シンチグラフィは，投与後2, 3時間で検査するのに対し，^{67}Ga-クエン酸シンチグラフィは投与後2, 3日で検査をするため，収集カウントが少なくなる．検査に十分なカウントを得るためには収集時間を長くする必要がある．

例題 ③

Q ⁶⁷Ga-クエン酸によるシンチグラフィで，サルコイドーシスの被検者ではラムダサインがしばしばみられる。その理由を答えなさい。

A 肺門リンパ節の配置がλ型であり，同部位に⁶⁷Ga-クエン酸がよく集積するため。

例題 ④

Q 脳腫瘍に²⁰¹TlClによるシンチグラフィが有効である理由を説明しなさい。

A 脳にはBBBがあり，水溶性の物質は脳細胞に運ばれない。しかし脳腫瘍にはBBBが存在せず，腫瘍細胞は正常細胞より活動性が高く，能動輸送も盛んである。従って，²⁰¹TlClは，正常脳細胞には取り込まれず，腫瘍細胞に取り込まれるので，コントラストのよい画像を得ることが期待できる。

例題 ⑤

Q ¹²³I-MIBGが適応となる疾患を挙げ，その適応理由を説明しなさい。

A 甲状腺髄様がん，副腎髄質腫瘍
適応理由：神経由来細胞に特異的に集積するため。

例題 ⑥

Q 神経内分泌腫瘍に適応可能な放射性医薬品を2つ挙げなさい。

A ¹¹¹In-オクトレオチド，¹²³I-MIBG

10 臨床核医学検査
PET

1 腫瘍

■検査目的
2019年現在の保険診療として承認されている疾患は，
- 難治性部分てんかんで外科切除が必要とされる場合
- 虚血性心疾患による心不全における心筋組織のバイアビリティ評価（ほかの検査で判断のつかない場合に限る），または心サルコイドーシスにおける炎症部位の診断が必要とされる場合
- 腫瘍のうちで，ほかの検査，画像診断により病期診断，転移・再発の診断が確定できない場合
- 高安動脈炎などの大型血管炎において，ほかの検査で病変の局在または活動性の判断のつかない場合

となっている。しかしわが国では検査の多くは悪性腫瘍の診断目的，治療効果判定に利用される。

■使用する薬剤と投与量
^{18}F-FDGを使用する。^{18}F-FDGは図1のような構造式をしている。

図1 グルコースと^{18}F-FDGの構造式

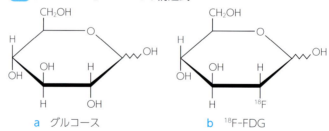

a　グルコース　　　　　　　b　^{18}F-FDG

> **MEMO**
> ^{18}F-FDGの正式名称は，^{18}F-fluorodeoxy-glucoseである。

^{18}F-FDGを使用する施設は，製薬メーカーから配送される^{18}F-FDGを使用する「デリバリー施設」と，医療用小型サイクロトロンを用いる自施設で調剤する「サイクロ施設[*1]」とに分けられる。デリバリー施設では185 MBq/2 mLしか購入できないが，サイクロ施設では投与量は調整可能である。通常は111〜370 MBqの投与となる。使用量は撮像に用いる機種，年齢，体重により適宜増減する。

■放射性医薬品の集積
グルコースの構造式の水酸基の1つをフッ素18に置き換えた^{18}F-FDGは，体内でグルコースと同じ挙動を示す。悪性腫瘍などの腫瘍細胞は，正常細

Term a la carte

[*1] サイクロ施設
正式名称ではなく通称である。院内設置用の小型 AVF (azimuthally varying field) サイクロトロンとホットラボとよばれる合成装置のユニットからなる一連の施設を有する病院などをいう。サイクロトロンの性能に依存するが，^{18}Fであれば，数名〜十数名分の^{18}F-FDGを合成できる。投与量の調整もできるため，デリバリー施設より自由度が高い。

胞に比べてグルコースをより多く取り込む性質があり，グルコースの構造式とよく似た^{18}F-FDGも同様に細胞内に取り込まれる（図2）。

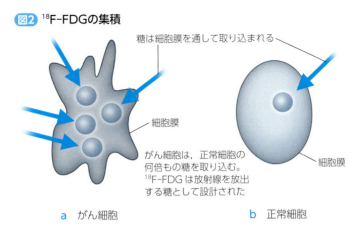

図2 ^{18}F-FDGの集積

a　がん細胞　　　b　正常細胞

　細胞膜にはグルコーストランスポータ（GLUT，グルコースを通すトンネル状のタンパク質）を介して細胞内に取り込まれる。悪性腫瘍細胞にとって糖はエネルギー源となるため，正常細胞の数倍〜数十倍を細胞内に取り込む。細胞内に取り込まれた^{18}F-FDGはヘキソキナーゼという酵素によって^{18}F-FDG-6-リン酸へとリン酸化される。糖はエネルギー源として解糖系に進むが，わずかな構造式の違いではあるが，^{18}F-FDGは分解されないでしばらく細胞内に停留する（メタボリックトラッピング，図3）。悪性腫瘍では良性腫瘍に比べて細胞内に停留する時間が長いことが多い。

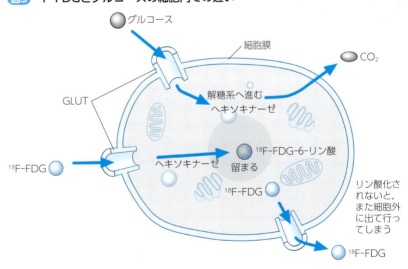

図3 ^{18}F-FDGとグルコースの細胞内での違い

　^{18}F-FDGは正常集積部位として，脳と排泄経路である腎臓・尿管・膀胱が顕著に高集積となる（図4）。その他の正常集積部位は，心臓，肝臓，扁桃・唾液腺，生殖器，乳腺などが挙げられるが，個々により集積の程度に差がみられる。

図4 ¹⁸F-FDGの正常集積

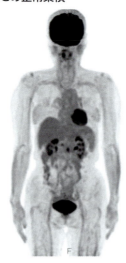

■ 投与前の注意事項

¹⁸F-FDGの集積は血糖値の影響を受ける。そのため検査前4～6時間以上の絶食をしなければならない。ただし，糖を含まない水やお茶は積極的に飲んでも構わない。投与前には血糖値の測定をし，150 mg/dL以下を基準にして，これ以上の場合は医師と相談して検査の可否を決定する。また，筋肉の生理的集積を抑えるため，来院時に走ったり長距離を歩いたりしないように指導しておく必要がある。検査直前には必ず排尿してもらう。排尿しないと膀胱の生理集積が高く，骨盤部の診断に影響することがある。

■ 投与後，検査後の注意事項

投与した後は検査まで40～60分安静にして待機してもらう。その際には，読書やスマートフォンの操作なども控え，待機室などの椅子に座っているだけの状態が望ましい。もちろん暇つぶしに体操などをしないように注意説明が必要である。

待機する場所は待機室など，個室やそれに準ずるスペースが望ましい。投与後の患者からは511 keVの消滅放射線が放出されているので，スタッフや他の患者の被ばく低減のためである。また，鉛板などの遮蔽材が入った専用ソファなどが販売されている。

検査後は周囲の被ばく低減の観点から，回復室などにて1時間程度休んで帰宅してもらうことも有効である。¹⁸Fの半減期は約110分なので，1時間でもかなりの減衰が期待できる。

■ 収集方法

近年の装置はPET/CT (positron emission tomography/computed tomography)装置が標準的であり，3D収集しかできないものがほとんどになってきた。また画像再構成方法は逐次近似型画像再構成が主流で，低カウントによるノイズに対応した画像を提供できるため，短時間収集が可能になっている。

投与後60分程度の安静待機の後，被検者を寝台に背臥位とする．両腕を挙上させるか下ろしたままにするかは施設により異なる．また，脳部を視野に含めるか否かも施設により異なる．本項の症例では頭頂部を入れ，両腕は下ろした状態の画像を示す．

CT画像を最初に撮影し，線減弱係数マップを作成し，続けて3Dモードで1ベッド2〜5分とし，5，6ベッド（頭頂部から大腿部まで）分で同時計数収集を行う．症例に応じて投与後2，3時間後に遅延像を収集することがある．悪性腫瘍と良性腫瘍の集積の変化を図5に示す．

図5 悪性腫瘍と良性腫瘍の^{18}F-FDG集積の時間変化

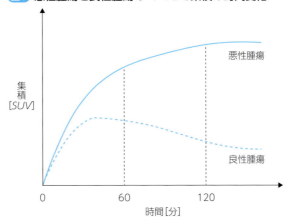

■ 定量解析

最も代表的な指標として，半定量値のSUV（standardized uptake value）が利用される．SUVは投与した^{18}F-FDGが全身に均一に分布すると仮定した場合を1.0とし，計測部位がその何倍になるかを示すものであり，無単位指標である．計算には投与量と被検者の体重測定が必須である．人体の密度を1.0 g/mLと仮定した計算式を次に示す．

$$SUV = \frac{組織放射能[Bq]/組織体積[mL]}{投与量[Bq]/体重[g]}$$

投与量はドーズキャリブレータ[*2]から求め，組織放射能はPET画像から得たカウント値にドーズキャリブレータとPET装置との間の相互較正係数（CCF：cross calibration factor）を乗じて求める．SUVの測定は病変部などの目的部位に関心領域（VOI：volume of interest）を設定し，VOI内の画素数から組織体積を求める．体重は検査前に測定することが望ましい．SUVにはいくつかの種類があり，VOI内の最大値で計算するものをSUV_{max}，平均値で計算したものをSUV_{mean}，最大値を中心としてその1 cm^{3}内の平均値で計算したものをSUV_{peak}という．

SUVは2.0以上を有意な増加とすることが多い．しかし表1のように，多くの要因がSUVに影響を与えるため，半定量値とよばれ，取り扱いには注意が必要である．

Term a la carte

[*2] ドーズキャリブレータ
ウェル型（井戸型）電離箱式放射能測定機器のことで，キュリーメータともいう．核種ごとにエネルギー設定があり，測定核種を選択するだけで高精度・高再現性で放射能を測定できる．ただし，低放射能濃度の測定には不向きである．また，ウェル内の線源の位置により検出効率が変化するので，専用アダプタを用いて同一配置で測定する．

表1 SUVに影響を与える要因

装置の因子	被検者の因子
・部分容積効果 ・線減弱係数マップ ・相互較正係数の精度・変動 ・装置の品質管理 ・画像再構成法 ・補正精度	・注射漏れ ・前処置不良 ・高血糖値 ・体脂肪・体格

■ 臨床例

多くの症例は悪性腫瘍である。図6に肺がんの症例，悪性リンパ腫の症例を示す。肺がんでは左肺門部に高集積がみられる。悪性リンパ腫では大腿鼠径部から傍大動脈リンパ節，肺門リンパ節，傍胸骨リンパ節，腋下リンパ節，および頸部リンパ節と広範囲に高集積部位がみられる。

図6 肺がんと悪性リンパ腫の症例

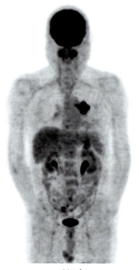
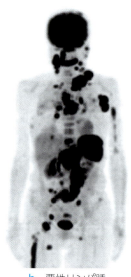

a 肺がん　　　　　　　　b 悪性リンパ腫

図7は心サルコイドーシスの治療前後の画像である。心サルコイドーシスは重症不整脈や心不全を引き起こす可能性があり，突然死を誘発することもある難病である。^{18}F-FDG検査が有効であり，治療効果判定に利用される。

^{18}F-FDGは感度のよい検査であるが，同時にさまざまなアーチファクトが存在する。特に物理的なものではなく，被検者側の要因で発生するアーチファクトは診断にも影響するので，それらの特性を理解しておくことは重要である。図8に4つの原因による異常集積（アーチファクト）の例を示す。

絶食不良例（a）では脳の集積がやや低下し，全身の筋肉に集積が増加している。bは，投与前または投与後に下肢に負荷がかかり下腿の集積が亢進した例である。cは両鎖骨周辺の褐色脂肪組織への集積である。悪性腫

図7 心サルコイドーシスの治療前後

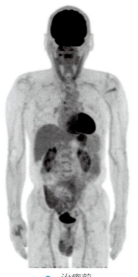
a 治療前

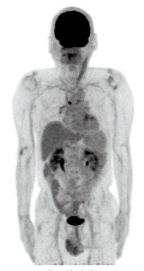
b 治療後

図8 ¹⁸F-FDGのさまざまな異常集積（アーチファクト）

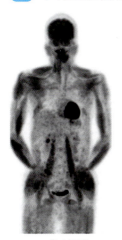
a 絶食不良

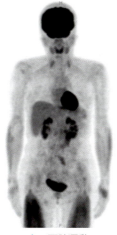
b 下肢運動

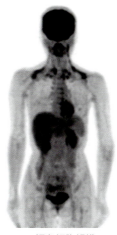
c 褐色細胞組織

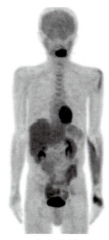
d 高血糖

瘍による集積と間違えないように注意する。dは血糖値が200 mg/dL以上の被検者の例である。脳の集積がかなり低くなっている。

2 脳循環

■検査目的

^{15}Oを使った脳循環代謝測定を行う検査であり，保険適用になっているが，半減期が約2分ときわめて短いため，サイクロ施設でしか行うことができない。しかし，実脳血流量と測定値の相関はきわめて高く，本手法は脳循環測定のゴールドスタンダードとされる。脳循環代謝として測定される項目は，脳血流量（CBF：cerebral blood flow），脳酸素消費量（CMRO₂：cerebral metabolic rate of oxygen），脳酸素摂取率（OEF：oxygen extraction fraction）および脳血液量（CBV：cerebral blood volume）である。^{15}Oは繰り返し検査可能であり，統計学的解析方法により脳賦活試験を行うことができる。MRI（magnetic resonance imaging）検査でも同様の手法がとられている。

　PET検査用の薬剤は多く存在するが，わが国の保険制度上，保険診療で使用できる薬剤は限られている。近年ではドパミン関連代謝，セロトニン代謝，アミロイド沈着，タウタンパク沈着の画像化が行われており，多くの分子イメージングが実用化されている。

> **MEMO**
> **脳賦活試験**
> 脳に刺激を与えることで，その刺激が脳のどこで行われているか，また，刺激に対しての反応が正常かを調べる検査である。代表的なものでは，タッピングがあり，指を動かす（タップする）ことで，運動や脳の血流が上昇することが確認されている。これはMRI検査でも同様に行えるが，精度を上げるためには繰り返し測定することが必要である。脳波測定でも行われるが，画像検査では統計学的手法により，視覚的に領域を観測できる利点がある。脳血流SPECT（single photon emission computed tomography）で静音・遮光にするのは，音や光刺激により，側頭葉や後頭葉の血流増加を防ぐためでもある。

■ 使用する薬剤

^{15}Oで標識された次のものが保険診療として認可されている。

- ^{15}O-ガス
- ^{15}O-CO_2ガス
- ^{15}O-COガス
- ^{15}O-H_2O（保険適用外）

> **MEMO**
> ^{15}O-ガス，^{15}O-CO_2ガス，^{15}O-COガス，^{15}O-H_2Oの洋名は，それぞれ^{15}O-oxygen gas，^{15}O-carbon dioxide gas，^{15}O-carbon monoxide gas，^{15}O-waterである。

^{18}F-FDGは糖代謝としての利用は可能であるが，まだ保険適用になっていない。近々認知症に対する認可が予測されるが，ここでは割愛する。これまで，脳代謝には定量精度の観点から2D収集が推奨されてきたが，近年の装置は3Dでも精度が高く，2Dモードを選択できない（セプタがない）装置が主である。

■ 検査方法

　一般的に^{15}O-ガス定常状態法（^{15}O-ガスsteady state法）を用いる。被検者は吸入マスクを装着し，1時間以上頭部を固定する必要があり，被験者にとって大変な検査となる。図9は^{15}O-ガス定常状態法の模式図である。ガスを吸引するので，肺からの光子や散乱線が多くなる。そのため，肩の周りを鉛で遮蔽し，マスクからガスが漏れないような構造で，呼気はコンプレッサーなどで吸引する必要がある。また，経時的に動脈採血が必要であるため，若干侵襲的な方法である。

図9 ¹⁵O-ガス定常状態法の検査配置

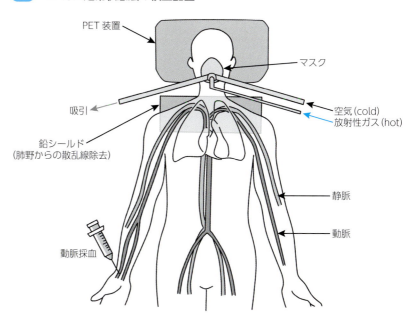

　¹⁵O-ガスと¹⁵O-CO₂ガスをそれぞれ平衡に達するまで10分間継続して吸入させ，さらに撮像中も吸入を継続する。¹⁵O-CO₂ガスは1分間吸入する。撮像中に計測して動脈血を採血する。次にそれぞれの代謝量の計算式を示す。

CBF

　局所脳血流量（rCBF：regional CBF）を次の式で求めることができる。

$$rCBF = \frac{\lambda}{\frac{C_a}{C_t} - 1} \quad [\text{mL/分/100 mL}]$$

　ここで，λは¹⁵Oの壊変定数，C_aは動脈血中の¹⁵Oの放射能濃度，C_tはPET画像から求めた脳組織内放射能濃度とする。

OEF

　局所脳酸素摂取率（rOEF：regional OEF）は次の式で求めることができる。

$$rOEF = \frac{\frac{C_t^* \cdot C_a}{C_t \cdot C_p^*} - \frac{C_t}{C_p}}{\frac{C_a^*}{C_p^*} - \frac{C_a}{C_p}} \quad [\%]$$

　ここで，C_t^*とC_a^*は¹⁵O-ガスを吸入させたときの脳組織中と動脈血中の全¹⁵O濃度，C_pとC_p^*は¹⁵O-CO₂ガスと¹⁵O-ガスを吸入させたときの動脈血中の全¹⁵O濃度である。C_tとC_t^*はPETで測定した組織の測定値，C_aは動脈血中の¹⁵Oの放射能濃度，C_tはPET画像から求めた脳組織内放射

能濃度である。

CMRO₂

局所脳酸素消費量（rCMRO₂：regional CMRO₂）は次の式で求めることができる。

$$rCMRO_2 = [O_2] \times rCBF \times rOEF \qquad [\mathrm{mLO_2/分/100\,mL}]$$

CBV

局所脳血液量（rCBV：regional CBV）は次の式で求めることができる。

$$rCBV = \frac{100 C_t}{C_B \times f \times d} \qquad [\mathrm{mL/100\,mL}]$$

ここで，C_t は局所脳組織放射能濃度，C_B は血中放射能濃度，f は補正値(0.85)，d は脳組織密度(1.04 g/mL)である。

■ 投与前の注意事項

被検者にとっては拘束時間が長いうえ，持続動脈採血をしなければならないため，検査前に検査方法や注意事項を詳細に説明して納得してもらう必要がある。また，検査直前に排尿を済ませておくことも忘れないように指示する。

■ 臨床例

図10はそれぞれの脳循環代謝のPET画像である。正常のCBFは灰白

> **MEMO**
> ▶ 持続動脈採血
> 動脈採血は触診で脈を容易に触れることができるため，手首がよく利用される。23G程度の注射針を用いるが，垂直に数cm穿刺する必要があり，やや侵襲的な方法といえる。

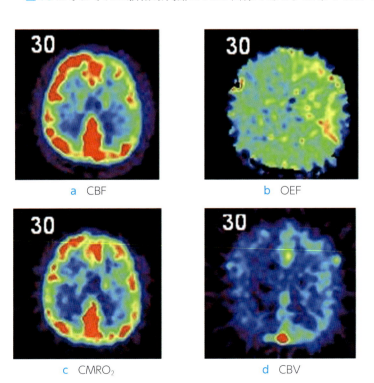

図10 PETによる脳循環代謝画像

a　CBF　　　b　OEF

c　CMRO₂　　d　CBV

質で40〜60 mL/分/100 g，白質では20 mL/分/100 g程度で，CBFは約5 mL/100 g，OEFは約40％，$CMRO_2$は4 mL/分/100 mL程度である。

虚血性脳血管障害の進行と脳循環代謝測定値の変化を図11に示す。正常脳は灌流圧が下がっても血管が拡張して脳血流量が保たれる。しかし，灌流圧が下がり機能障害を生じるとOEFが増加し，$CMRO_2$が保たれているにもかかわらずCBFが低い貧困灌流（misery perfusion）となる。CBFが10 mL/分/100 g以下になると器質障害を生じる。逆に，低い$CMRO_2$に比べてCBFが高い状態は贅沢灌流（luxury perfusion）の状態になる。

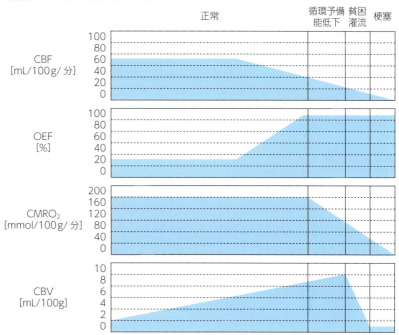

図11 脳循環障害測定値の変化

■ 賦活試験

$^{15}O-H_2O$により賦活試験や薬剤または運動負荷脳血流PET検査が行える。定量法のため，オートラジオグラフィ法（ARG：auto radiography）を用いる場合は動脈採血が必要である。指のタッピングはよく行われるが，複数回の試験を行うことで，統計処理によって有意な血流増加点を検索する。MRIでは，単純な賦活試験しかできないが，PETの場合は各種装置の持ち込みや，記憶や感情といった非運動性の脳の働きを検査することも可能になってきた。

3 循環器

■ 検査目的

PETでは主に3つの検査が行われる。1つは心筋血流，2つ目は糖代謝，そして3つ目は酸素代謝である。保険診療としては$^{13}N-NH_3$（アンモニア）による心筋血流検査と$^{18}F-FDG$による虚血性心疾患の心筋バイアビリティ

評価が認可されている。酸素代謝には ^{11}C-酢酸が利用されるが，今のところ認可されていない。

■ 使用する薬剤と投与量

- ^{13}N-NH$_3$（^{13}N-アンモニア）：370〜740 MBq…心筋血流の評価に利用
- ^{18}F-FDG：185〜370 MBq…心筋糖代謝の評価に利用
- ^{11}C-酢酸：555〜740 MBq…心筋酸素代謝の評価に利用

■ 放射性医薬品の集積

① ^{13}N-NH$_3$

脂溶性で初回循環の80〜90％が心筋細胞に摂取され，酵素により ^{13}N-グルタミンに代謝される。その量は心筋血流量に比例する。細胞内のグルタミンプールは大きく，^{13}Nの心筋細胞内の停留時間は長く，^{13}N-NH$_3$は血中消失速度が速いため，投与直後から撮像が可能である。

② ^{18}F-FDG

GLUTにより細胞内に摂取された ^{18}F-FDGはヘキソキナーゼの働きで ^{18}F-FDG-6-リン酸へとリン酸化される。心筋は，空腹時は脂質代謝（β酸化）によりエネルギーを得ているが，血糖値が上がると糖代謝も上昇する。虚血心筋では嫌気性糖代謝が行われているため，^{18}F-FDGの取り込みが上昇し，心筋バイアビリティの評価ができる。

③ ^{11}C-酢酸

^{11}C-酢酸はTCA（tricarboxylic acid）サイクル*3の評価が可能である。酢酸は心筋細胞に入ると速やかにアセチルCoAとなり，TCAサイクルで代謝され，二酸化炭素として排泄されるため，エネルギー代謝の評価とされる。

■ 前処置

① ^{13}N-NH$_3$

薬剤負荷検査では，カフェインを含む飲料の摂取を検査前12時間から禁止とする。また，負荷用薬剤（アデノシンやジピリダモールなど）を阻害する服薬があれば，医師と相談して検査前は中断する。

② ^{18}F-FDG

検査前4〜6時間は絶食とする。被検者が糖尿病でなければ，^{18}F-FDG投与1時間前に，50〜70 gの経口糖負荷を行う。糖尿病患者の場合は，インスリンとグルコースの持続投与により適切な血糖値にしてから検査を行う。

③ ^{11}C-酢酸

特に必要なし。

MEMO

^{13}N-NH$_3$，^{11}C-酢酸の洋名は，それぞれ ^{13}N-ammonia，^{11}C-acetateである。^{18}F-FDGの正式名称は，^{18}F-fluorodeoxyglucoseである。

Term a la carte

*3 TCAサイクル
TCA (tricarboxylic acid cycle)サイクルは，TCA回路またはクエン酸回路ともよばれる。正化学反応のうち，好気的代謝（有酸素代謝）により，効率的にエネルギー生産を行う。

■ 検査方法

① ^{13}N-NH$_3$

定量解析を行うために動態(dynamic)収集を行う。CTで線減弱係数(μ)マップを作成後，放射性同位元素(RI：radio isotope)投与と同時に安静時検査として5分間の動態収集を行う。^{13}Nは半減期が約10分なので，検査間隔を約1時間おくことで繰り返し検査が可能である。そこで，最初のRI投与から1時間後に薬剤負荷としてアデノシンを投与し，約3分後に再度RIを投与して動態収集を行う。心電図同期では，R-R間隔を16～32分割とし，10～20分の収集を行い，各フェーズの加算画像を静態像(断層像)とする。

② ^{18}F-FDG

投与後60分に心電図同期収集を行う。R-R間隔を16～32分割とし，10～20分の収集を行い，各フェーズの加算画像を静態像(断層像)とする。

③ ^{11}C-酢酸

CTで線減弱係数(μ)マップを作成後，RI投与と同時に安静時検査として3～5分間のデータで定量解析を行うために動態(dynamic)収集を行う。また，心電図同期収集を行う。R-R間隔を16～32分割とし，10～15分の収集を行い，各フェーズの加算画像を静態像(断層像)とする。

■ 臨床例

図12は^{13}N-NH$_3$PETによる安静時と薬剤負荷時の陳旧性心筋梗塞(下壁)の短軸断層像である。SPECTと異なり精度の高い定量値(血流量)を測定で

> **MEMO**
> **線減弱係数(μ)マップ**
> μマップはX線CT画像から作成される。頭部ではあまり問題にならないが，心臓部では，呼吸と拍動により，CT画像とPET画像の位置のミスマッチが生じ，減弱補正(吸収補正)にエラーが生じることがあるので，読影には注意が必要である。

図12 ^{13}N-NH$_3$PETによる陳旧性心筋梗塞の症例

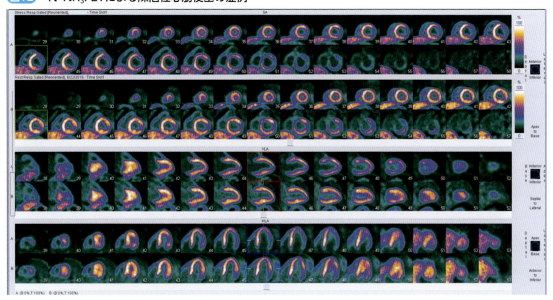

1段目：短軸断像(負荷)，2段目：短軸断像(安静)
3段目上段：垂直長軸断像(負荷)，3段目下段：垂直長軸断像(安静)
4段目上段：水平長軸断像(負荷)，4段目下段：水平長軸断像(安静)

きる。正常値は0.5〜1.0 mL/g/分で，本症例の正常心筋部は0.5〜0.6 mL/g/分と正常範囲である。薬剤負荷により正常では2，3倍の増加が見込まれるが，本症例の正常心筋部の血流は約2.8倍に増加している。

図13は^{18}F-FDGによる心筋糖代謝の短軸像，水平長軸断像，垂直長軸断像である。虚血部位では嫌気性糖代謝が行われるため，虚血部位のバイアビリティ評価を行う。本症例では心尖部を中心に集積低下がみられるが，低集積ながらもバイアビリティは確保されていると推察される。

図13 ^{18}F-FDGによる心筋糖代謝の例

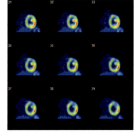 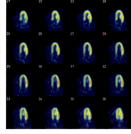 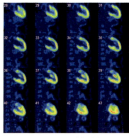

a　短軸像　　　　b　水平長軸断像　　　c　垂直長軸断像

例題 ①

Q 悪性腫瘍に^{18}F-FDGが高集積する理由を答えなさい。

A グルコースの構造式の水酸基の1つをフッ素18に置き換えた^{18}F-FDGは，体内で糖と同じ挙動を示す。悪性腫瘍などの腫瘍細胞は，正常細胞に比べてグルコースをより多く取り込む性質があり，グルコースの構造式とよく似た^{18}F-FDGも同様に細胞内に取り込まれるため。

例題 ②

Q ^{18}F-FDGが腫瘍細胞に一時的に保持される理由を答えなさい。

A 細胞内に取り込まれた^{18}F-FDGはヘキソキナーゼという酵素によって^{18}F-FDG-6-リン酸へとリン酸化される。糖はエネルギー源として解糖系に進むが，わずかな構造式の違いから，^{18}F-FDGは分解されないでしばらく細胞内に停留するため。

例題 ③

Q ^{18}F-FDGの検査前に血糖値が150 mg/dLを大幅に超えているのに撮像した場合，どのような画像が予測されるか答えなさい。

A 体内の糖分がすでに過剰なので，脳細胞への集積が低下する。心臓や，特に四肢の骨格筋の集積が増加する。

例題 ④

Q 体重が60 kgの被検者に ^{18}F-FDGを185 MBq投与して撮像すると，高集積部のSUVが6であった。このときの100ボクセル分の組織放射能はおよそ何Bqか計算しなさい。ただし，画素サイズとスライス厚はそれぞれ5 mmとし，ほかの要因は無視するものとする。

A
$$SUV = \frac{組織放射能[Bq]/組織体積[mL]}{投与量[Bq]/体重[g]}$$

SUV = 6
組織体積：$0.5^3 \times 100 = 12.5\,[\mathrm{mL}]$
投与量：$185 \times 10^6 = 185000000$
体重：60×10^3
より，

$$\begin{aligned}
組織放射能 &= \frac{SUV \times 投与量 \times 組織体積}{体重} \\
&= \frac{6 \times 185 \times 10^6 \times 12.5}{60 \times 10^3} = 185 \times 10^2 \times 12.5 \\
&\fallingdotseq 231.3\,[\mathrm{kBq}]
\end{aligned}$$

11 臨床核医学検査

内用療法

1 概要

放射線治療は次の4つに区分される。
① 放射線外照射
② 密封放射性同位元素腔内照射
③ 密封放射性同位元素組織内照射
④ 非密封放射性同位元素内用療法

①〜③は，標的部位に線量を集中させ周囲の正常組織の線量を少なくするように考慮する方法であり，局所的な治療を目標としている。それに対して④は内用療法ともよばれ，治療用放射性医薬品を体内に投与し，局所だけでなく，全身に広がっている病巣にも対応可能な治療方法である。治療対象は悪性腫瘍や転移巣のほか，甲状腺内分泌疾患に利用される。

2 ^{131}I-NaI（ヨウ化ナトリウム）内用療法

■ 目的

最も古くから行われてきた内用療法であり，1つは甲状腺機能亢進症（Basedow病，Plammer病）といった内分泌疾患に対して利用される。もう1つは甲状腺細胞由来の甲状腺がんの転移巣に対して利用される。

■ 放射性医薬品と集積機序

甲状腺機能亢進症に対し，わが国では抗甲状腺薬が第1選択であるが，欧米では内用療法が第1選択となっている。ヨウ素は甲状腺ホルモンの原料となるため，ヨウ素欠乏の状態で^{131}I-NaIを投与すると高率に甲状腺組織に取り込まれ，異常細胞を^{131}Iのβ線で死滅させる。^{131}Iはγ線も放出し，治療と同時に検査も行えるため，治療の経過観察にも適している（図1）。

■ 治療計画と実施

機能亢進の程度に応じて，組織吸収線量の推定を行う。甲状腺摂取率と甲状腺重量（比重を1とする）および有効半減期から甲状腺部の集積の減衰カーブを考慮し，その積分値によって推定できる。

実際の手順は，前処置として，実施数週間から1カ月を目安にヨウ素制限食を摂取する。また抗甲状腺薬の投与も中断する。これには内分泌内科医師と相談しながら慎重に行ってもらう。治療計画では，放射性同位元素（RI：radioisotope）である^{123}I-NaIカプセル（7.4 MBq）を経口投与し，3時間後，24時間後に甲状腺摂取率を測定する。24時間後のシンチグラムか

図1 正常例と甲状腺機能亢進症例

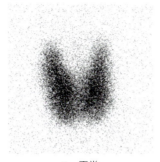
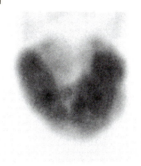

a　正常　　　　　　　　b　甲状腺機能亢進症

ら左右の甲状腺の長軸長（R_{length}，L_{length}）および甲状腺部の面積（T_S）を求め，次の式で甲状腺重量（T_W）を求める。

大久保の式：
$$T_W = \frac{T_S \times (R_{length} + L_{length})}{2} \times 0.26 \,[\mathrm{g}]$$

Allen-Goodwin（アレン・グッドウィン）の式：
$$T_W = \frac{T_S \times (R_{length} + L_{length})}{2} \times 0.323 \,[\mathrm{g}]$$

さらに，3時間後，24時間後に撮像し，可能なら48時間後，72時間後の摂取率を求め，生物学的半減期を算出し有効半減期（E_{HL}）を求める。不可能な場合は有効半減期を固定値として5日とする。以上から，次のQuimby（クインビー）の式により甲状組織吸収線量（dose）を決め，逆算によって投与量を求める。

Quimby（クインビー）の式：

$$\mathrm{dose}\,[\mathrm{Gy}] = \frac{135 \times 投与量[\mathrm{MBq}] \times 24時間摂取率[\%] \times E_{HL}[d]}{3.7 \times T_W[\mathrm{g}] \times 8 \times 100}$$

多くは100〜200 Gyが目標となるが，低めにする場合は60〜80 Gyとすることもあるので，医師とよく相談して最終的な投与量を確定する。また，法令上，投与量が500 MBqまたは被検者の体表から1 mの距離で30 μSv/時以下であれば外来治療が可能である。これを超える場合は，適正数値以下になるまで，専用病室に入院する必要がある。

甲状腺がんの治療の場合，多くは術後残存細胞の治療が対象となるため，全身が治療対象となる。この治療方法はアブレーションとよばれる。投与量が1,100 MBqまでは外来治療が可能である。

いずれにせよ，被検者の排泄物にもRIが含まれるので，被検者や家族に，被ばく低減のための注意事項をよく説明する必要がある。

■ 臨床例

図2は甲状腺機能亢進症の治療前の画像である。治療効果は主にβ線によるものであり，γ線は画像に利用する。

図2 甲状腺機能亢進症治療前の甲状腺シンチグラム

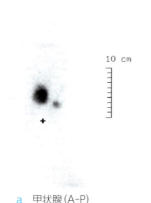

a　甲状腺（A-P）
A-P：antero posterior，腹背方向

b　甲状腺摂取率
右甲状腺摂取率：84.6%
左甲状腺摂取率：15.4%

　内用療法は，投与量によって効果にばらつきが生じるのと，治療後徐々に機能低下に転じることが多いという点に注意する。
　図3は残存甲状腺腫瘍に対するアブレーション治療例である。

図3 残存甲状腺腫瘍に対するアブレーション治療例

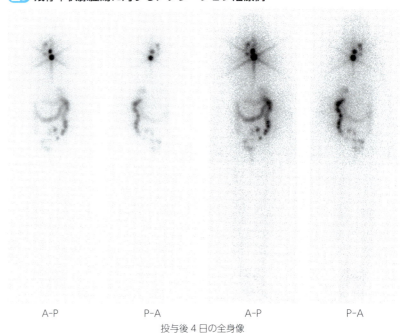

A-P　　　　P-A　　　　A-P　　　　P-A
投与後4日の全身像

P-A：postero anterior，背腹方向

3　^{131}I-MIBG内用療法

■目的

　神経由来細胞の悪性腫瘍の治療に利用される。主な対象疾患は，褐色細胞腫，神経芽細胞腫，甲状腺髄様がんである。

■ 放射性医薬品と集積機序

^{131}I-MIBGを利用する。^{131}I-MIBGはノルエピネフリンと類似挙動をするので，投与するとシナプス間隙に集積する。腫瘍細胞では正常細胞に比べて集積が多いため，^{131}Iのβ線により治療効果を得る。同時にγ線で画像化が可能であるため，治療の経過を画像で観察することが可能である。

■ 治療計画と実施

褐色細胞腫の10％程度は悪性で，肺・骨・肝などに転移する。治療の前に^{131}I-MIBGを3.7～7.4 MBq静注し，病巣に集積があるか確認する。治療が可能であると判断されたら，治療投与量として3.7～7.4 GBq投与する。なお，^{131}I-MIBGは2019年5月現在，患者の個人輸入により使用され，保険適用外である。外来治療で^{131}I-MIBGを行う場合，退出基準である「患者から1 mの距離で測定した放射線量が30 μSv/時以下」までは，専用の治療病室に入院する必要がある。多くは，投与から7日以内でこの基準を満たす。

■ 臨床例

図4は副腎部に高集積がみられる^{131}I-MIBG投与48時間後の全身像である。転移巣は観察されないが，全身転移した場合には，^{131}I-MIBGによる治療が効果を示す可能性がある。

図4 副腎髄質腫瘍例

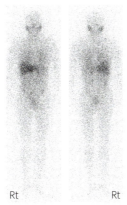
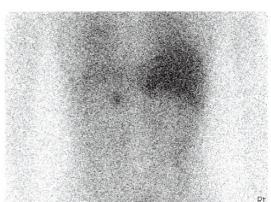

a ^{131}I-MIBGによる全身像
b ^{131}I-MIBGによる静態像

4 ^{89}SrCl（塩化ストロンチウム）内用療法

■ 目的

がん性疼痛は耐え難い痛みを伴うことがあり，QOL（quality of life：生活の質）の著しい低下にもつながる。従ってターミナルケアにおいて疼痛除去は非常に重要である。本治療はがん性疼痛の低減または除去を目的として行われる。

■ 放射性医薬品と集積機序

^{89}SrClは第2A族で，カルシウム同様に骨皮質に集積する。このように骨に親和性のあるRIをbone seeker（ボーンシーカー）という。造骨の亢進に応じて集積し，β線による細胞破壊により骨膜への圧迫が緩和され，同時に痛みも緩和する。^{89}Srのβ線は平均飛程が2.4 mm程度（最大8 mm程度）であるので，骨病巣部に限定的に照射され，正常組織への集積は少ない。なお，2019年にわが国での販売は終了している。

■ 治療計画と実施

2 MBq/kgの投与量で，最大で141 MBqまで静脈投与する。繰り返し投与も可能であるが，投与間隔は3カ月以上あける。

5 ^{223}RaCl（塩化ラジウム）内用療法

■ 目的

去勢抵抗性前立腺がん[*1]の骨転移の治療のために利用される。

■ 放射性医薬品と集積機序

^{223}RaClはカルシウム同様に骨皮質に集積するbone seeker（ボーンシーカー）である。^{223}Raはα線を放出するので，集積した部分にきわめて飛程が少なく，放射線加重係数が20であるため，高い治療効果を病巣に与える。なお本剤は，2019年1月で販売中止となっている。

■ 治療計画と実施

骨髄抑制が増悪する可能性があるか，炎症性腸疾患などがあるかを，医師から確認しておくことが望ましい。投与量は体重当たり55 kBqである。投与量（容量として）は，次の式で計算することができるので，必要な値もインタビューフォームで確認する。

$$投与量[mL] = \frac{体重[kg] \times 容量[55\,kBq/kg]}{減衰係数 \times 1100[kBq/mL]}$$

ここでの減衰係数はマニュアルなどで確認するもので，経過日数で決まる値である。繰り返し投与については，4週間間隔で最大6回まで可能である。

■ 臨床例

図5は，^{223}RaClによるSPECTとSPECT／CTによる矢状断像と，^{99m}Tc-HMDPによる骨SPECTとSPECT／CTによる矢状断像である。^{223}Raはα壊変に伴い，269 keVのγ線と，物質との相互作用による制動放射線を発する。^{223}RaClによるSPECTでは，コリメータを2種類（MEGPとHEGP）使用した画像を示す。^{99m}Tc-HMDPで高集積がみられる部位に，おおよそ一致した集積がみられる。コリメータの違いでは，HEGPのほう

Term a la carte

*1 去勢抵抗性前立腺がん

前立腺がんは男性ホルモンによって成長が，去勢抵抗性前立腺がんは，ホルモン療法により男性ホルモンの分泌が抑えられているにもかかわらず悪化する前立腺がんである。

が適している可能性がある。

図5 ^{223}RaClの臨床例

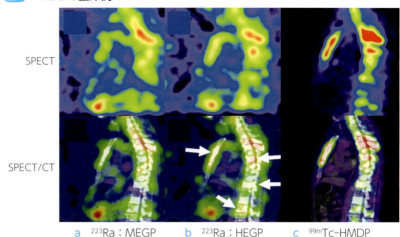

a　^{223}Ra：MEGP　　b　^{223}Ra：HEGP　　c　^{99m}Tc-HMDP

(Yoshiki Owaki et.al.: Ra-223 SPECT for semi-quantitative analysis in comparison with Tc-99m HMDP SPECT: phantom study and initial clinical experience, EJNMMI Research, 7: 81, 2017. より引用)

6　^{90}Y(イットリウム)抗CD20抗体内用療法

■ 目的

CD20抗原陽性の再発または難治性低悪性度リンパ腫，マルトリンパ腫に対して利用される。

■ 放射性医薬品と集積機序

^{90}Y-イブリツモマブ・チウキセタンは，B細胞の表面にあるCD20抗原に特異的に結合する抗CD20抗体に標識された^{90}Yが，腫瘍細胞に選択的に集積し，β線により腫瘍細胞を破壊する。

■ 治療計画と実施

最初にリツキシマブ[*2]を点滴静注し，^{90}Yではなく，^{111}Inで標識された^{111}In-イブリツモマブ・チウキセタン130 MBqを，静注にて10分程度の時間をかけて投与する。投与後48〜72時間に全身の撮像を行い，病巣部に十分な集積があるかを確認する。適用と判断されれば，再度リツキシマブを点滴静注し，点滴終了後4時間以内に^{90}Y-イブリツモマブ・チウキセタン14.8 MBq/kg(最大1,184 MBq)を静注にて10分程度の時間をかけて投与する。

■ 臨床例

図6aは^{111}In-イブリツモマブ・チウキセタンによる事前検査で，図6bは治療薬(^{90}Y)のβ線から生じる制動放射線を利用した画像である。おおよそ一致した集積が確認できる。

Term a la carte

[*2]　リツキシマブ
リツキシマブは分子標的薬であり，抗CD20モノクローナル抗体(1つのクローン細胞群がつくる1種類の抗体)であり，抗がん薬として利用されている。

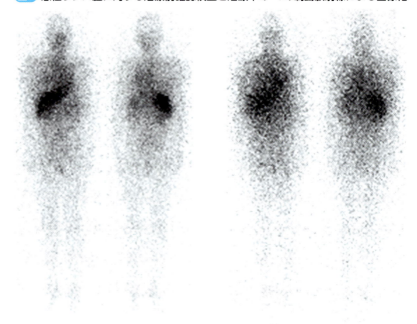

図6 悪性リンパ腫に対する治療前確認検査と治療中の^{90}Yの制動放射線による画像化

a　^{111}In-イブリツモマブ・チウキセタンによる(48時間)　　b　^{90}Y-イブリツモマブ・チウキセタンからのβ線による制動放射線の画像化

7　^{177}Lu-DOTA-TATE治療

■目的

神経内分泌腫瘍(カルチノイドや膵内分泌腫瘍など)の治療目的で利用される。

■放射性医薬品と集積機序

^{177}Lu-DOTA-TATE(^{177}Lu-ドータオクトレオテート)はソマトスタチン受容体に親和性をもつ。^{177}Lu-DOTA-TATEをソマトスタチン受容体が過剰発現した腫瘍組織に集積させ、腫瘍細胞に^{177}Luのβ線が治療に関与する。

■治療計画と実施

神経内分泌腫瘍の適応疾患に対し、7.5 GBq程度が静注投与される。投与後4〜6時間、患者から1m離れたところで25 μSv/時未満となり、退院可能となる。3カ月ごとに4回の投与で治療1コースとされる。

おさらい

1 脳神経

- ●脳血流シンチグラフィ
  - ⇒ 薬剤：^{123}I-IMP，^{99m}Tc-ECD，^{99m}Tc-HMPAO
  - ⇒ 検査目的：局所脳血流量（rCBFの測定），一過性脳虚血，脳梗塞，認知症診断
  - ⇒ 負荷試験：アセタゾラミド
- ●中枢神経受容体シンチグラフィ
  - ⇒ 薬剤：^{123}I-IMZ
  - ⇒ 検査目的：てんかん焦点検索（外科手術目的）
- ●中枢性神経伝達シンチグラフィ
  - ⇒ 薬剤：^{123}I-FP-CIT
  - ⇒ 検査目的：ドパミントランスポーターの分布評価，パーキンソン病，レビー小体型認知症の診断
- ●脳槽シンチグラフィ
  - ⇒ 薬剤：^{111}In-DTPA（腰部くも膜腔内に投与）
  - ⇒ 検査目的：正常圧水頭症，脳脊髄液減少症の診断
- ●脳腫瘍シンチグラフィ
  - ⇒ 薬剤：^{201}TlCl
  - ⇒ 検査目的：脳腫瘍の活動性診断

2 内分泌

- ●甲状腺シンチグラフィ
  - ⇒ 薬剤：^{99m}TcO$_4^-$，^{123}I-NaI
  - ⇒ 検査目的：甲状腺機能亢進症，亜急性甲状腺炎などの甲状腺機能障害疾患の診断，甲状腺腫瘍の診断，甲状腺機能亢進症の治療計画
  - ⇒ 負荷検査：過塩素酸カリウム（ロダンカリ）
- ●副甲状腺シンチグラフィ
  - ⇒ 薬剤：^{123}I-NaI・^{99m}TcO$_4^-$・^{201}TlCl（塩化タリウム，サブトラクション法），^{99m}Tc-MIBI（^{99m}Tc-MIBI法）
  - ⇒ 検査目的：原発性副甲状腺機能亢進症，2次性副甲状腺機能亢進症の診断，異所性副甲状腺の検索や自家移植された副甲状腺の機能評価
- ●副腎皮質シンチグラフィ
  - ⇒ 薬剤：^{131}I-アドステロール
  - ⇒ 検査目的：原発性アルドステロン症，副腎皮質刺激ホルモン過剰分泌を伴うクッシング症候群などの内分泌疾患の診断
- ●副腎髄質シンチグラフィ
  - ⇒ 薬剤：^{123}I-MIBG（フェオ®MIBGは販売停止）
  - ⇒ 検査目的：褐色細胞腫，神経芽細胞腫などの悪性疾患の診断

3 呼吸器

- ●肺血流シンチグラフィ
  - ⇒ 薬剤：^{99m}Tc-MAA
  - ⇒ 検査目的：肺血栓塞栓症，肺高血圧，右左シャントの診断
- ●肺換気シンチグラフィ
  - ⇒ 薬剤：^{133}Xe-ガス（販売はなし），^{81m}Kr-ガス
  - ⇒ 検査目的：局所肺換気機能の評価
- ●肺吸入シンチグラフィ
  - ⇒ 薬剤：^{99m}Tc-DTPA（エアロゾル），^{99m}TcO$_4^-$（テクネガス）
  - ⇒ 検査目的：気管支，肺胞系の機能評価，肺内換気の分布，気道の開通性，気道上皮の粘液線毛浄化機能などの評価

4 循環器

- ●心筋血流シンチグラフィ
  - ⇒ 薬剤：^{201}TlCl（塩化タリウム），^{99m}Tc-TF，^{99m}Tc-MIBI
  - ⇒ 検査目的：虚血性心疾患，心筋梗塞，心筋バイアビリティの評価

	⇒	負荷検査：運動負荷（エルゴメータ，トレッドミル），薬剤負荷（アデノシン，ジピリダモール）
	⇒	心電図同期SPECT：QGS法が最も広く用いられ，左心室駆出率を求めることで，左心室壁の運動評価を行う
●心筋脂肪酸シンチグラフィ	⇒	薬剤：^{123}I-BMIPP
	⇒	検査目的：心筋脂肪酸代謝の評価
●心筋交感神経シンチグラフィ	⇒	薬剤：^{123}I-MIBG
	⇒	検査目的：除神経領域の検出，パーキンソン病，レビー小体型認知症
●心筋梗塞シンチグラフィ	⇒	薬剤：^{99m}Tc-PYP
	⇒	検査目的：急性期心筋梗塞部の評価
●心プールシンチグラフィ	⇒	薬剤：^{99m}Tc-HSA，^{99m}Tc-HSA-D
	⇒	検査目的：右心室，左心室の運動機能評価，駆出率測定，大血管循環の評価（ファースト・パス法）
	⇒	心電図同期SPECT：心電図同期マルチゲート法（平衡時法），QBS法が広く用いられる
●下肢静脈シンチグラフィ	⇒	薬剤：^{99m}Tc-MAA
	⇒	検査目的：下肢静脈走行と血栓の診断，肺梗塞，右左シャントの有無
5　消化器		
●肝シンチグラフィ	⇒	薬剤：^{99m}Tc-スズコロイド，^{99m}Tc-フィチン酸
	⇒	検査目的：肝脾の形態画像評価（肝障害，肝がんの診断）
●肝受容体シンチグラフィ	⇒	薬剤：^{99m}Tc-GSA
	⇒	検査目的：肝機能評価（肝障害，肝がんの診断）
	⇒	定量値：HH_{15}，LHL_{15}
●肝胆道シンチグラフィ	⇒	薬剤：^{99m}Tc-PMT
	⇒	検査目的：肝機能評価（肝障害），胆道系障害
●唾液腺シンチグラフィ	⇒	薬剤：^{99m}TcO$_4^-$
	⇒	検査目的：ワルチン腫瘍，オンコサイトーマ，シェーグレン症候群の診断，唾液腺の機能評価
●異所性胃粘膜（メッケル憩室）シンチグラフィ		
	⇒	薬剤：^{99m}TcO$_4^-$
	⇒	検査目的：メッケル憩室の検索
●消化管出血シンチグラフィ	⇒	薬剤：^{99m}Tc-HSA，^{99m}Tc-HSAD，^{99m}Tc-RBC
	⇒	検査目的：特に消化管内への間欠的出血源や微量出血源の検索
6　泌尿器		
●腎静態シンチグラフィ	⇒	薬剤：^{99m}Tc-DMSA
	⇒	検査目的：瘢痕腎，遊走腎，急性腎盂腎炎，腎高血圧症，水腎症，腎腫瘍の診断
	⇒	定量的検査：分腎機能（摂取率）
●腎動態シンチグラフィ	⇒	薬剤：^{99m}Tc-DTPA

	⇒ 検査目的：腎機能の定量評価	
	⇒ 定量値：糸球体濾過率（GFR）	
	⇒ 薬剤：^{99m}Tc-MAG$_3$	
	⇒ 検査目的：腎機能の定量評価	
	⇒ 定量値：有効腎血漿流量（ERPF）	
	⇒ 負荷検査：フロセミド，カプトプリル	

7　造血器・リンパ節

●骨髄シンチグラフィ
- ⇒ 薬剤：^{111}InCl$_3$
- ⇒ 検査目的：再生不良性貧血，骨髄増殖性疾患，骨髄異形成症候群，悪性リンパ腫，多発性骨髄腫の診断，治療効果判定

●センチネルリンパ節シンチグラフィ（ガンマカメラ法）
- ⇒ 薬剤：^{99m}Tc-フィチン酸，^{99m}Tc-スズコロイド，^{99m}Tc-HSA，^{99m}Tc-HSAD
- ⇒ 検査目的：センチネルリンパ節の検索
- ⇒ 投与部位：腫瘍部周辺の皮下（悪性黒色腫では距離をとる）

8　骨

●骨シンチグラフィ
- ⇒ 薬剤：^{99m}Tc-MDP，^{99m}Tc-HMDP
- ⇒ 検査目的：悪性腫瘍による全身骨転移の評価，原発性骨腫瘍，疲労骨折などの微小骨折，変形性股関節症，大腿骨頭壊死，関節炎，骨髄炎などの診断
- ⇒ 前処置：不要だが排尿してもらう
- ⇒ 骨転移しやすい疾患：乳がん，前立腺がん

9　腫瘍・炎症

●ガリウムシンチグラフィ
- ⇒ 薬剤：^{67}Ga-クエン酸
- ⇒ 検査目的：悪性腫瘍の診断やステージ分類，治療効果判定，遠隔転移検索，炎症性疾患の診断，不明熱の原因検索

●塩化タリウムシンチグラフィ
- ⇒ 薬剤：^{201}TlCl
- ⇒ 検査目的：脳腫瘍，甲状腺腫瘍，肺腫瘍，縦隔腫瘍の診断

10　PET

●腫瘍
- ⇒ 薬剤：^{18}F-FDG
- ⇒ 検査目的：難治性部分てんかん，心筋組織バイアビリティ評価（糖代謝），心サルコイドーシスなどの炎症性疾患，悪性腫瘍などの診断，治療効果判定
- ⇒ 定量値：SUV（半定量値）
- ⇒ 負荷：糖負荷（心筋）
- ⇒ 前処置：絶食，運動などの禁止
- ⇒ 検査前：体重，血糖値の測定
- ⇒ 投与後の注意：安静待機，排尿

●脳循環
- ⇒ 薬剤：^{15}O-ガス，^{15}O-CO$_2$ガス，^{15}O-COガス，^{15}O-H$_2$O
- ⇒ 検査目的：脳循環代謝測定

			定量値：脳循環代謝として測定される項目は，脳血流量(CBF)，脳酸素消費量($CMRO_2$)，脳酸素摂取率(OEF)および脳血液量(CBV)
	●循環器	⇒	薬剤：^{13}N-NH_3
		⇒	検査目的：心筋血流分布，血流量評価
		⇒	定量値：心筋血流量
		⇒	負荷：薬剤負荷(アデノシン，ジピリダモール)，運動負荷(エルゴメータ，トレッドミル)
		⇒	心電図同期：左室壁運動評価，駆出率
		⇒	薬剤：^{18}F-FDG
		⇒	検査目的：心筋の嫌気性糖代謝，心筋バイアビリティの評価
		⇒	薬剤：^{11}C-酢酸
		⇒	検査目的：心筋酸素代謝，心筋バイアビリティの評価 負荷検査：運動負荷(エルゴメータ，トレッドミル)，薬事負荷(アデノシン，ジピリダモール)
		⇒	心電図同期PET：フェーズごとの画像評価
11	内用療法		
	●^{131}I-ヨウ化ナトリウム内用療法	⇒	薬剤：^{131}I-NaI
		⇒	治療用放射線：β線
		⇒	対象疾患：甲状腺機能亢進症，術後甲状腺がんのアブレーション
		⇒	外来治療：甲状腺機能亢進症に対して，投与量が500 MBq以下または被検者から1 mの距離で30 μSv/時以下，またアブレーションでは，投与量が1,100 BMq以下であれば可能である
	●^{131}I-MIBG内用療法	⇒	薬剤：^{131}I-MIBG(個人輸入のみ，保険適用外)
		⇒	治療用放射線：β線
		⇒	対象疾患：褐色細胞腫，神経芽細胞腫，甲状腺髄様がんなどの神経由来細胞の悪性腫瘍
		⇒	外来治療：被検者から1 mの距離で30 μSv/時以下
	●^{89}SrCl内用療法	⇒	薬剤：^{89}SrCl(販売停止中)
		⇒	治療用放射線：β線
		⇒	対象疾患：骨転移による疼痛緩和
		⇒	最大量：141 MBq
		⇒	繰り返し治療：3カ月の間隔をあければ可能
	●^{223}RaCl内用療法	⇒	薬剤：^{223}RaCl
		⇒	治療用放射線：α線
		⇒	対象疾患：去勢抵抗性前立腺がんの骨転移
		⇒	投与量：55 kBq/kg
		⇒	繰り返し治療：4週間間隔で最大6回まで
	●^{90}Y(イットリウム)-抗CD20抗体内用療法		
		⇒	薬剤：^{90}Y-イブリツモマブ・チウキセタン

	⇒ 治療用放射線：β線
	⇒ 対象疾患：難治性低悪性度リンパ腫，マルトリンパ腫
	⇒ 投与量：14.8 MBq/kg（最大1,184 MBq）
	⇒ 適応：治療前に¹¹¹In-イブリツモマブ・チウキセタンで病巣部の集積が確認できた場合に限り内用療法が可能
● ¹⁷⁷Lu-DOTA-TATE 内用療法	⇒ 薬剤：¹⁷⁷Lu-DOTA-TATE
	⇒ 治療用放射線：β線
	⇒ 対象疾患：神経内分泌腫瘍（カルチノイドや膵内分泌腫瘍など）
	⇒ 投与量：7.5 GBq
	⇒ 治療回数：3カ月ごとに4回の投与で治療1コースとする

索引

あ
悪性リンパ腫 263, 274, 289
アゴニスト 36
アーチファクト 275
アバランシェ・フォトダイオード 57
洗い出し法 122
洗い出し率 207
アルツハイマー型認知症 173
アンタゴニスト 36

い
イオンポンプ 37
異化 38
位置演算機構 51
陰性像 36

え
液量依存性 100
エネルギー演算機構 50
エネルギー代謝 38
円軌道 58

か
カウ 22
過塩素酸カリウム放出試験 184
化学的純度 33
核医学検査の安全性 7
核医学診療の実態 5
拡散 36
角度サンプリング数 60
画素サイズ 60
肝コロイドシンチグラム 227
関心領域 57
ガントリ 55
ガンマカメラ 48
ガンマプローブ 109

き
希釈法 129
機能画像処理 150
競合的タンパク結合能測定法 139
局所
　──脳血流量 277
　──脳酸素消費量 278
　──脳酸素摂取率 277
近接起動 58

く
空間分解能補正法 68
偶発同時計数 80
　──補正 87
クエンチング 105
グラフプロット法 169
クリアランス法 123

け
計数率特性 100
ゲオルク・ド・ヘベシー 2
血液クリアランス 131
ゲート信号 51
ケミカルマイクロスフェア 39
減弱補正 65, 87
検出器 73

こ
甲状腺機能亢進症 285
甲状腺ヨウ素摂取率測定法 126
合成法 25
光電子増倍管 49
興奮性神経 39
呼吸同期 56
コリメータ 51
コンパートメント 154
　──解析 124
　──モデル 119

さ
サイクロトロン 30, 110
再生不良性貧血 250
サイノグラム 57
左腎機能不全 246
左心室駆出率 210
雑音等価計数率 80
サブトラクション法 186
サルコイドーシス 263
残存甲状腺腫瘍 286

サンドイッチ法……………………… 140
散乱線補正法………………………… 67
散乱同時計数………………………… 80
　──補正…………………………… 87

し

シェーグレン症候群………………… 236
ジェネレータ………………………… 21
時間放射能曲線………… 57，119，150
指示薬希釈法………………………… 122
自動合成装置………………………… 28
自動接近法…………………………… 58
集積機序……………………………… 36
受動拡散……………………………… 36
受動輸送……………………………… 36
消化管出血…………………………… 238
小児腎嚢胞…………………………… 242
食道がん……………………………… 262
試料計測検査法……………………… 116
心筋糖代謝…………………………… 282
シングルフォトン放射性医薬品…… 14
神経芽細胞腫………………………… 191
神経内分泌腫瘍……………………… 268
心サルコイドーシス………………… 275
腎摂取率……………………………… 243
シンチグラフィ……………………… 48
シンチグラム………………………… 48
シンチレータ…………………… 49，74
心電図同期収集……………………… 56
心電図同期マルチゲート法………… 219
真の同時計数………………………… 80

す

ステップ回転収集…………………… 59
スーパーボーンスキャン…………… 257

せ

正規化信号…………………………… 51
静態画像収集………………………… 55
摂取率………………………………… 126
線条体………………………………… 178
全身画像収集………………………… 56
全身骨転移…………………………… 256
センチネルリンパ節………………… 252
先天性胆道閉鎖症…………………… 233

そ

促進拡散……………………………… 36
即発同時計数………………………… 80

た

体外計測検査法……………………… 116
代謝…………………………………… 134
体内動態……………………………… 35
楕円起動……………………………… 58
単純投影法…………………………… 61

ち

遅延同時計数………………………… 88
直接飽和分析法……………………… 136
陳旧性心筋梗塞……………………… 281

て

抵抗マトリクス方式………………… 51
定量性………………………………… 59
定量法………………………………… 32
デコンボリューション解析………… 159
デジタル化…………………………… 143
てんかん焦点………………………… 176

と

投影切断面定理……………………… 61
同化…………………………………… 38
動態画像収集………………………… 55
ドーズキャリブレータ……………… 103
トランスポーター…………………… 37
トランスミッションスキャン……… 90

な・に

内用療法……………………………… 21
日本画像システム工業会…………… 69

の

脳腫瘍………………………………… 265
能動輸送……………………………… 36
ノーマライズスキャン……………… 88

は

肺炎…………………………………… 262
肺がん………………………………… 274
パトラックプロット…………… 119，124
半値幅………………………………… 78
半導体カメラ………………………… 108

ひ

微小塞栓子	38
被ばく	8
標識法	25, 33
標本化	143

ふ

ファースト・パス法	218
ファンクショナルイメージ処理	150
フィルタ処理	145
副腎髄質腫瘍	287
物質代謝	38
不明熱	262
フュージョン	57
ブランクスキャン	90
フレーム演算処理	145
フレームモード収集	83
プロトコル	205

へ

| 平衡時法 | 219 |
| ヘパトグラム | 232 |

ほ

放射アレルゲン吸着試験	141
放射化学的純度	33
放射受容体測定法	140
放射性医薬品	2, 12
放射性同位元素	2
放射免疫測定法	138
ポジトロン	
──飛程	72
──放出核種	28, 71
──レンジ	72
ホールボディカウンタ	127

ま・み

| 膜輸送 | 36 |
| ミルキング | 22 |

め・も

メッケル憩室	237
免疫放射定量測定法	140
毛細血管塞栓	38

や

| 薬物代謝 | 38 |
| 薬物動態解析 | 154 |

よ

| 陽性像 | 36 |
| 抑制性神経 | 39 |

ら

ライトガイド	49
ラドン変換	61
ラムダサイン	263

り

リカバリー係数	90
リストモード収集	83
リビニング	85
量子化	143
量子効率	50

れ・わ

レジストレーション	57
レノグラム	244
連続回転収集	59
ワルチン腫瘍	235

A・B

area over height 法	121
avalanche photodiode（APD）	57
BF 分離	137

C

circumferential curve	208
coincidence timing window	77
compartment model	119
competitive protein binding assay（CPBA）	139
continuous 収集	59
convolution subtraction（CS）法	89
cross calibration factor（CCF）	93

D

deconvolution analysis	159
digital imaging and communications in medicine（DICOM）	56
direct saturation analysis（DSA）	136

F

| FBP 法 | 62 |

frequency distance relation（FDR）… 86
full width at half maximum ………… 78

G・H

George de Hevesy …………………… 2
height over area 法 ………………… 123

I

immunoradiometric assay（IRMA） 140
in vitro 検査 ……………… 12, 21, 116
in vivo 検査 ………………………… 12

J・L

japan engineering standards of
 radiological apparatus（JESRA）… 69
japan medical imaging and radiological
 systems industies association（JIRA）
 ………………………………………… 69
left ventricular ejection fraction
 （LVEF）………………………… 210

M・N

maximum intensity projection（MIP）
 ……………………………………… 257
Meckel 憩室 ………………………… 237
ML-EM 法 …………………………… 63
MSRB 法 ……………………………… 86
multi slice re-binning 法 …………… 86
noise equivalent count rate（NECR）
 ……………………………………… 81

O

Oldendorf 法 ………………………… 121
OS-EM 法 …………………………… 64

P・Q

patlak plot ………………… 119, 124
PET システム分解能 ………………… 78
PET/CT 装置 ………………………… 75
PET/MR 装置 ………………………… 76
pharmacokinetics analysis ………… 154
photomultiplier tube（PMT）……… 50
projection slice theorem …………… 61
prompt coincidences ………………… 80
quantization ………………………… 143

R

radioallegosorbent test（RAST）… 141
radioimmunoassay（RIA）………… 138
radioisotope（RI）…………………… 2
radiopharmaceutical ………………… 2
radioreceptor assay（RRA）……… 140
random coincidences ………………… 80
re-binning …………………………… 85
region of interest（ROI）…… 57, 150
regional ……………………………………
 ──CBF（rCBF）………………… 277
 ──CBV（rCBV）………………… 278
 ──CMRO$_2$（rCMRO$_2$）………… 278
 ──OEF（rOEF）………………… 277

S

sampling …………………………… 143
 ──theorem ……………………… 143
sandwich assay …………………… 140
scatter coincidences ………………… 80
single slice re-binning（SSRB）法 … 86
standardized uptake value（SUV）
 …………………………………… 93, 126
step and shoot 収集 ………………… 59
Stewart-Hamilton 法 ……………… 122

T・U

T$_3$ 抑制試験 ………………………… 184
time activity curve（TAC）
 ………………………… 57, 119, 150, 235
TOF 機能 …………………………… 78
true coincidences …………………… 80
uptake ……………………………… 126

W

wash out 法 ………………………… 122
washout rate（WR）……………… 207

数字

2 核種同時収集 ……………………… 56
2 次元収集 …………………………… 82
3 次元収集 …………………………… 82
^{15}O-ガス定常状態法 ……………… 277
^{81m}Kr-ガス ………………………… 196
^{99m}Tc-MIBI 法 …………………… 187
^{133}Xe-ガス ………………………… 196

改訂第2版　診療放射線技師 スリム・ベーシック

核医学

2010年　4月　10日　第1版第1刷発行
2019年　8月　10日　第2版第1刷発行

- ■ 編　集　福士政広　ふくし　まさひろ
- ■ 発行者　三澤　岳
- ■ 発行所　株式会社メジカルビュー社
　　　　　〒162-0845 東京都新宿区市谷本村町2-30
　　　　　電話　03(5228)2050(代表)
　　　　　ホームページ　http://www.medicalview.co.jp/

　　　　　営業部　FAX　03(5228)2059
　　　　　　　　　E-mail　eigyo@medicalview.co.jp

　　　　　編集部　FAX　03(5228)2062
　　　　　　　　　E-mail　ed@medicalview.co.jp

- ■ 印刷所　シナノ印刷株式会社

ISBN 978-4-7583-1919-5　C3347

©MEDICAL VIEW, 2019. Printed in Japan

- ・本書に掲載された著作物の複写・複製・転載・翻訳・データベースへの取り込みおよび送信（送信可能化権を含む）・上映・譲渡に関する許諾権は，（株）メジカルビュー社が保有しています．
- ・JCOPY 〈出版者著作権管理機構 委託出版物〉
本書の無断複製は著作権法上での例外を除き禁じられています．複製される場合は，そのつど事前に，出版者著作権管理機構（電話 03-5244-5088，FAX 03-5244-5089，e-mail：info@jcopy.or.jp）の許諾を得てください．
- ・本書をコピー，スキャン，デジタルデータ化するなどの複製を無許諾で行う行為は，著作権法上での限られた例外（「私的使用のための複製」など）を除き禁じられています．大学，病院，企業などにおいて，研究活動，診察を含み業務上使用する目的で上記の行為を行うことは私的使用には該当せず違法です．また私的使用のためであっても，代行業者等の第三者に依頼して上記の行為を行うことは違法となります．